Sabine G. Plötz

Rüdiger Hein

Johannes Ring

Tilo Biedermann

(Hrsg.)

Häufige Hauttumoren in der Praxis

Mit 323 Farbabbildungen und 28 Tabellen

2., überarbeitete und erweiterte Auflage

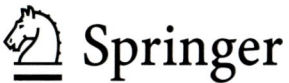 Springer

Herausgeber:
Prof. Dr. med. Sabine G. Plötz
Dermatologie Harlaching, München

Prof. Dr. med. Rüdiger Hein
Prof. Dr. med. Dr. phil. Johannes Ring
Prof. Dr. med. Tilo Biedermann
Klinik und Poliklinik für Dermatologie und Allergologie am Biederstein, TU, München

ISBN 978-3-662-57370-9   ISBN 978-3-662-57371-6 (eBook)
https://doi.org/10.1007/978-3-662-57371-6

Die Deutsche Nationalbibliothek verzeichnet diese Publikation in der Deutschen Nationalbibliografie; detaillierte bibliografische Daten sind im Internet über http://dnb.d-nb.de abrufbar.

Springer

Umschlaggestaltung: deblik Berlin
Fotonachweis Umschlag: © RFBSIP/stock.adobe.com (Symbolbild mit Fotomodellen)

Springer ist ein Imprint der eingetragenen Gesellschaft Springer-Verlag GmbH, DE und ist ein Teil von Springer Nature
Die Anschrift der Gesellschaft ist: Heidelberger Platz 3, 14197 Berlin, Germany

Vorwort

Das Anliegen des vorliegenden Buches über häufige Hauttumoren in der Praxis, das nunmehr in der zweiten Auflage erscheint, ist eine möglichst einfach zu handhabende Zusammenstellung von Klinik und Therapie der Hauttumoren, die dem Arzt in der Praxis am häufigsten begegnen. Hierfür wählten wir eine Gegenüberstellung von Bildmaterial und Therapie. Hauptaugenmerk legten wir auf die bildliche Darstellung der häufigen typischen Hautveränderungen und ihrer Varianten, aus diesem Grunde wurde auf die Abbildung und Abhandlung seltener Krankheiten verzichtet.

Mit diesem Buch haben wir uns das Ziel gesetzt, in übersichtlicher und einfacher Form ausschließlich Informationen zu Diagnose, Differenzialdiagnose und Behandlung praxisrelevanter Kriterien bei der Begutachtung und Einordnung häufiger Hauttumoren zu geben. Ausführliche theoretische Erörterungen zu Pathogenese, Histologie etc. sowie umfassende Literaturangaben wurden zugunsten von Übersichtlichkeit und einfacher Benutzung bewusst nicht berücksichtigt. Differenzialdiagnostische Erwägungen wurden nur dort aufgenommen, wo sie v. a. zur Abgrenzung von malignen Hautveränderungen unbedingt nötig erschienen. Mit so wenig Text wie möglich, aber mit der ausführlichen bildlichen Darstellung klinischer Varianten werden diagnostisch führende Merkmale in diesem kurz gefassten Leitfaden betont.

Ausführlich dargestellt werden die benignen und malignen Hauttumoren, die dem Arzt in der Praxis häufig begegnen. Auch therapeutische Optionen, die in der Praxis sinnvoll und möglich sind, werden erörtert. Auf die detaillierte Abhandlung klinisch-stationärer Behandlungsmaßnahmen wurde verzichtet und jeweils nur darauf hingewiesen.

In der zweiten Auflage unseres Buches wurden die einzelnen Kapitel nach neuesten Erkenntnissen und Leitlinien überarbeitet sowie durch zahlreiche neue Abbildungen ergänzt. Zudem wurde ein Kapitel über Sarkome hinzugefügt, welche trotz ihres seltenen Auftretens eine äußerst wichtige Differenzialdiagnose darstellen.

Das vorliegende, reich illustrierte Handbuch soll dem Studenten, dem Arzt in der Weiterbildung sowie Kollegen und Kolleginnen in der Praxis und v. a. auch Vertretern benachbarter Fachgebiete, wie Hausärzten, Internisten oder Kinderärzten, bei der Begutachtung und Einordnung häufig auftretender Hauttumoren ein Leitfaden sein.

Sabine G. Plötz
Rüdiger Hein
Johannes Ring
Tilo Biedermann
München, im Sommer 2018

Inhaltsverzeichnis

Mitarbeiterverzeichnis

Absmaier, Magdalena, Dr.
Klinik und Poliklinik für Dermatologie und Allergologie
am Biederstein
Technische Universität München
München
magdalena.absmaier@mri.tum.de

Baczako, Andrea, Dr.
Klinik und Poliklinik für Dermatologie und Allergologie
am Biederstein
Technische Universität München
München
andrea.baczako@mri.tum.de

Biedermann, Tilo, Prof. Dr.
Klinik und Poliklinik für Dermatologie und Allergologie
am Biederstein
Technische Universität München
München
tilo.biedermann@tum.de

Eberlein, Bernadette, Prof. Dr.
Klinik und Poliklinik für Dermatologie und Allergologie
am Biederstein
Technische Universität München
München
bernadette.eberlein@tum.de

Fischer, Tatjana, Dr.
Klinik und Poliklinik für Dermatologie und Allergologie
am Biederstein
Technische Universität München
München
tatjana.fischer@mri.tum.de

Hein, Rüdiger, Prof. Dr.
Klinik und Poliklinik für Dermatologie und Allergologie
am Biederstein
Technische Universität München
München
ruediger.hein@tum.de

Kneißl, Daniel, Dr.
Dermatologie Harlaching
München
praxis@dermatologie-harlaching.de

Plötz, Julia
Dermatologie Harlaching
München
praxis@dermatologie-harlaching.de

Plötz, Sabine G., Prof. Dr.
Dermatologie Harlaching
München
praxis@dermatologie-harlaching.de

Ring, Johannes, Prof. Dr. Dr.
Klinik und Poliklinik für Dermatologie und Allergologie
am Biederstein
Technische Universität München
München
johannes.ring@tum.de

Roenneberg, Sophie, Dr.
Klinik und Poliklinik für Dermatologie und Allergologie
am Biederstein
Technische Universität München
München
Sophie.Roenneberg@mri.tum.de

Sadoghi, Birgit, Dr.
Univ.-Klinik für Dermatologie und Venerologie
Medizinische Universität Graz
Graz, Österreich
birgit.sadoghi@medunigraz.at

Schuch, Anna
Klinik und Poliklinik für Dermatologie und Allergologie
am Biederstein
Technische Universität München
München
anna.schuch@tum.de

Sirokay, Judith Dorothee, Dr.
Klinik und Poliklinik für Dermatologie und Allergologie
Universitätsklinikum Bonn
Bonn
Judith.Sirokay@ukbonn.de

Steimle-Grauer, Susanne Annette, Dr.
Klinik und Poliklinik für Dermatologie und Allergologie
am Biederstein
Technische Universität München
München
SusanneAnnette.Steimle-Grauer@mri.tum.de

Ullmann, Verena Sofia
Dermatologie Harlaching
München
praxis@dermatologie-harlaching.de

Uretzki, Maria, Dr.
Klinik und Poliklinik für Dermatologie und Allergologie
am Biederstein
Technische Universität München
München
Maria.Uretzki@mri.tum.de

Volz, Thomas, Dr.
Klinik und Poliklinik für Dermatologie und Allergologie
am Biederstein
Technische Universität München
München
thomas.volz@tum.de

Volz, Lina-Sophie
Dermatologie Harlaching
München
praxis@dermatologie-harlaching.de

Zink, Alexander, Dr.
Klinik und Poliklinik für Dermatologie und Allergologie
am Biederstein
Technische Universität München
München
alexander.zink@tum.de

Differenzialdiagnosen

Tatjana Fischer, Sabine G. Plötz, Rüdiger Hein, Johannes Ring

© Springer-Verlag GmbH Deutschland, ein Teil von Springer Nature 2019
S. G. Plötz et al. (Hrsg.), *Häufige Hauttumoren in der Praxis*
https://doi.org/10.1007/978-3-662-57371-6_1

1.1   Zysten (◘ Tab. 1.1)

◘ Tab. 1.1   Differenzialdiagnose Zysten

Wegweisender Hautbefund		Verdachtsdiagnose	Details siehe
	Solitäre oder multiple, subkutane, pflaumengroße, kugelige, prall-elastische, verschiebliche Knoten ohne zentralen Porus am Capillitium	Trichilemmalzyste	► Abschn. 3.2
	Solitäre oder multipel auftretende, stecknadel- bis tennisballgroße, kugelige, hautfarbene bis gelbliche, kutan-subkutan gelegene Knoten meist im Gesicht oder am oberen Rumpf, oft mit zentralem Porus und exprimierbarem, käsig-fötidem Inhalt	Epidermalzyste	► Abschn. 3.1
	Multiple, stecknadelkopf- bis kirschgroße, pralle, meist gelbliche Knoten mit zentralem Porus an der Skrotalhaut (entsprechen Epidermalzysten)	Skrotalzysten	► Abschn. 3.3
	Multiple, 1–2 mm große, weiße oder gelbe, subepidermale Papeln v. a. im Gesicht (Periorbitalregion)	Milie	► Abschn. 3.4
	Solitärer, hautfarbener bis bläulich-transparenter, weicher, umschriebener, paraartikulärer Tumor mit gallertartigem Inhalt an Finger- oder Zehenstreckseiten, gelegentlich mit Nagelveränderungen	Mukoide Dorsalzyste	► Abschn. 3.5
	Solitäre oder multipel auftretende, stecknadel- bis erbsengroße, hautfarbene bis bläulich-transparente, prall-elastische Tumoren mit wässrigem Inhalt, v. a. im Gesicht	Hidrozystom	► Abschn. 3.6

1.2   Benigne mesenchymale Tumoren (◘ Tab. 1.2)

◘ Tab. 1.2   Differenzialdiagnose benigne mesenchymale Tumoren

Wegweisender Hautbefund		Verdachtsdiagnose	Details siehe
	Solitäre oder multipel auftretende, hautfarbene bis bräunliche, oft gestielte, linsen- bis erbsengroße Papeln v. a. an den seitlichen Halspartien, axillär, submammär und inguinal	Fibroma molle	▶ Abschn. 4.1
	Solitäre, linsengroße, hautfarbene, weißliche oder bräunliche, glänzende Papel an der Nase	Fibrosis nodularis nasi	▶ Abschn. 4.2
	Solitäre oder multiple, weniger als 1 cm messende, sehr derbe, flache, platten- oder pastillenartige, hyperpigmentierte bis erythematöse Papeln oder Knoten, v. a. an den Unterschenkeln	Dermatofibrom	▶ Abschn. 4.3

1.3   Benigne Tumoren der Schweißdrüsen (◘ Tab. 1.3)

◘ Tab. 1.3   Differenzialdiagnose benigne Tumoren der Schweißdrüsen

Wegweisender Hautbefund		Verdachtsdiagnose	Details siehe
	Multiple, einige Millimeter große, mäßig derbe, hautfarbene oder rötlich-braune Papeln am Unterlid oder selten an Hals, Brust oder Genitale	Syringome	▶ Abschn. 5.1

1.4   Benigne epitheliale Tumoren (◘ Tab. 1.4)

◘ Tab. 1.4   Differenzialdiagnose benigne epitheliale Tumoren

Wegweisender Hautbefund		Verdachtsdiagnose	Details siehe
	Solitäre oder multiple, hell- bis dunkelbraune oder schwarze, wenige Millimeter bis mehrere Zentimeter große, weiche, scharf begrenzte, initial flache, im Verlauf exophytische, verruköse Papeln oder Plaques mit zerklüfteter Oberfläche und Hornpfröpfen	Seborrhoische Keratosen	▶ Abschn. 6.1
	Besonders dunkle seborrhoische Keratose	Melanoakanthom	▶ Abschn. 6.2

1.5   Lipome und andere Fettgewebstumoren (◘ Tab. 1.5)

◘ **Tab. 1.5**   Differenzialdiagnose Lipome und andere Fettgewebstumoren

Wegweisender Hautbefund		Verdachtsdiagnose	Details siehe
	Meist solitäre, selten multiple, einige Zentimeter messende, weiche oder prall-elastische, umschriebene, verschiebliche, subkutane Tumoren	Lipom	► Abschn. 7.1
	Solitäre oder multiple, bis zu 0,5 cm große, hautfarbene, gelegentlich schmerzhafte Knötchen an Handkanten oder Fersen	Piezogene Knötchen	► Abschn. 7.2.1
	Solitärer, ca. 5–10 cm großer, langsam größenprogredienter Tumor aus braunem Fettgewebe, v. a. interskapulär, supraklavikulär oder axillär	Hibernom	► Abschn. 7.2.2
	Eruptive Xanthome: multiple, disseminierte, stecknadel- bis erbsengroße, domförmige, rot-gelbliche Papeln mit z. T. inflammatorischem Hof, v. a. an den Streckseiten der Extremitäten und gluteal sowie an den Händen Tuberöse Xanthome: multiple, bis zu 3 cm messende, halbkugelige oder flache, pinkfarbene bis gelbliche, derbe Plaques oder Knoten, v. a. an Knien und Ellenbogen	Xanthom	► Abschn. 7.3
	Meist multipel auftretende, ca. 1 mm bis 2 cm große, gelbe, plane, scharf begrenzte Papeln und Plaques, v. a. an Ober- und Unterlidern	Xanthelasma palpebrarum	► Abschn. 7.5

1.6   Anomalien und Fehlbildungen der Haut (◻ Tab. 1.6)

◻ Tab. 1.6 Differenzialdiagnose Anomalien und Fehlbildungen der Haut			
Wegweisender Hautbefund		**Verdachtsdiagnose**	**Details siehe**
	Kongenitale, braune oder rosafarbene, teils genabelte Papel mit pigmentiertem Hof im Bereich der Milchleisten (Achseln, Abdomen, Mons pubis oder Oberschenkel)	Akzessorische Mamille	▶ Abschn. 8.1
	Kongenitale, solitäre, hautfarbene, weiche oder knorpelharte, präaurikuläre Papel	Aurikularanhang	▶ Abschn. 8.2

1.7   Gefäßtumoren (◻ Tab. 1.7)

◻ Tab. 1.7 Differenzialdiagnose Gefäßtumoren			
Wegweisender Hautbefund		**Verdachtsdiagnose**	**Details siehe**
	Multiple, bis wenige Millimeter messende, kirschrote, selten blutende Papeln, v. a. an Rumpf und Armen	Eruptive senile Angiome	▶ Abschn. 9.1
	Livid-blaue bis grau-schwarze, derbe Papel	Thrombosiertes Hämangiom	▶ Abschn. 9.1
	Solitärer, linsen- bis erbsengroßer, livid-blauer bis schwärzlicher, weicher Tumor im Lippenrot älterer Menschen	Lippenrandangiom	▶ Abschn. 9.3

◘ Tab. 1.7 Differenzialdiagnose Gefäßtumoren (Fortsetzung)

Wegweisender Hautbefund		Verdachtsdiagnose	Details siehe
	Solitäre oder multiple, halbkugelige oder flache, tief gelegene, rote oder livid-blaue, weiche Tumoren v. a. im Kopf-Hals-Bereich bei Säuglingen und Kindern (Mädchen > Jungen) mit anfänglicher Größenprogredienz und anschließend spontaner Rückbildung über Jahre	Subkutanes Hämangiom	► Abschn. 9.4
	Solitäre oder multiple, oberflächlich gelegene, scharf begrenzte, meist münzgroße, erhabene oder flache, weiche, hellrote Tumoren v. a. im Kopf-Hals-Bereich bei Säuglingen und Kleinkindern (Mädchen > Jungen) mit anfänglicher Größenprogredienz und anschließender spontaner Rückbildung über Jahre	Kutanes Hämangiom	► Abschn. 9.4
	Solitäre oder multiple, kleine, dunkelrote bis blau-schwarze, scharf begrenzte, initial hyperkeratotische Papeln oder Knötchen, v. a. an Unterschenkeln, Hüfte oder Gesäß	Angiokeratom	► Abschn. 9.6
	Solitäre oder multiple, gering erhabene, rote Papeln mit pulsierender, zentraler Arteriole mit sternförmig ausstrahlenden, dilatierten Kapillaren, v. a. im Gesicht und an Hals, Oberkörper und Händen	Spider-Nävus	► Abschn. 9.7
	Solitäre, rasch wachsende, meist weniger als 1 cm messende, rote oder livid-blaue, kugelige oder breitbasig aufsitzende, weiche, oft ulzerierte Papel oder Knoten an Haut oder Schleimhäuten mit Blutungsneigung	Granuloma pyogenicum	► Abschn. 9.2

1.8 Keloide (◘ Tab. 1.8)

◘ Tab. 1.8 Differenzialdiagnose Keloide

Wegweisender Hautbefund		Verdachtsdiagnose	Details siehe
	Derbe, glatte, gelegentlich pruriginöse oder schmerzhafte, haut- oder pinkfarbene, hypo- oder hyperpigmentierte, wulstige Plaques oder Knoten, die posttraumatisch, teils auch spontan auftreten und das ursprüngliche Narbenareal überschreiten	Keloide	► Kap. 10

1.9   Virusinduzierte benigne Hauttumoren (Warzen) (■ Tab. 1.9)

■ Tab. 1.9 Differenzialdiagnose Warzen			
Wegweisender Hautbefund		**Verdachtsdiagnose**	**Details siehe**
	Solitäre oder multiple, zu Beeten aggregierte, hautfarbene, halbkugelige oder flache, derbe Papeln und Plaques mit hyperkeratotischer Oberfläche und zentralen Hämorrhagien, v. a. akral lokalisiert	Verruca vulgaris	► Abschn. 11.1
	Solitäre oder multiple, dünne, zapfen- oder fingerförmige, hautfarbene oder hyperpigmentierte Verruca vulgaris, häufig im Gesicht oder Halsbereich	Verruca filiformis	► Abschn. 11.1.2
	Multiple, teils flächig konfluierende, hellbraun oder rötliche, flache, matte Papeln von 1–4 mm Größe, v. a. im Gesicht sowie an Händen und Fingern bei Kindern und Jugendlichen	Verruca plana	► Abschn. 11.2
	Solitäre oder multiple, flache oder spitze, weiche, hautfarbene, weißlich-graue oder rötlich-braune, initial stecknadelkopfgroße Papeln, die im Verlauf zu großflächigen, blumenkohlartig zerklüfteten und teils mazerierten Plaques konfluieren; Lokalisation: Anogenitalbereich, Mons pubis und Leistenregion	Condyloma acuminatum	► Abschn. 11.3
	Multiple, ca. 1–4 mm messende, lokalisierte, selten generalisierte, derbe, zentral genabelte, wachsartige, hautfarbene bis rosa- oder gelbliche Papeln mit Exprimierung einer weißen, fettigen Masse, v. a. bei Kindern	Molluscum contagiosum	► Abschn. 11.4

1.10   Nävi (◨ Tab. 1.10)

◨ **Tab. 1.10**   Differenzialdiagnose Nävi

Wegweisender Hautbefund		Verdachtsdiagnose	Details siehe
	Kongenital oder seit der Kindheit bestehender, meist solitärer, linearer und umschriebener Tumor aus aggregierten, weichen, pigmentierten oder hautfarbenen Papeln und Plaques mit variabler hyperkeratotischer Oberfläche	Papillomatöser weicher epidermaler Nävus	▶ Abschn. 12.1.1
	Kongenitale, scharf begrenzte, gelblich-orangefarbene, haarlose, initial flache, im Verlauf erhabene, verruköse oder pflastersteinartige Plaque, v. a. am Capillitium und im Gesicht	Naevus sebaceus	▶ Abschn. 12.1.2
	Solitäre oder multiple, kleine, hautfarbene bis gelbliche, zentral genabelte Papeln an UV-exponierten Arealen, bevorzugt an Stirn und Wangen	Talgdrüsen-hyperplasie	▶ Abschn. 12.1.3
	Multiple, nach UV-Exposition auftretende, reversible, kleine, scharf begrenzte, gelblich-bräunliche Maculae, v. a. im Gesicht sowie an Armen, Schultern und Dekolleté	Ephelide	▶ Abschn. 12.2.1
	Kongenitale, solitäre oder multipel auftretende, münz- bis handtellergroße, scharf begrenzte, homogene, hell- bis dunkelbraune Hyperpigmentierung	Café-au-lait-Fleck	▶ Abschn. 12.2.2
	Unilaterale, bizarr konfigurierte, bis >15 cm messende, hell- bis dunkelbraune Macula oder flache Plaque mit im Verlauf auftretender Hypertrichose, v. a. bei männlichen Jugendlichen im Schulterbereich	Becker-Nävus	▶ Abschn. 12.2.3

◘ Tab. 1.10 Differenzialdiagnose Nävi (Fortsetzung)

Wegweisender Hautbefund		Verdachtsdiagnose	Details siehe
	Erworbene, linsen- bis münzgroße, runde oder unregel-mäßig konfigurierte, hell- bis dunkelbraune, scharf be-grenzte Maculae an UV-exponierten Arealen v. a. im Gesicht und an den Handrücken	Lentigines	▶ Abschn. 12.2.4
	Solitäre, meist weniger als 1 cm messende, flache oder selten halbkugelige, blau-schwarze, scharf begrenzte, derbe Papel mit glatter, spiegelnder Oberfläche	Naevus bleu (Naevus coeruleus)	▶ Abschn. 12.3.1
	Solitäre oder multiple, initial bräunliche, im Verlauf hautfarbene oder grau-gelbliche, halbkugelige, weiche, scharf begrenzte Papeln oder Knoten, gelegentlich mit borstigem Haarbesatz	Dermaler Nävus	▶ Abschn. 12.3.3
	Kongenitale, scharf begrenzte, hellbraune bis schwarze Macula oder flache, teils papillomatöse Plaque unter-schiedlicher Größe, häufig mit Hypertrichose und peri-follikulärer Hypo- oder Hyperpigmentierung	Kongenitaler Nävus	▶ Abschn. 12.3.2
	Kongenitaler melanozytärer Nävus mit derben, braun-schwarzen Terminalhaaren	Naevus pigmentosus et pilosus (früher: Tierfellnävus)	▶ Abschn. 12.3.5

■ Tab. 1.10 Differenzialdiagnose Nävi (Fortsetzung)			
Wegweisender Hautbefund		**Verdachtsdiagnose**	**Details siehe**
	Meist solitäre, dunkelbraune bis tiefschwarze Macula oder Papel, v. a. am Rücken bei Menschen mittleren Alters	Schwarzer Nävus (engl. „hyper-melanotic nevus")	▶ Abschn. 12.4.1
	Meist solitäre, rasch-wachsende, scharf begrenzte, 0,5 bis 2 cm messende, halbkugel- oder kuppelförmige, hellbraun-rötliche bis dunkelbraun-schwarze Papel oder Knoten mit Teleangiektasien, v. a. im Kopf-Hals-Bereich von Kindern	Naevus Spitz (Spindelzellnävus)	▶ Abschn. 12.4.2
	Solitärer oder multipel auftretender, flacher oder papu-löser, dunkelbrauner oder pinker, melanozytärer Nävus mit scharf begrenztem, depigmentiertem, rund-ovalen Hof, v. a. am Rumpf von Jugendlichen	Halo-Nävus (Sutton-Nävus)	▶ Abschn. 12.4.3
	Kongenitale, scharf begrenzte, irregulär geformte, linsen- bis handtellergroße, hellbraune Macula (Café-au-lait-Fleck) mit im Verlauf auftretenden, braun-schwarzen Pigmenteinsprengungen	Naevus spilus (Kiebitzei-Nävus)	▶ Abschn. 12.4.4
	Solitär oder multipel auftretende, klinisch auffällige, unscharf und polyzyklisch begrenzte, rot-braune bis braun-schwarze, irregulär pigmentierte, melanozytäre Nävi mit erhöhtem Entartungspotenzial (Melanomrisiko)	Atypischer Nävus (früher dysplasti-scher Nävus)	▶ Abschn. 12.4.5

1.11   Malignes Melanom (□ Tab. 1.11)

□ **Tab. 1.11**   Differenzialdiagnose Melanom

Wegweisender Hautbefund		Verdachtsdiagnose	Details siehe
	Ca. 0,5 bis 5 cm messende, rundliche, häufig bizarr und asymmetrisch konfigurierte, zunächst flache (initial horizontales Tumorwachstum), hell- bis dunkelbraune Macula, teils mit rötlichen, schwarzen oder hypopigmentierten Anteilen sowie Grauschleier. Im weiteren Verlauf teils Knotenbildung und Ulzeration mit Nässen oder Blutung (vertikales Tumorwachstum). Lokalisation bei Männern vorwiegend am Rumpf, bei Frauen an den Unterschenkeln	Superfiziell spreitendes Melanom	► Abschn. 13.1
	Knotiger, dunkelbraun bis schwarz pigmentierter, teils ulzerierter Tumor mit primär vertikalem Wachstum	Noduläres Melanom	► Abschn. 13.1
	Maligne Transformation einer bestehenden Lentigo maligna, vorwiegend im Gesichtsbereich älterer Patienten. Unscharf begrenzte, asymmetrische, hell- bis dunkelbraune, teils schwärzliche, inhomogene Macula mit irregulärem Pigmentmuster von unterschiedlicher Größe	Lentigo-maligna-Melanom	► Abschn. 13.1
	Braun-schwarze Macula mit sekundärer Knotenbildung, z. T. mit Erosionen, Ulzerationen und Blutungen im Bereich der Finger, Zehen sowie sub- oder periungual	Akrolentiginöses Melanom	► Abschn. 13.1
	Seltene, pigmentarme oder vollständig depigmentierte Melanomvariante mit Ausbildung eines roten, rot-braunen oder hautfarbenen Tumors, teils mit Ulzeration	Amelanotisches Melanom	► Abschn. 13.2.1

1.12   Epitheliale maligne Tumoren (◘ Tab. 1.12)

◘ **Tab. 1.12**   Differenzialdiagnose epitheliale maligne Tumoren

Wegweisender Hautbefund		Verdachtsdiagnose	Details siehe
	Solitäre oder multipel auftretende, teils hyperkeratotische oder feinlamellär schuppende, hautfarbene bis blassrote, pigmentierte oder lichenoide Maculae und flache Papeln an UV-exponierten Arealen, insbesondere im Gesicht, am Capillitium sowie an den Handrücken	Aktinische Keratose	▶ Abschn. 14.3.1
	Solitäre oder multiple, langsam wachsende, scharf begrenzte, rote bis rot-braune Plaques mit weiß-brauner, psoriasiformer Schuppung oder Krustenbildung, v. a. an UV-exponierten Arealen im Gesicht und an den Handrücken, aber auch an nicht lichtexponierten Arealen (z. B. Anogentialregion)	Morbus Bowen	▶ Abschn. 14.3.2
	Meist solitärer, schnell wachsender, ca. 0,5–3 cm großer, kugeliger, derber, hautfarbener oder rot-brauner, zentral eingesunkener Knoten mit typischem wallförmig aufgeworfenem Randsaum um einen zentralen Hornpfropf	Keratoakanthom	▶ Abschn. 14.3.3
	Solitäre oder multiple, hautfarbene, rot-braune oder gräulich-gelbe, derbe, hyperkeratotische Papeln und verruköse Plaques, häufig mit Erosionen oder Ulzeration, mit Lokalisation an UV-exponierten Arealen v. a. im Kopfbereich. Im Schleimhautbereich imponieren spinozelluläre Karzinome als derbe, leukoplakieartige Plaques oder ulzerierte Knoten	Spinozelluläres Karzinom	▶ Abschn. 14.3.4
	Solitäre oder multiple, blassrote, teils pigmentierte, flache, indurierte Plaques mit Schuppung (superfizielles Basalzellkarzinom) oder hautfarbene bis blassrote, exophytische Knoten mit perlschnurartig aufgeworfenem, glänzendem Randsaum mit Teleangiektasien und zentraler Ulzeration (noduläres Basalzellkarzinom). Selten hautfarbene, indurierte, unscharf begrenzte, glänzende Plaques mit Narben-ähnlichem Aspekt (sklerodermiformes Basalzellkarzinom). Lokalisation an UV-exponierten, follikelhaltigen Hautarealen, v. a. im Kopf-Hals-Bereich	Basalzellkarzinom	▶ Abschn. 14.3.5

1.13   Kutane Lymphome (◘ Tab. 1.13)

◘ Tab. 1.13   Differenzialdiagnose kutane Lymphome

Wegweisender Hautbefund		Verdachtsdiagnose	Details siehe
	Langsam progredientes, kutanes T-Zell Lymphom mit charakteristischem Stadienverlauf: Initialstadium mit roten oder bräunlichen Maculae mit zigarettenpapier-artiger Oberfläche („patch stage"), ekzemähnlichen, erythematösen Plaques („plaque stage") und teils ulze-rierenden Tumoren („tumor stage") sowie häufig Lymph-adenopathie und Juckreiz	Mycosis fungoides	► Abschn. 15.2.1
	Aggressives kutanes T-Zell Lymphom mit Trias aus Erythrodermie (generalisierte Rötung mit Schuppung) mit starkem Juckreiz, generalisierter Lymphadenopathie und Nachweis von atypischen, leukämischen T-Zellen (sog. Sézary-Zellen) in Haut, Lymphknoten und im Blut	Sézary-Syndrom	► Abschn. 15.2.2
	Niedrigmalignes, kutanes T-Zell Lymphom mit chronisch-rezidivierendem Verlauf und wenigen bis sehr vielen, rot-braunen, hämorrhagischen oder ulzerierten Papeln und Knoten an Stamm und Extremitäten mit spontaner Abheilung, teils unter Ausbildung varioliformer Narben	Lymphomatoide Papulose	► Abschn. 15.2.6

1.14   Kutane Sarkome (◘ Tab. 1.14)

◘ Tab. 1.14   Differenzialdiagnose kutane Sarkome

Wegweisender Hautbefund		Verdachtsdiagnose	Details siehe
	Solitäre bis multiple, hautfarbene oder braun-rote, multi-nodale, sehr langsam wachsende, derbe Tumoren mit umgebender, Morphea-artiger Induration und bevorzug-ter Lokalisation am Rumpf, v. a. im frühen und mittleren Erwachsenenalter auftretend	Dermatofibro-sarcoma protuberans	► Abschn. 16.2.1
	Solitärer, rasch wachsender, meist weniger als 2 cm mes-sender, oft ulzerierter, exophytischer Tumor auf sonnen-geschädigter Haut im Gesicht sowie an den Armen und Handrücken, v. a. bei Männern über 70 Jahre auftretend	Atypisches Fibroxanthom	► Abschn. 16.2.2

◻ **Tab. 1.14**   Differenzialdiagnose kutane Sarkome (Fortsetzung)

Wegweisender Hautbefund		Verdachtsdiagnose	Details siehe
	Solitärer, meist langsam wachsender, braun-roter, größerer, nicht-exophytischer Tumor von derber Konsistenz mit unscharf abgrenzbarer Ausdehnung zur Tiefe, mit Lokalisation an UV-exponierten Arealen insbesondere am Capillitium, v. a. bei Männern um die 8. Lebensdekade auftretend	Dermales undifferenziertes pleomorphes Sarkom	▶ Abschn. 16.2.3
	Solitäre oder multiple, relativ rasch wachsende, derbe, subkutan gelegene, hautfarbene oder rötliche, gelegentlich druckschmerzhafte Knoten v. a. an der unteren Extremität, im Kopf-Hals-Bereich sowie am Rumpf älterer Menschen	Kutanes Leiomyosarkom	▶ Abschn. 16.3.1
	Solitäre oder multiple, subkutane oder dermale, umschriebene, derbe, nicht verschiebliche Knoten, v. a. an den Extremitäten oder am Capillitium, mit Auftreten in der 4.–6. Lebensdekade	Kutanes Liposarkom	▶ Abschn. 16.4.1
	Solitäre, initial rötlich-livide Maculae mit Übergang in Plaques und oftmals ulzerierende Knoten überwiegend im Kopf-Hals-Bereich, v. a. bei Männern zwischen 65 und 70 Jahren. Gehäuftes Auftreten auch nach Radiatio bspw. nach Mammakarzinomtherapie oder in Assoziation mit chronischen Lymphödemen der Extremitäten	Angiosarkom	▶ Abschn. 16.5.1
	Derber, rötlicher, histiozytomartiger Tumor mit teils ausgeprägter Schmerzhaftigkeit (Ischämie), bevorzugt an den Extremitäten und der Kopf-Hals-Region lokalisiert, v. a. im mittleren Lebensalter auftretend. Hohes Metastasierungsrisiko mit häufigem Befall von Weichgewebe, Knochen und viszeralen Organen	Epitheloides Hämangioendotheliom	▶ Abschn. 16.5.2
	Multiple, braun-rote bis lividfarbene Maculae, die im Verlauf konfluieren und in knotige Plaques und Tumoren mit Einblutung und Ulzeration übergehen, mit Lokalisation an Rumpf (Anordnung entlang der Hautspaltlinien) und Extremitäten. Oft Mitbefall der oralen Schleimhaut. Durch einen gestörten Lymphabfluss entstehen elephantiasisartige Ödeme. Auftreten v. a. bei südosteuropäischen Männern (sporadische Form), Afrikanern (endemische Form), HIV-Erkrankten (epidemische Form) oder immunsupprimierten Personen	Kaposi-Sarkom	▶ Abschn. 16.5.3

Hautkrebsvorsorge

Sabine G. Plötz, Anna Schuch, Lina-Sophie Volz, Verena Ullmann, Julia Plötz, Rüdiger Hein, Johannes Ring, Tilo Biedermann

© Springer-Verlag GmbH Deutschland, ein Teil von Springer Nature 2019
S. G. Plötz et al. (Hrsg.), *Häufige Hauttumoren in der Praxis*
https://doi.org/10.1007/978-3-662-57371-6_2

2.1   Einleitung

In den letzten Jahrzehnten ist die Zahl der Neuerkrankungen von malignen Hauttumoren in Europa sprunghaft angestiegen. Jährlich erkranken in Deutschland über 20.000 Menschen an malignen Melanomen sowie über 44.000 an Plattenepithelkarzinomen und fast 160.000 an Basalzellkarzinomen. Als Ursache hierfür werden sowohl verändertes Freizeitverhalten (häufige UV-Exposition) als auch Umweltfaktoren, die zu einem Anstieg der UV-Belastung durch natürliche und künstliche Strahlung führen, angeführt. Zugleich ist bekannt, dass gerade bei Malignomen der Haut durch gezielte Früherkennung die Heilungschancen ausgezeichnet sind. Ziel der Vorsorgeuntersuchung, auch „Hautscreening" genannt, ist die Erkennung von Vorläuferläsionen oder frühen Stadien der Hautmalignome, um die Heilungschancen zu erhöhen.

Im Rahmen der primären Prävention soll der Patient darüber aufgeklärt werden, wie er selbstständig auf eine sichere und gesunde Sonnenexposition der Haut achten kann, um das Risiko einer Erkrankung an Hautkrebs zu mindern. Die sogenannte Hautkrebsvorsorgeuntersuchung und daraufhin erfolgende Maßnahmen zur Verdachts- und Bestätigungsdiagnostik stellen die sekundäre Prävention dar. Das Ziel der tertiären Prävention ist die vollständige Entfernung von Hauttumoren und beinhaltet zudem regelmäßige Kontrolluntersuchungen.

Als Oberflächenorgan ist die Haut für eine genaue und vollständige Inspektion gut zugänglich. Bösartige Hautveränderungen oder deren Vorstufen können mit bloßer Inspektion durch den erfahrenen Untersucher, teils auch ohne Hilfsmittel, erkannt werden. Darüber hinaus korreliert die Prognose der Hauttumoren ganz entscheidend mit dem Stadium. So können durch frühzeitige Erkennung von Hautmalignomen und deren Vorstufen Risiken wie die Metastasierung von Melanomen oder auch das Auftreten nahezu inoperabler epidermaler Malignome erheblich minimiert werden. Durch gezielte Aufklärung über das individuelle Risiko des Patienten kann die Zahl der schweren, spät erkannten Hautkrebsformen verringert werden.

Die Vorsorge ist jedem Patienten, aber vor allem solchen mit folgenden Merkmalen anzuraten:
- häufige Sonnenbrände in der Kindheit und Jugend,
- häufige UV-Exposition in der Anamnese,
- genetische Disposition: heller Hauttyp, rötliche oder blonde Haare, blaue oder grüne Augen,
- hohe Anzahl an erworbenen Nävuszellnävi,
- Melanom in der Vorgeschichte,
- familiäre Melanomanamnese,
- berufliche Exposition zu Teer oder Arsen,
- Radiatio (z. B. nach Radiotherapie),
- Einnahme von immunsupprimierenden Medikamenten,
- mittelgroße und große kongenitale Nävuszellnävi,
- atypische/dysplastische Nävuszellnävi in der Anamnese,
- HPV-Infektion,
- regelmäßige Solariennutzung.

Die Untersuchungsintervalle richten sich nach dem jeweiligen Risikoprofil des Patienten. In der Regel erfolgen Hautkrebsvorsorgeuntersuchungen in jährlichem Abstand, bei Patienten mit hoher Anzahl von Nävuszellnävi oder anamnestisch atypischen/dysplastischen Nävi halbjährlich.

2.2   Ablauf der Hautkrebsvorsorge

Die Hautkrebsvorsorge beinhaltet:
- gezielte Anamnese,
- visuelle Ganzkörperinspektion,
- Befundmitteilung und Beratung.

2.2.1   Anamnese

Die Anamnese ist die erste wichtige Kontaktaufnahme mit dem Patienten, bevor er sich entkleidet. In der Anamnese sind insbesondere die Eigen- und Familienanamnese in Bezug auf Hautkrebs sowie das Vorkommen früherer atypischer oder dysplastischer Nävi von Bedeutung. Zudem sollte jeder Patient gefragt werden, ob ihm eine Veränderung eines Muttermals aufgefallen sei oder er eine nicht heilende, sich verändernde oder gar blutende Läsion entdeckt habe, und ob er frühe und häufige Sonnenbrände gehabt oder in sonnenreichen Regionen gelebt habe.

2.2.2   Visuelle Ganzkörperinspektion

Die klinische Untersuchung des Patienten von Kopf bis Fuß muss in angemessenem Abstand und stets bei guter Beleuchtung erfolgen, damit auch kleinere Hautläsionen erfasst werden können. Hierfür sollte sich der Patient zunächst bis auf die Unterwäsche entkleiden. Während der Untersuchung oder im Anschluss kann die Inspektion der Genitoanalregion durchgeführt werden.

Die visuelle Untersuchung des Integuments einschließlich der Mundschleimhaut und der Lippen, des Capillitiums und des Scheitels, der Palmae und Plantae einschließlich der interdigitalen Region, der Hautfalten inklusive der Analfalte und des äußeren Genitales erfolgt standardisiert. Es ist durchaus möglich, dass maligne Hautveränderungen auch an Stellen lokalisiert sind, die nicht übermäßig der Sonne exponiert wurden. Deshalb ist es wichtig, das gesamte Integument zu betrachten.

Da jedoch bevorzugt Gesicht und Capillitium hoher Sonnenexposition ausgesetzt sind und diese Regionen häufige Prädilektionsstellen für aktinische Keratosen, Basaliome und Spinaliome darstellen, müssen sie akribisch untersucht werden. Auch die retroaurikuläre Region, der äußere Gehörgang sowie die Helix müssen begutachtet werden. Sehhilfen sollten abgenommen werden, um auch die Augeninnenwinkel und Augenlider beurteilen zu können.

Es hat sich bewährt, zunächst das Gesamtbild der Pigmentmale zu betrachten und dann auffällige Nävuszellnävi

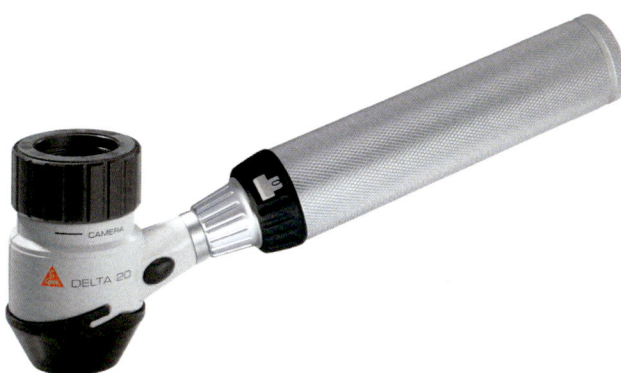

◘ **Abb. 2.1**   Handelsübliches Dermatoskop (Mit freundlicher Genehmigung von HEINE Optotechnik)

oder verdächtige nichtpigmentäre Hautläsionen im Detail zu erfassen.

Auffällige Läsionen sowie tiefer gelegene Hautschichten, die mit bloßem Auge nicht eindeutig zu beurteilen sind,

werden mit einer ca. 10- bis 50-fachen Vergrößerung durch das Dermatoskop (Auflichtmikroskop) untersucht (◘ Abb. 2.1, ◘ Abb. 2.2, ◘ Abb. 2.3). Die häufig genutzten monokularen Dermatoskope weisen eine 10-fache Vergrößerung auf. Diagnostisch erlaubt das Dermatoskop eine genauere Beurteilung der pigmentierten Tumoren (► Kap. 1 und ► Abschn. 12.6, Differenzialdiagnose: Nävus versus Melanom). Aber auch die nichtpigmentierten Tumoren weisen spezifische dermatoskopische Merkmale auf, die für die Diagnose hilfreich sind.

Bei **pigmentären Hautveränderungen** (z. B. pigmentierte Nävuszellnävi) kann neben Symmetrie oder Asymmetrie der vorliegenden Läsionen insbesondere die Pigmentstruktur beurteilt werden (regulär, engmaschig, feintrabekulär, prominent, irregulär); aber auch spezifische dermatoskopische Kriterien wie Globuli, Pseudopodien, radiäre Ausläufer, schwarze Punkte („black dots"), Schleier, grau-blaue Areale, Hypopigmentierung und stahlblaue Anteile werden sichtbar (◘ Abb. 2.4) (► Kap. 1 und ► Kap. 13, Differenzialdiagnose malignes Melanom).

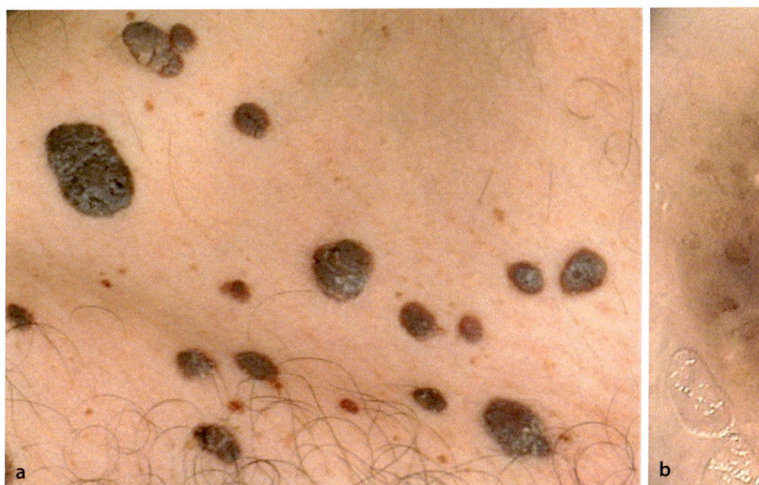
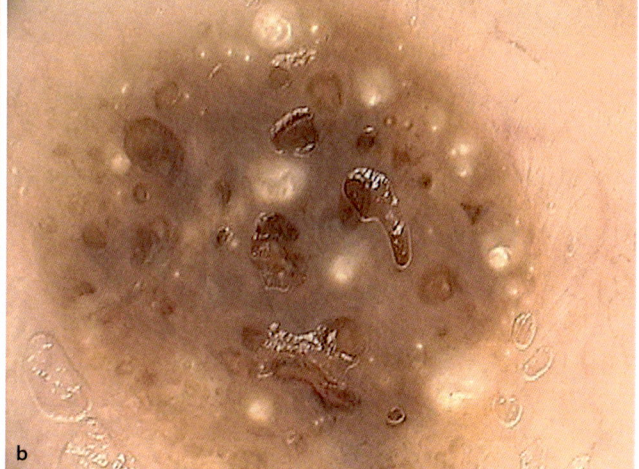

◘ **Abb. 2.2**   **a** Klinisches Bild multipler, harmloser seborrhoischer Keratosen, **b** Dermatoskopisches Bild einer harmlosen seborrhoischen Keratose mit typischen Pseudohornzysten

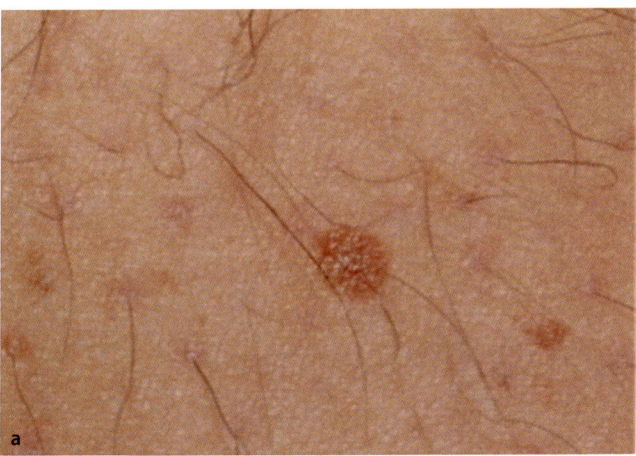
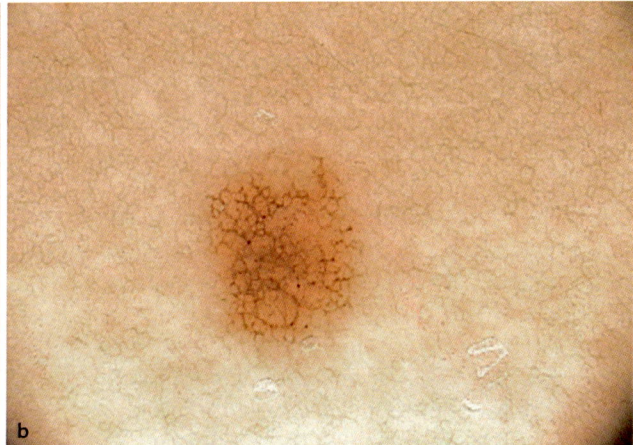

◘ **Abb. 2.3**   **a** Klinisches Bild eines unauffälligen Nävus. **b** Dermatoskopisches Bild eines unauffälligen Nävus mit regulärem Pigmentnetz, symmetrischem Gesamtaufbau und homogener Farbgebung

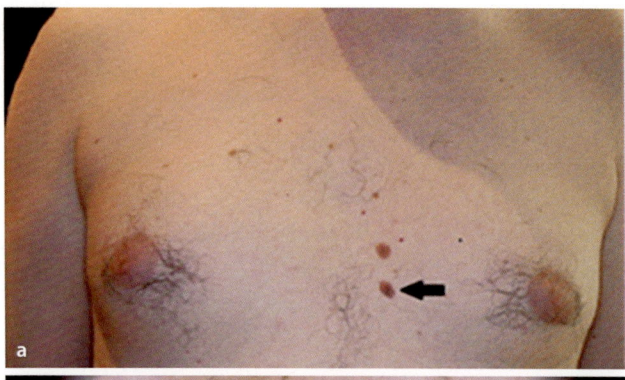

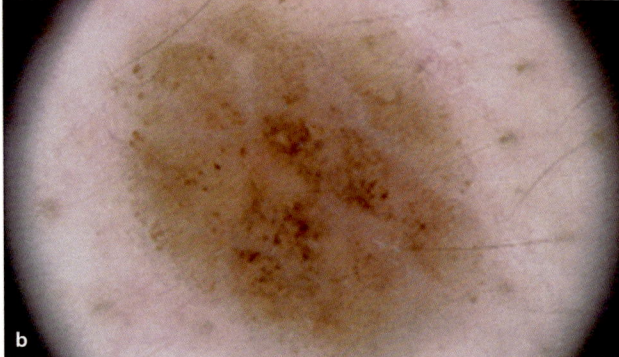

Abb. 2.4 **a** Klinisches Bild eines atypischen Nävus an der Brust. Bereits makroskopisch erscheint diese Hautveränderung mit vielen Farbtönen (hell- und dunkelbraun und rot) und inhomogenem Muster unregelmäßig. **b** Dermatoskopisches Bild eines atypischen Nävus mit mehrfarbigem, inhomogenem und unregelmäßigem Pigmentnetz, strukturlosen Arealen und Schollen, welche zu einem malignitätsverdächtigen Erscheinungsbild beitragen

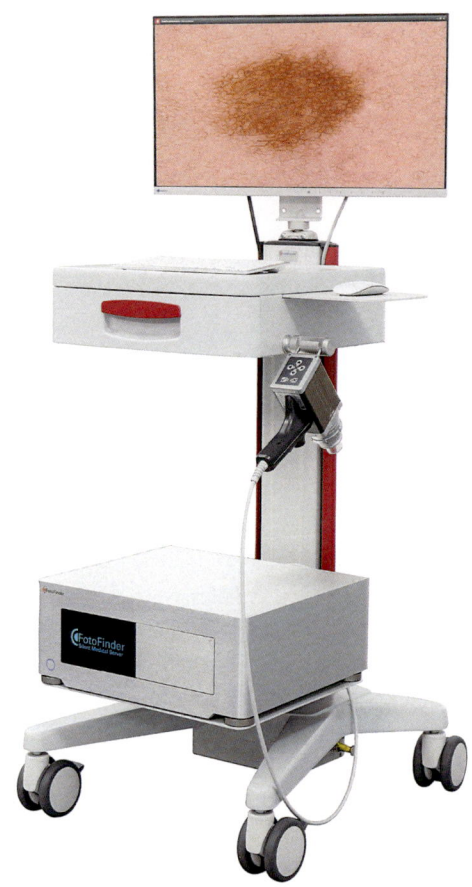

Abb. 2.5 „FotoFinder": videogestütztes Auflichtdermatoskop. (Mit freundlicher Genehmigung von © FotoFinder Systems 2017)

Nichtpigmentäre Hauttumoren wie seborrhoische Keratosen können dermatoskopisch durch die Darstellung von z. B. Pseudohornzysten bei fehlendem Pigmentnetz abgegrenzt werden. Rötlich-schwarze Lakunen sprechen für thrombosierte Angiome, baumartig verzweigte Gefäße und ahornblattartiges Pigmentmuster können auf ein Basaliom hinweisen.

Vielfach werden im Rahmen der Vorsorgeuntersuchung der Haut auch computerunterstützte Kamerasysteme mit dermatoskopischem Aufsatz verwendet, die eine Speicherung der Daten zur Verlaufskontrolle erlauben. Verdächtige Läsionen können so vom Untersucher und vom Patienten am Bildschirm betrachtet, vergrößert (Zoom-Funktion), beurteilt und dokumentiert werden. Die sogenannte Videodermatoskopie ist besonders sinnvoll bei Patienten mit hohem Melanomrisiko (familiäre Melanomanamnese, eigene Melanomanamnese, anamnestisch hohe Sonnenexposition, mehr als 50 Nävuszellnävi, atypische oder dysplastische Nävi) (**Abb. 2.5**, **Abb. 2.6**).

Im Anschluss an die Ganzkörperinspektion wird das Ergebnis dokumentiert und mit dem Patienten besprochen. Fällt im Rahmen der Früherkennungsuntersuchung eine verdächtige Läsion auf, so erfolgt nach Inspektion durch den erfahrenen Dermatologen die Exzision und feingewebliche Untersuchung. Bei den epithelialen Hauttumoren (weißer

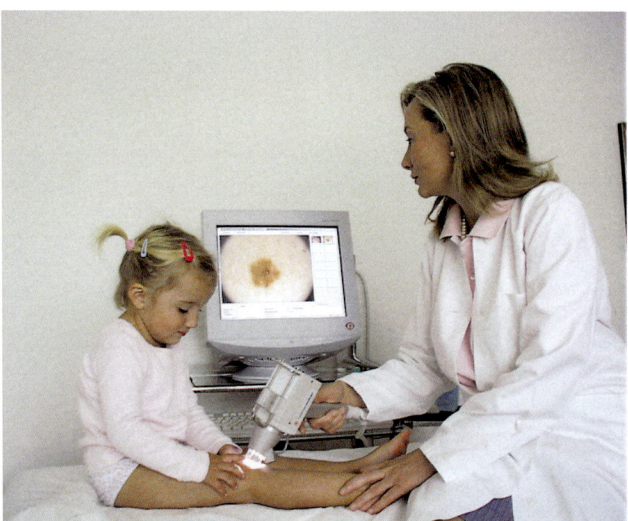

Abb. 2.6 Videogestützte auflichtdermatoskopische Untersuchung eines Nävus

Hautkrebs) kann die Histologie auch durch Kürettage, Probebiopsie (Stanzbiopsie) oder Shave-Exzision gewonnen werden. Bei verdächtigen Nävi muss die komplette Exzision erfolgen. Nur in Ausnahmefällen ist es bei Melanomverdacht sinnvoll, eine Probebiopsie durchzuführen (v. a. bei Lentigo maligna im Gesicht sowie Lokalisation an den Akren bei schwer durchführbarer Komplettexzision).

❗ Auch bei gründlicher Untersuchung durch erfahrene Dermatologen ist es möglich, dass bösartige Hautveränderungen mit ungewöhnlich diskretem Aussehen nicht entdeckt werden oder dass sich klinisch harmlos präsentierende Läsionen als bösartig herausstellen (initiale Basaliome, „desmoplastische" Melanome).

Gerade bei Patienten mit multiplen seborrhoischen Keratosen können Melanome übersehen werden (🔳 Abb. 2.7, 🔳 Abb. 2.8, 🔳 Abb. 2.9, 🔳 Abb. 2.10, 🔳 Abb. 2.11).

Durch die schmerzlose und risikoarme Vorsorgeuntersuchung werden Hautkrebsvorstufen oder Frühformen in einer hohen Fallzahl entdeckt und behandelt, die ansonsten in späteren Stadien potenziell lebensbedrohliche Hautkrebserkrankungen darstellen würden (🔳 Abb. 2.12, 🔳 Abb. 2.13, 🔳 Abb. 2.14, 🔳 Abb. 2.15, 🔳 Abb. 2.16) (▶ Kap. 12, ▶ Kap. 13).

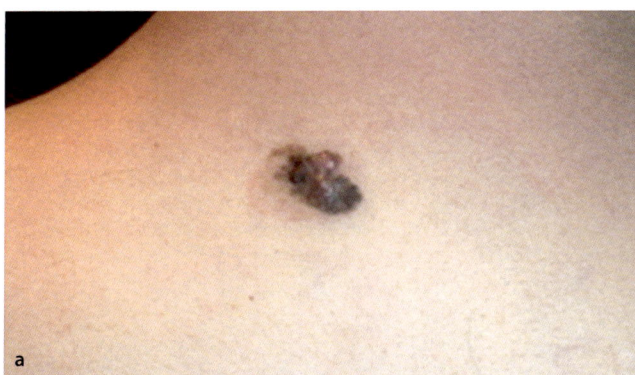

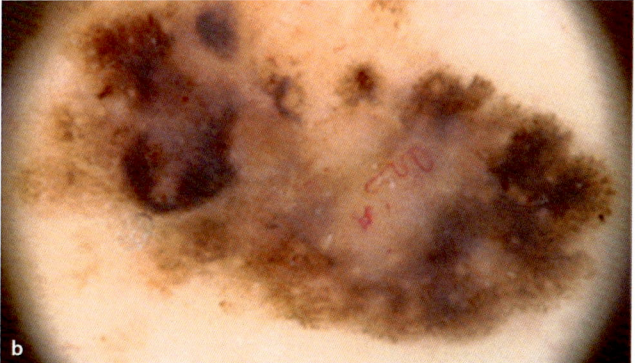

🔳 **Abb. 2.7** **a** Klinisches Bild eines malignen Melanoms vom SSM-Typ TD 1,4 mm, pT2a am oberen Rücken. Es findet sich ein scharf, aber unregelmäßig begrenzter, unterschiedlich braun bis schwarz pigmentierter Tumor mit zentral nodösem, dunkel-schwärzlichem, teils rötlichem Anteil und Regressionszonen im Randbereich. **b** Dermatoskopisches Bild eines malignen Melanoms vom SSM-Typ TD 1,4 mm, pT2a. Im Randbereich ist das Pigmentnetz erkennbar, das eine melanozytäre Hautveränderung belegt. Zudem findet sich eine deutliche Asymmetrie von Farben und Strukturelementen sowie eine unregelmäßige Verteilung mehrerer Farben (hell- und dunkelbraun, schwärzlich-rötlich, grau-bläulich, weißlich-milchig). Deutlich zu erkennen ist die zentrale Regressionszone mit strukturlosen Arealen und milchig-bläulicher Verfärbung (Schleier). Zudem findet sich ein serpiginöses Gefäß. Pigmentierte Schollen, Punkte und Pseudopodien sind weitere charakteristische Kriterien

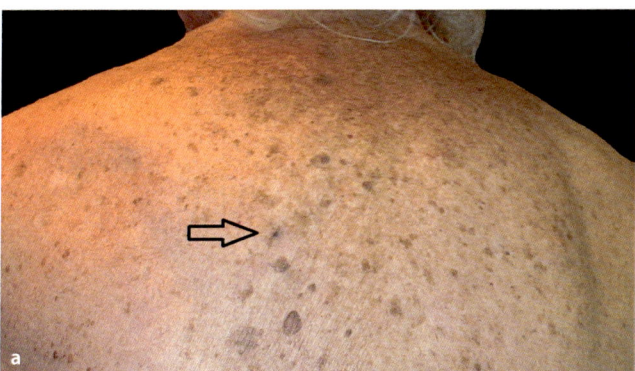

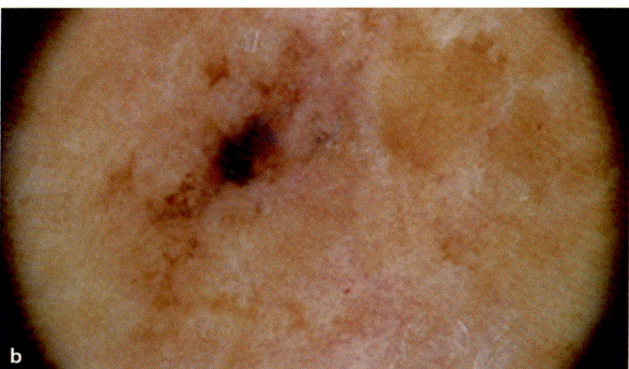

🔳 **Abb. 2.8** **a** Klinisch relativ unauffälliges Bild eines malignen Melanoms vom SSM-Typ, TD 0,20 mm, CL II, pT1a bei einer Patientin mit aktinisch geschädigter Haut und multiplen seborrhoischen Keratosen. **b** Dermatoskopisches Bild eines malignen Melanoms vom SSM-Typ, TD 0,20 mm, CL II, pT1a. Im Randbereich ist das Pigmentnetz erkennbar, das eine melanozytäre Hautveränderung belegt. Unscharfe Begrenzung, deutliche Asymmetrie von Farben und Strukturelementen sowie eine unregelmäßige Verteilung mehrerer Farben (hell- und dunkelbraun, schwärzlich-rötlich, schwarz-bläulich). Zentral ein schwarz-bläuliches Areal. In der Peripherie strukturlose Areale (Regressionszone) mit zahlreichen kleinen Kapillargefäßen vor einem milchig-roten Hintergrund

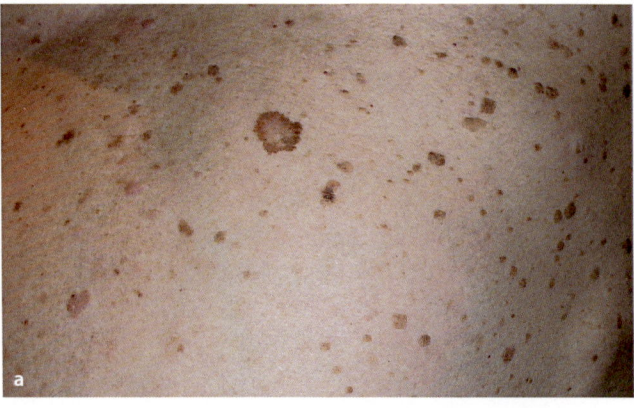

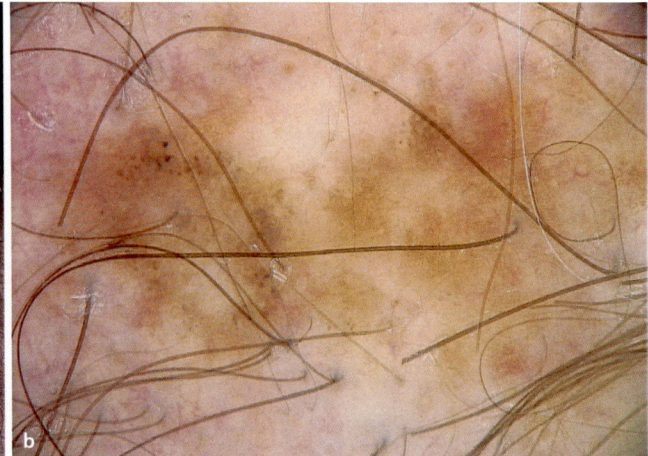

Abb. 2.9   **a** Klinisches Bild eines Patienten mit multiplen seborrhoischen Keratosen. Das Melanoma in situ in der Bildmitte wurde bei Vorsorgeuntersuchungen aufgrund der vielen seborrhoischen Keratosen durch den erfahrenen Untersucher über einige Zeit nicht erkannt. Es findet sich eine scharf begrenzte, aber unregelmäßig pigmentierte Macula mit hell- und dunkelbrauner Pigmentierung und zentraler Regressionszone. **b** Dermatoskopisches Bild eines flächig ausgedehnten Melanoma in situ. Im Randbereich lassen sich Netzstrukturen und verzweigte Pigmentstreifen erkennen, die eine melanozytäre Hautveränderung belegen. Unscharfe Begrenzung, deutliche Asymmetrie, Mehrfarbigkeit (hell- und dunkelbraun, bläulich, milchig-grau, schwärzlich, rötlich) und Strukturelemente wie graublaue Schleier und Schollen sprechen für eine malignitätsverdächtige Hautveränderung. Mittig zeigt sich eine weißliche Regressionszone mit multiplen kapillären Gefäßektasien

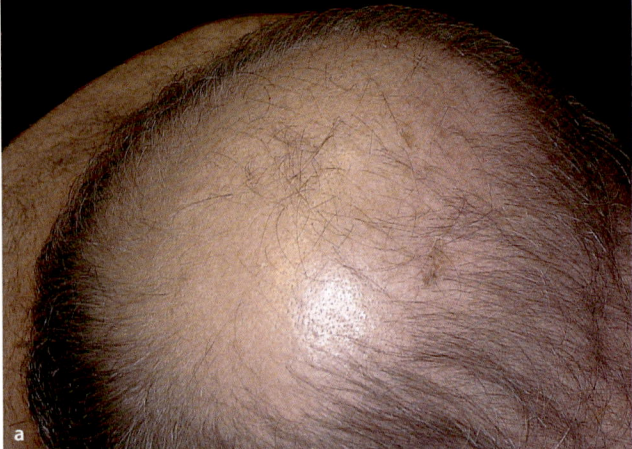

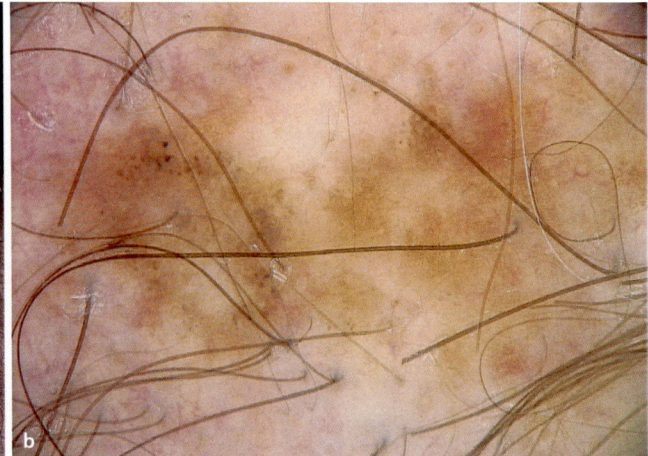

Abb. 2.10   **a** Klinisches Bild einer unscheinbaren, hellbräunlichen Macula am Capillitium. Die Histologie erbrachte ein Melanoma in situ. **b** Dermatoskopisches Bild des Melanoma in situ am Capillitium. Im Randbereich lassen sich Netzstrukturen erkennen, die eine melanozytäre Hautveränderung belegen. Unscharfe Begrenzung, deutliche Asymmetrie, Mehrfarbigkeit (hell- und dunkelbraun, weißlich, bläulich, rötlich), strukturlose Areale und Strukturelemente wie Punkte und Schollen weisen auf eine malignitätsverdächtige Hautveränderung hin

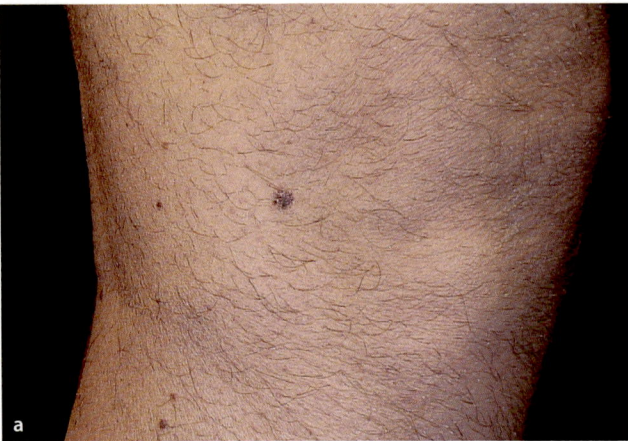

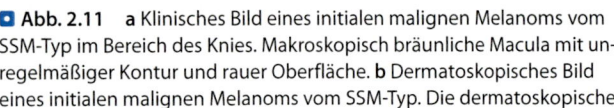

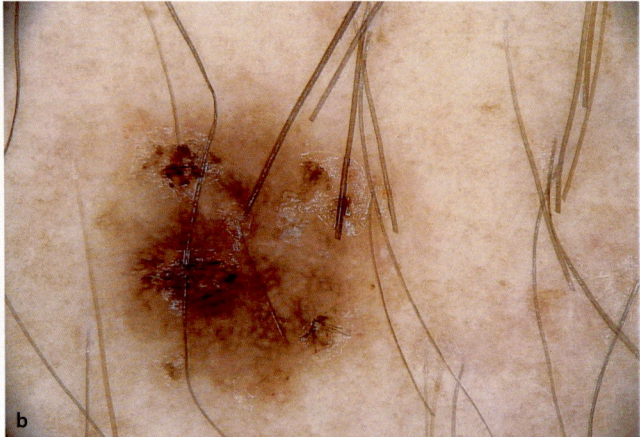

Abb. 2.11   **a** Klinisches Bild eines initialen malignen Melanoms vom SSM-Typ im Bereich des Knies. Makroskopisch bräunliche Macula mit unregelmäßiger Kontur und rauer Oberfläche. **b** Dermatoskopisches Bild eines initialen malignen Melanoms vom SSM-Typ. Die dermatoskopische Untersuchung zeigt deutliche Asymmetrie, Polymorphie der Farben (hell- und dunkelbraun, rötlich) und Strukturelemente wie Schollen sowie hyperpigmentierte Areale neben strukturlosen Arealen

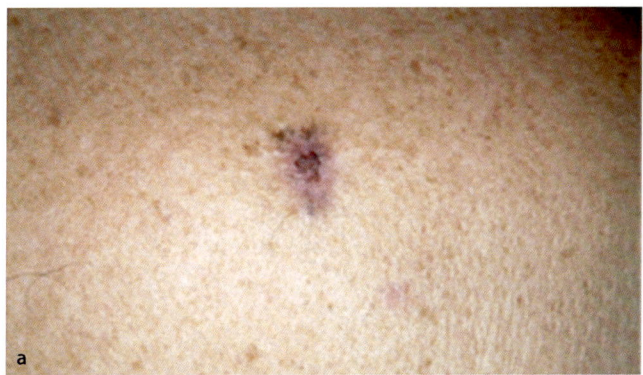

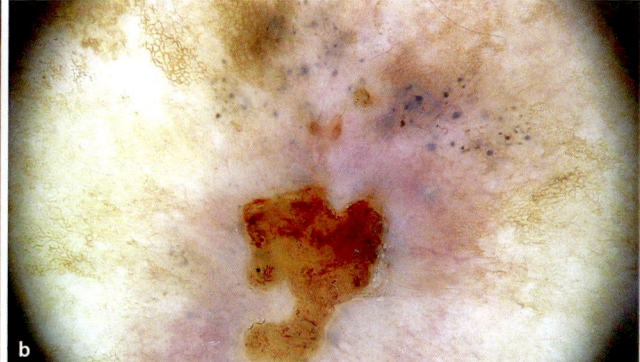

◘ Abb. 2.12 **a** Klinisches Bild eines pigmentierten Basalzellkarzinoms am Rücken. Rötlicher erodierter Tumor mit Pigmentierung im Randbereich. **b** Dermatoskopisches Bild eines pigmentierten Basalzellkarzinoms. Die blaugraue Farbe, baumartig verzweigte Gefäße, zentrale Ulzeration wie auch die bizarre Anordnung von schiefergrauen, ovoiden Schollen in der Peripherie weisen bei fehlenden Kriterien für eine melanozytäre Hautveränderung auf ein Basalzellkarzinom hin

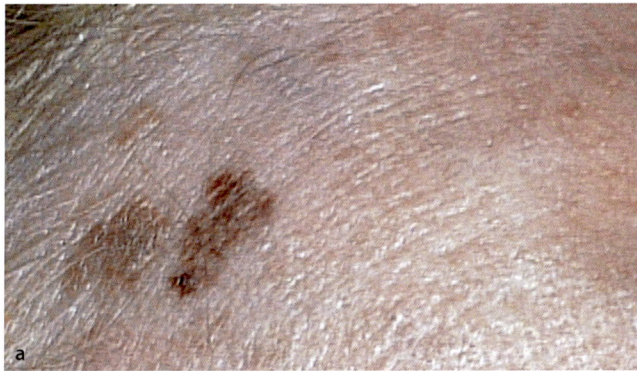

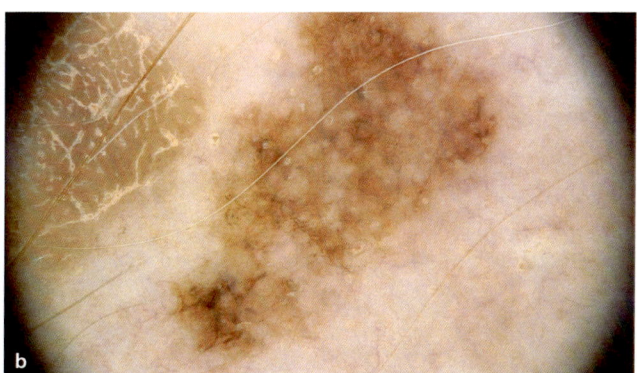

◘ Abb. 2.13 **a** Klinisches Bild einer Lentigo maligna an der Stirn. Makroskopisch bräunliche, asymmetrische, inhomogene, unregelmäßig begrenzte Macula. **b** Dermatoskopisches Bild einer Lentigo maligna. Im Randbereich lassen sich Netzstrukturen und verzweigte Pigmentstreifen erkennen, die eine melanozytäre Hautveränderung belegen. Die derma-toskopische Untersuchung zeigt eine unscharfe Begrenzung, deutliche Asymmetrie, Mehrfarbigkeit (hell- und dunkelbraun, milchig-grau, schwärzlich, rötlich) und Strukturelemente wie blaugraue, anulär-granu-läre und polygonale Strukturen als auch perifollikuläre Pigmentierung

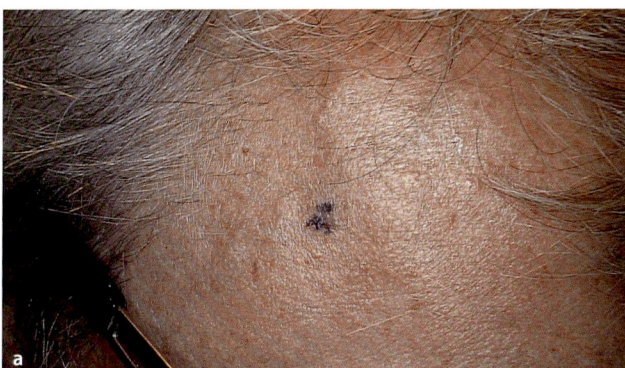

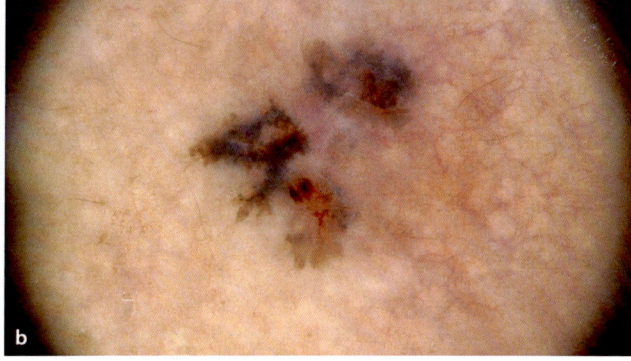

◘ Abb. 2.14 **a** Klinisches Bild eines pigmentierten, oberflächlich-multizentrischen Basalzellkarzinoms. Es zeigt sich eine unregelmäßig begrenzte, unterschiedlich braun bis schwarz pigmentierte Macula. **b** Dermatoskopisches Bild eines unregelmäßig begrenzten, unterschiedlich braun bis schwarz pigmentierten, oberflächlich-multizentrischen Basal-zellkarzinoms mit ahornblattartigem Pigmentmuster. Es sind zahlreiche grau-braune bis grau-schwarze Tumorzapfen zu erkennen, die wie Finger einer Hand oder wie ein Ahornblatt angeordnet sind. In der Peripherie finden sich feine, baumartig verzweigte Gefäße

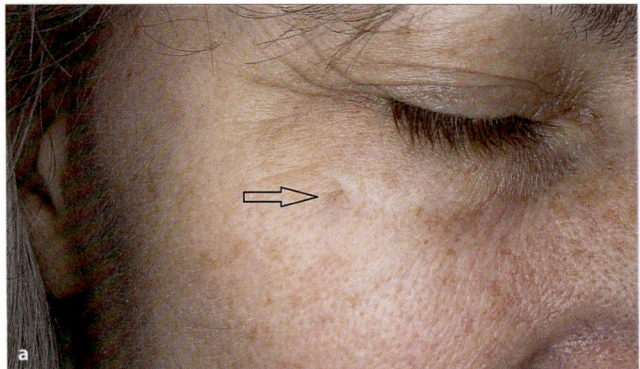
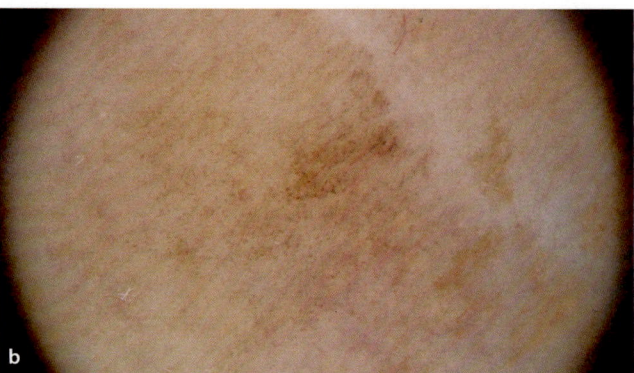

Abb. 2.15 **a** Klinisches Bild einer initialen Lentigo maligna an der Wange. Es zeigt sich eine unscheinbare hell- bis dunkelbräunliche Macula. **b** Dermatoskopisches Bild einer initialen Lentigo maligna. In der dermatoskopischen Untersuchung zeigen sich deutliche Asymmetrie und Mehrfarbigkeit (hell- und dunkelbraun, schwärzlich, rötlich) sowie verschärfte Netzstrukturen mit diskret anulär-granulärem Muster und schiefergauen Punkten

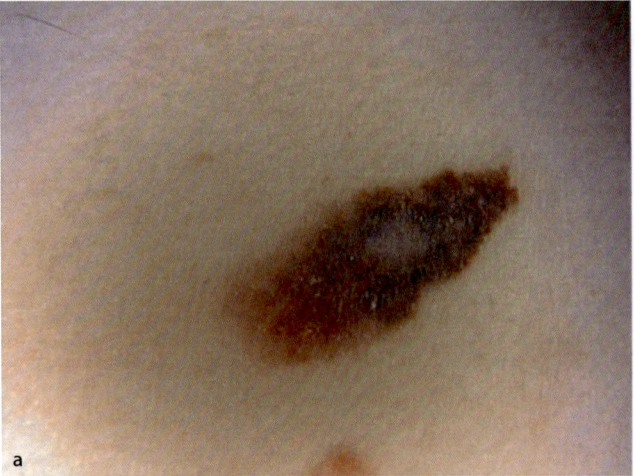
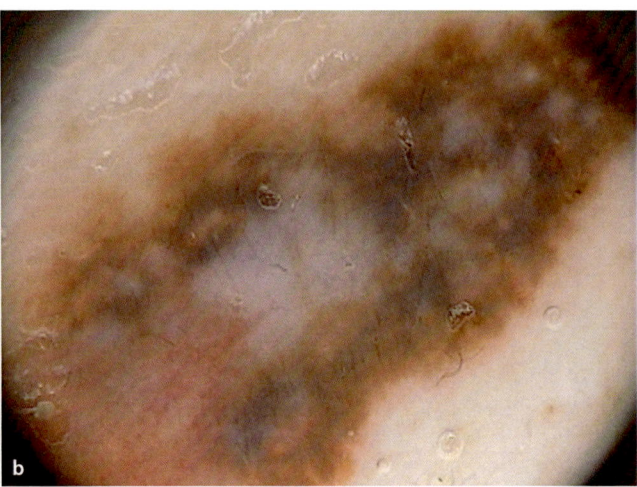

Abb. 2.16 **a** Klinisches Bild eines malignen Melanoms: Irregulär pigmentierte, bräunlich-dunkel-schwärzliche Macula mit zentraler, bereits makroskopisch erkennbarer Regressionszone. **b** Dermatoskopisches Bild eines malignen Melanoms: Im Randbereich ist das Pigmentnetz erkennbar, das eine melanozytäre Hautveränderung belegt. Zudem findet sich eine unregelmäßige Verteilung mehrerer Farben (hellbraun, dunkelbraun, schwärzlich, rötlich, milchig-bläulich) und strukturlose Areale. Zentral finden sich eine deutlich zu erkennende weiße Regressionszone und weitere Zonen mit milchig-bläulichen und blau-roten Farbtönen

Weiterführende Literatur

Anders M, Capellaro M, Choudhury K, Erdmann F, Greiner F, Greinert R, Mannheimer A, Muche-Borowski C, Nolte S, Petrarca S, Volkmer B (2014) S3-Leitlinie Prävention von Hautkrebs, AWMF-online. 032/052OL. http://leitlinienprogramm-onkologie.de/Leitlinien. 7.0.html (Zugegriffen: 08.09.2017)

Schulz H, Hundeiker M, Kreusch J (2016) Kompendium der Dermatoskopie. Springer, Berlin Heidelberg

Stolz W, Hänßle H, Sattler E, Welzel J (2018) Bildgebende Diagnostik in der Dermatologie. Thieme, Stuttgart

Zysten

Magdalena Absmaier, Sabine G. Plötz, Rüdiger Hein, Johannes Ring

© Springer-Verlag GmbH Deutschland, ein Teil von Springer Nature 2019
S. G. Plötz et al. (Hrsg.), Häufige Hauttumoren in der Praxis
https://doi.org/10.1007/978-3-662-57371-6_3

3.1   Retentionszyste

Syn.: Epidermalzyste

Retentionszysten (Epidermalzysten) sind die häufigsten gutartigen Hautzysten, die durch die Verlagerung von Epidermisanteilen in die Dermis mit nachfolgender Proliferation und Retention von Hornmassen durch Hyperkeratose des Follikelinfundibulums entstehen. Sie sind wesentlich häufiger als Trichilemmalzysten, jedoch vom klinisch äußeren Aspekt her nur schwierig von diesen zu unterscheiden. Histologisch besteht die Wand von Epidermalzysten aus einer dünnen Plattenepithelschicht mit im Lumen zwiebelartig geschichteten Hornlamellen, die z. T. abgeschilfert sein können.

▪▪ Klinisches Bild

Hierbei handelt es sich je nach Entwicklungsstadium um stecknadelkopf- bis zu tennisballgroße, kugelige, kutan-subkutan gelegene, gut verschiebliche Tumoren (◘ Abb. 3.1, ◘ Abb. 3.2). Diese können prinzipiell überall dort auftreten, wo Haarfollikel vorhanden sind. Die Epidermalzysten finden sich oft im Gesicht, am Hals und im Rumpfbereich. Bei den Epidermalzysten ist nicht selten der erweiterte Follikel als Ausführungsgang erhalten, sichtbar als zentraler Porus (Unterscheidungsmerkmal zu Atheromen) (◘ Abb. 3.3). Über diesen kann der übelriechende Inhalt (ranzige Lipide und Debris) exprimiert werden. Die Zysten füllen sich nach einiger Zeit erneut, da die Zystenwand erhalten bleibt. Durch Manipulation kann das in den dünnwandigen, leicht rupturierenden Zysten befindliche Hornmaterial in das umgebende Gewebe gepresst werden und durch den Fremdkörperreiz eine Granulombildung auslösen. Entzündet sich die Zyste, so können bis zu faustgroße Abszesse entstehen. Multiple Epidermalzysten können als Teilsymptom genetischer Erkrankungen auftreten (z. B. Gardener-Syndrom).

▪▪ Differenzialdiagnose

Zylindrom, Trichilemmalzysten (kein zentraler Porus), Lipome, Dermoidzysten, zystische Basalzellkarzinome.

▪▪ Therapie

Bei klinischer Symptomatik besteht die Therapie, soweit möglich, in einer chirurgischen Entfernung der Zyste im entzündungsfreien Intervall (◘ Abb. 3.4). Es empfiehlt sich die Exzision durch vorsichtiges, stumpfes Herauspräparieren mit einem spindelförmigen Hautstück. Alternativ kann ähnlich wie bei Atheromen nach Stanzbiopsie oder Inzision das pastöse Material exprimiert, mit Wasserstoffperoxidlösung gespült und im Anschluss mittels einer Klemme die verbleibende Zystenwand durch die Hautöffnung herausgezogen werden. Es ist nicht immer gesichert, dass die Zyste radikal entfernt werden kann, sodass es oftmals zu Rezidiven kommt.

> ❯ Therapiehinweis: Bei mehrfach vorausgegangenen Entzündungen gestaltet sich die Präparation wegen unter Umständen tiefreichenden Narbensträngen technisch nicht einfach. Verbleiben Zystenwandreste im Gewebe, so kann sich die Zyste erneut bilden (Rezidiv).

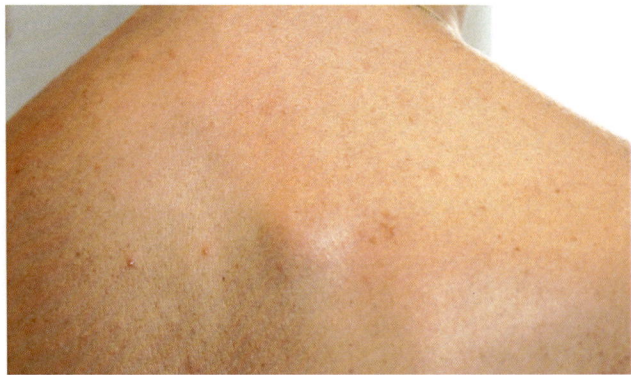

◘ Abb. 3.1   Hühnereigroßer, subkutaner Tumor am Rücken, ein Ausführungsgang ist nicht sichtbar. Es handelt sich um eine Retentionszyste (Epidermalzyste)

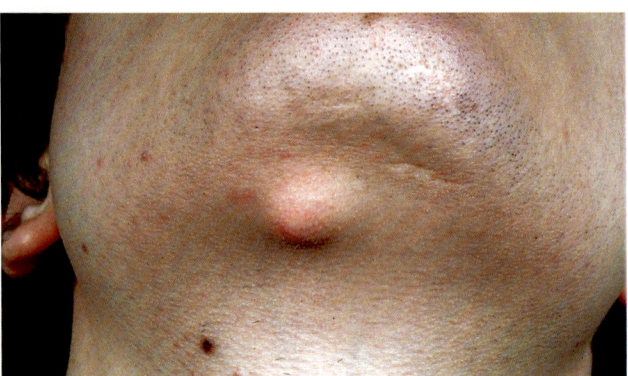

◘ Abb. 3.2   Subkutaner Tumor am Kinn: Epidermalzyste

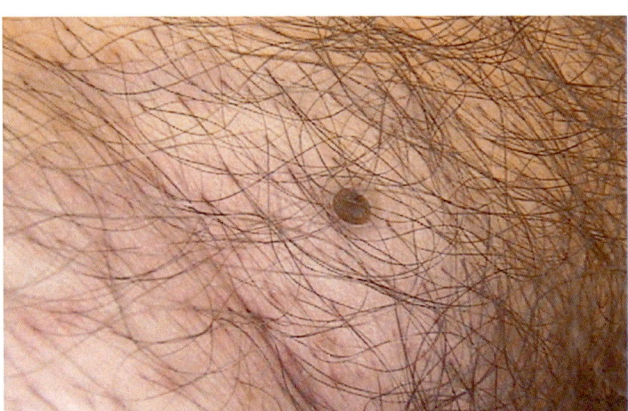

◘ Abb. 3.3   Subkutaner Tumor mit sichtbarem Ausführungsgang (Riesenpore)

3.2   Atherom (Trichilemmalzyste)

Syn.: Balggeschwulst, Grießknoten, Grützbeutel, Follikelzyste vom Isthmus-katagener Typ

Als Atherome bzw. Trichilemmalzysten bezeichnet man gutartige Zysten, die sich von der Haarwurzelscheide ableiten und infolge einer Verlegung des Talgdrüsenausführungsgangs entstehen. Sie kommen vor allem an der Kopfhaut vor, treten in ca. 70 % der Fälle multipel, häufig gruppiert auf und nur bei etwa 30 % der Patienten solitär. Histologisch zeigt die Zystenwand eine trichilemmale Keratinisierung mit im Lumen kompaktem Keratin.

■■ Klinisches Bild

Es handelt sich um kugelige, prall elastische, wenige Zentimeter bis pflaumengroße Tumoren, die auf der Unterlage meist gut verschieblich sind. Gefüllt sind die dickwandigen, stabilen Zysten mit einer weißen, pastösen Masse. Diese besteht aus Hornmaterial, welches von der Haarwurzelscheide produziert wird. Eine Verbindung nach außen findet sich im Gegensatz zu Epidermalzysten meist nicht. Atherome treten praktisch nur am behaarten Kopf auf. Sind sie größer, ist die darüber gelegene Haut meist atrophisch verdünnt und teilweise unbehaart. Nach Traumatisierung kommt es nur selten zu Entzündungen mit stärkerer Proliferation.

■■ Differenzialdiagnose

Zylindrom, Epidermalzyste, proliferierende Trichilemmalzyste (Risiko der malignen Transformation).

■■ Therapie

Bei wiederholter Entzündung, Proliferation oder sonstiger Beeinträchtigung ist eine operative Entfernung ratsam. Es empfiehlt sich die Exzision durch vorsichtiges, stumpfes Herauspräparieren mit einem spindelförmigen Hautstück. Alternativ kann nach Stanzbiopsie das pastöse Material exprimiert und im Anschluss mittels einer Klemme die verbleibende Zystenwand durch den minimalen Hautschnitt entfernt werden (◘ Abb. 3.5). Der Vorteil des letztgenannten Verfahrens ist die geringere Narbenbildung, allerdings können verbliebene Zystenwandreste zu Rezidiven führen.

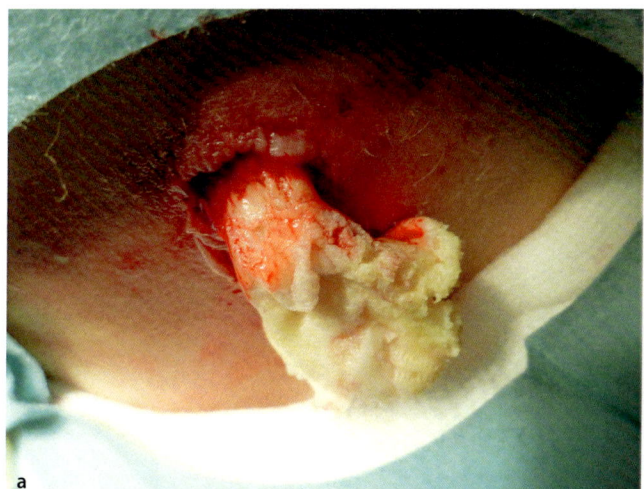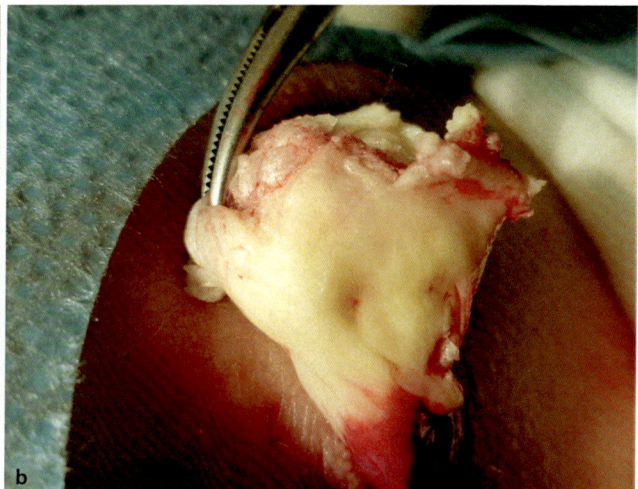

◘ **Abb. 3.4a,b**   Eröffnete Epidermalzyste mit Zystenwand (**a**), mit eröffnetem Zystensack (**b**)

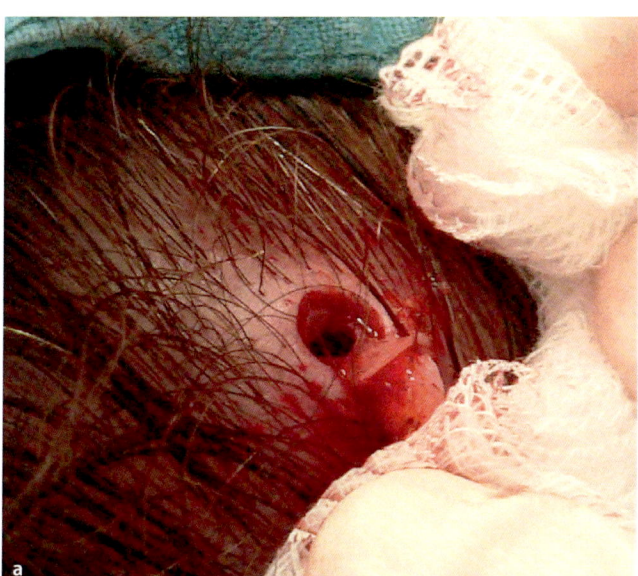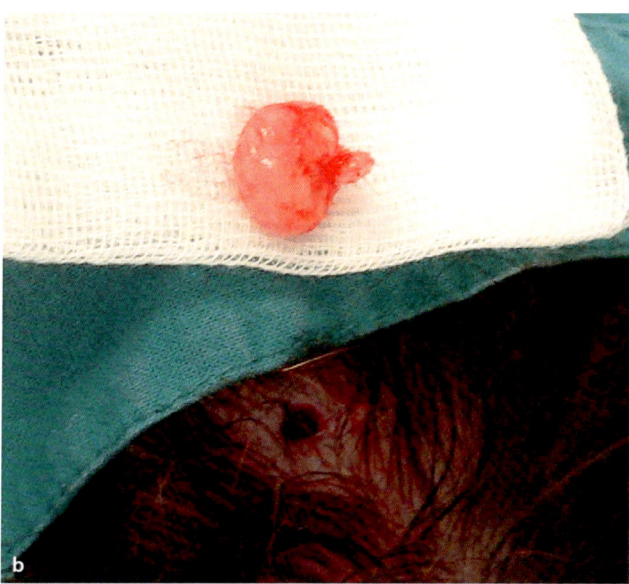

◘ **Abb. 3.5a,b**   Präparation einer Trichilemmalzyste mittels Stanzbiopsie. Nach Eröffnung der Zyste durch Stanzbiopsie (**a**) erfolgt die Exprimation des Zysteninhalts, danach das Fassen der Zystenwand und die   Exstirpation mit einer Klemme. Vorteil dieses Verfahrens ist die geringe Schnittführung (vgl. Durchmesser des entfernten Atheroms mit dem des Stanzbiopsiekanals) (**b**)

3.3   Skrotalzysten

Syn.: Sebocystomatosis scroti, Epidermalzysten am Skrotum
Hierbei handelt es sich um Epidermalzysten am Skrotum. In der Skrotalhaut sind zahlreiche Talgdrüsen vorhanden, aus denen sich Zysten entwickeln können. Der Zysteninhalt verkäst oder verkalkt (verkalkte Skrotalzyste).

▪ ▪ Klinisches Bild
An der Skrotalhaut zahlreiche disseminierte stecknadelkopf- bis kirschgroße, prall vorgewölbte Zysten mit z. T. gelblichem Farbton (◘ Abb. 3.6) und häufig zentralem Porus.

▪ ▪ Differenzialdiagnose
Heterotope Talgdrüsen. Bei solitären, derben Läsionen der Skrotalhaut auch Dermatofibrom, Neurofibrom, Leiomyom oder Leiomyosarkom.

▪ ▪ Therapie
Es handelt sich um einen nicht therapiebedürftigen Befund. Kosmetisch störende Zysten können exzidiert werden, wobei gelegentlich über 50–100 Zysten zugleich vorkommen.

3.4   Milien

Syn.: Grießkörner
Milien sind kleine, subepidermal gelegene Keratinzysten (◘ Abb. 3.7, ◘ Abb. 3.8, ◘ Abb. 3.9). Sie kommen von der Kindheit bis in hohe Alter vor und stellen manchmal ein kosmetisches Problem dar. Milien können spontan entstehen, manchmal sind sie auch Folge von intensiver UV-Exposition oder treten relativ rasch, eruptiv, in größerer Zahl bei jungen Frauen auf. Ferner können sie als Folge einer Verlagerung verhornender Epithelabschnitte unter die Epidermis als sogenannte „sekundäre Milien" auftreten, so z. B. posttraumatisch nach Verbrennungen, bei subepidermaler Blasenbildung, Porphyria cutanea tarda, einem bullösem Pemphigoid oder einer Epidermolysis bullosa.

▪ ▪ Klinisches Bild
Es finden sich weiße oder gelbe, etwa 1–2 mm große, flache, gelblich weißliche Papeln. Die Lokalisation betrifft meistens das Gesicht, v. a. die periorbitale Region.

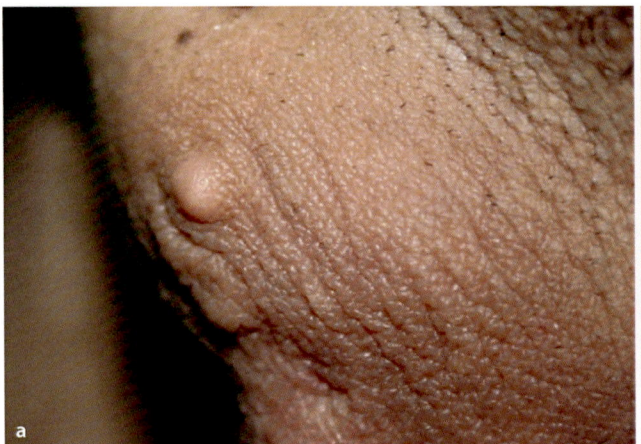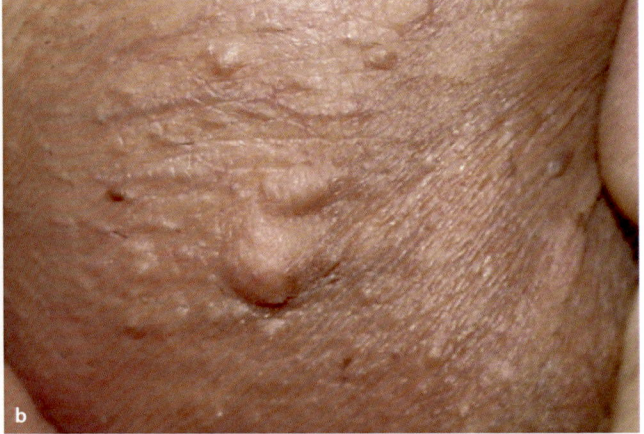

◘ **Abb. 3.6a,b**   Skrotalzysten (Epidermalzysten am Skrotum). Es handelt sich um stecknadel- bis kirschgroße weißlich-gelbliche Hauttumoren

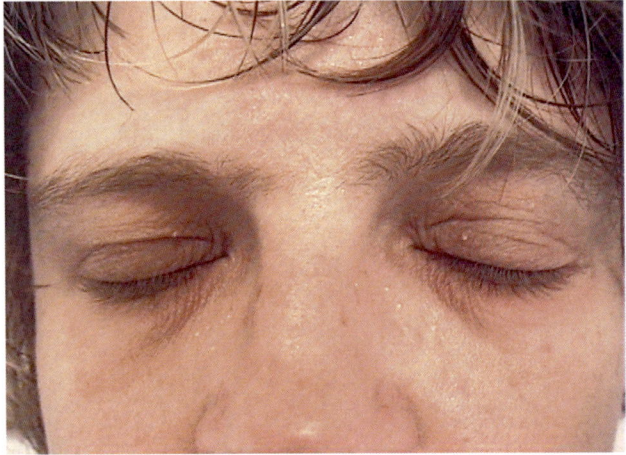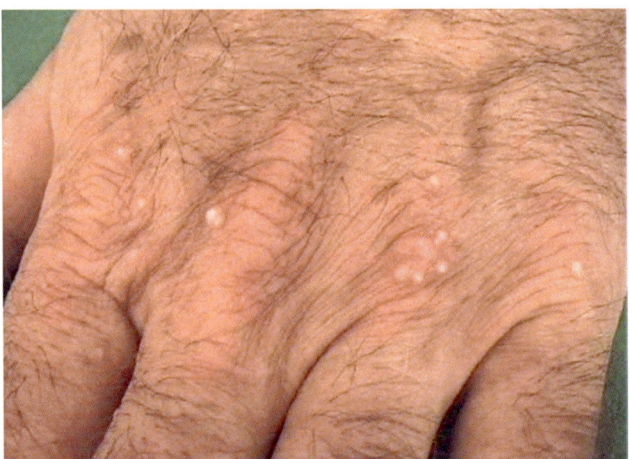

◘ **Abb. 3.7**   Multiple Milien an beiden Unterlidern, teils am Oberlid

◘ **Abb. 3.8**   Milien auf dem Handrücken bei einem Patienten mit Porphyria cutanea tarda

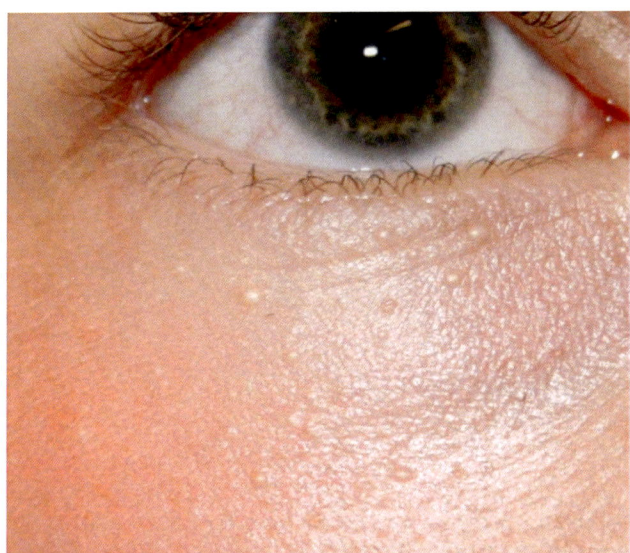

Abb. 3.9   Milien um das Auge (periorbital). Es handelt sich um kleine, gelegentlich singuläre, oft disseminierte, weißliche, stecknadelkopfgroße, subkutane Zysten

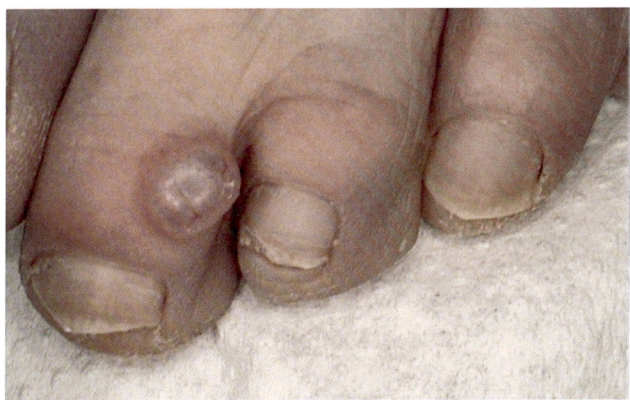

Abb. 3.10   Mukoide Dorsalzyste an der zweiten Zehe

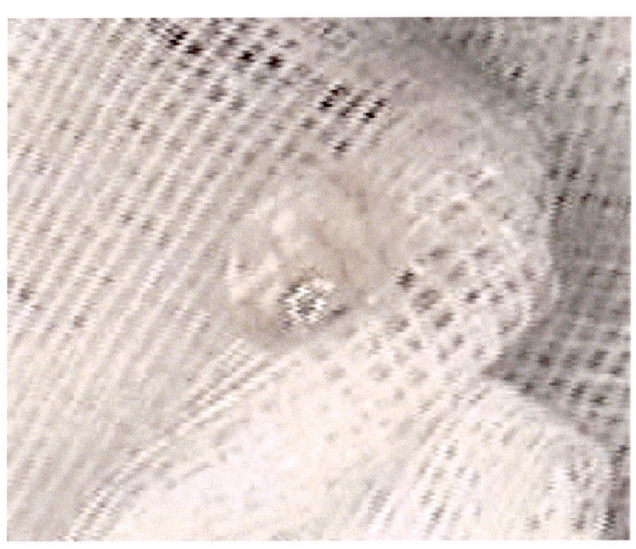

Abb. 3.11   Muköses, gelartiges Sekret, welches sich nach Inzision oder spontaner Eröffnung einer mukoiden Dorsalzyste entleert

▪ ▪ Differenzialdiagnose

Hidradenome (bei Sitz an den Unterlidern), Xanthelasmen, bei größeren Milien dermale Nävi, Fibrome, Basaliome, plane Warzen.

▪ ▪ Therapie

Bei kosmetischer Beeinträchtigung empfiehlt sich ein Anritzen der Epitheldecke mittels steriler Injektionskanüle und Exprimation des Miliums. Alternativ kommt eine Abtragung mittels ablativen Laser (CO_2- oder Erbium-Laser) infrage. Hierbei muss der Patient über entsprechende Risiken (Narbenbildung) aufgeklärt werden.

Milia neonatorum   Milien treten bei vielen Neugeborenen auf. Prädilektionsstellen sind v. a. das Gesicht, gelegentlich werden sie auch auf dem Zahnfleisch beobachtet. Treten sie an der Linie zwischen hartem und weichen Gaumen auf, spricht man von Epstein-Perlen. Die Hautveränderungen heilen ohne Behandlung innerhalb weniger Tage wieder ab.

3.5   Mukoide Dorsalzysten

Syn.: Digitale mukoide Zyste, mukoide Fingerzyste

▪ ▪ Klinisches Bild

Meist an den Dorsalseiten der Finger- bzw. Zehenendphalangen gelegene, umschriebene, weiche bis prall-elastische, oft transparente, 5–10 mm große Zyste, welche gelegentlich Schmerzen verursachen kann (◘ Abb. 3.10). Bei Stichinzision entleert sich ein muköses, gelartiges Sekret, das aus sauren Mukopolysacchariden besteht (◘ Abb. 3.11). Nach Entleerung füllen sich die Zysten erneut auf.

Bei periungualer Lokalisation kann es zu Nagelwachstumsstörungen kommen.

▪ ▪ Differenzialdiagnose

Erworbenes Fibrokerathom, Spinaliom, Basaliom.

▪ ▪ Therapie

Eine Therapie bei symptomlosen mukoiden Dorsalzysten ist nicht notwendig. Bei Druckschmerzhaftigkeit profitieren manche Patienten von der wiederholten Entleerung des Sekrets nach Stichinjektion. Nach Entleerung füllt sich die Zyste nach einiger Zeit jedoch erneut. Kryotherapie mit flüssigem Stickstoff stellt ein simples, nicht immer erfolgversprechendes Therapieverfahren dar. Alternativ kann eine Injektion mit verdünnter Glukokortikoidkristallsuspension, z. B. von Triamcinolonacetonid (Volon-A-Kristallsupension; 2 mg Volon-A-Kristalle, 1:5 mit NaCl-Lösung verdünnt) und anschließendem Druckverband versucht werden. Bei starker Beeinträchtigung sollten Dorsalzysten komplett exzidiert werden, um Rezidive zu vermeiden.

3.6   Hidrozystom (Schweißdrüsenzyste)

Syn.: Schweißdrüsenretentionszyste, zystisches ekkrines Hidradenom

Hidrozystome sind gutartige, von den ekkrinen Schweißdrüßen ausgehende, zystische Tumore, welche v. a. im Gesichtsbereich periokulär und periorbital auftreten.

■■ Klinisches Bild

Meist solitärer, stecknadelkopf- bis erbsengroßer, zystischer, prall elastischer Tumor („wie ein tief sitzendes Bläschen"; nach Einstich entleert sich wässrige Flüssigkeit) (■ Abb. 3.12). Gelegentlich ist eine bläuliche Verfärbung erkennbar („hidrocystome noire").

■■ Differenzialdiagnose

Basaliom, bei bläulicher Verfärbung Naevus coeruleus (blauer Nävus), Melanom.

■■ Therapie

Eine Exzision und feingewebliche Sicherung sind bei klinisch nicht eindeutigem Befund erforderlich. Nur bei klinisch eindeutigem Befund ist bei kosmetischer Beeinträchtigung eine Abtragung, z. B. mittels ablativen Laser empfehlenswert.

> ❶ Gelegentlich kann die Abgrenzung des Hidrozystoms zum zystischen Basaliom Schwierigkeiten bereiten.

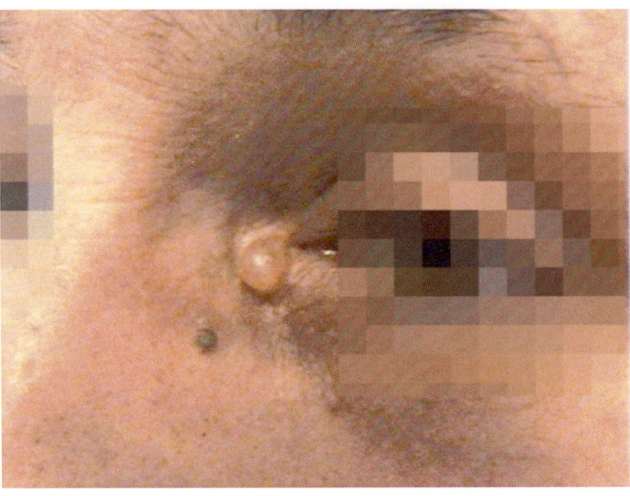

■ Abb. 3.12   Hidrozystom: hautfarbener, gutartiger, zystischer Tumor. Nach Einstich entleert sich Schweiß

Benigne mesenchymale Tumoren

Magdalena Absmaier, Sabine G. Plötz, Rüdiger Hein, Johannes Ring

© Springer-Verlag GmbH Deutschland, ein Teil von Springer Nature 2019
S. G. Plötz et al. (Hrsg.), *Häufige Hauttumoren in der Praxis*
https://doi.org/10.1007/978-3-662-57371-6_4

Man unterscheidet weiche Fibrome (Fibroma molle, Fibroma pendulans) und derbe Fibrome (Dermatofibrom, auch Histiozytom genannt).

4.1   Fibroma molle

Syn.: Hautanhang, Fibroma pendulans, weiches Fibrom, fibroepithelialer Polyp

▪▪ Klinisches Bild

Fibrome sind häufig vorkommende, gutartige, hamartomatöse Neubildungen. Es handelt sich um hautfarbene bis rotbraune, meist linsen- bis erbsengroße, selten auch mehrere Zentimeter große Tumoren, welche oft gestielt sind (Fibroma pendulans) (■ Abb. 4.1, ■ Abb. 4.2, ■ Abb. 4.3). Sie finden sich häufig an den seitlichen Halspartien (■ Abb. 4.4), über den Schultern, in den Achseln (■ Abb. 4.5), submammär und gelegentlich auch inguinal. Fibrome treten häufig in einer Vielzahl auf und finden sich v. a. bei Erwachsenen (■ Abb. 4.6). Auch ein familiär gehäuftes Auftreten ist beschrieben. Gelegentlich ist auch eine Entzündung oder eine hämorrhagische Infarzierung nach Torsion einzelner weicher Fibrome zu beobachten, welche zu Schmerzen führen kann.

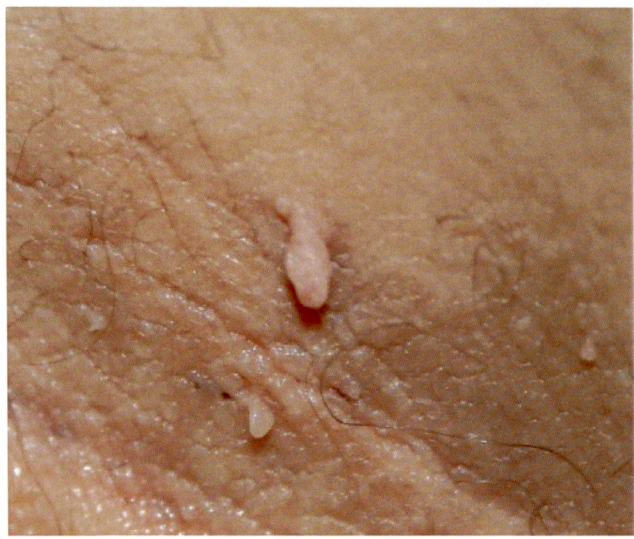

■ **Abb. 4.1**   Multiple Fibromata pendulantia (Axilla)

▪▪ Differenzialdiagnose

Dermale Nävuszellnävi, seborrhoische Keratosen, Neurofibrom.

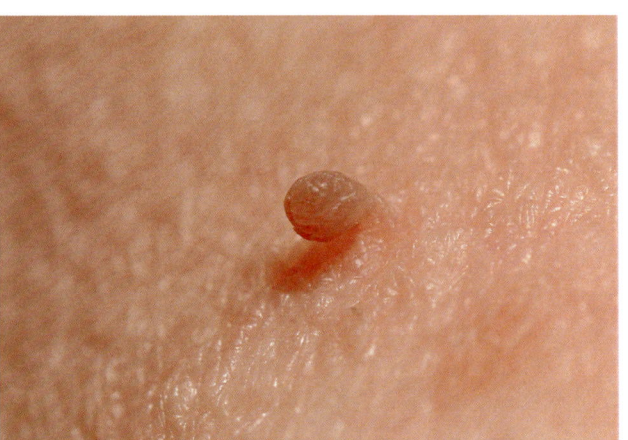

■ **Abb. 4.2**   Fibroma pendulans

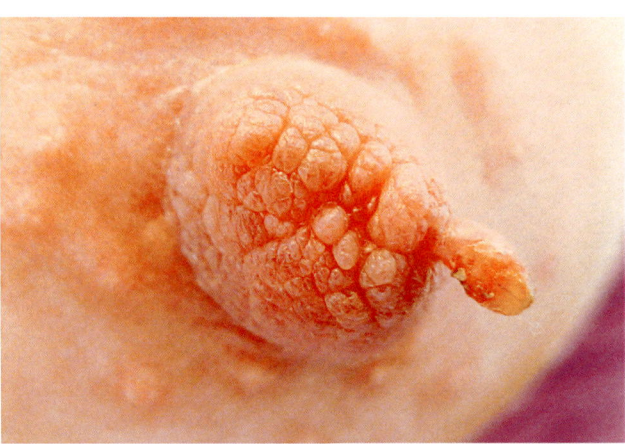

■ **Abb. 4.3**   Mamillenfibrom

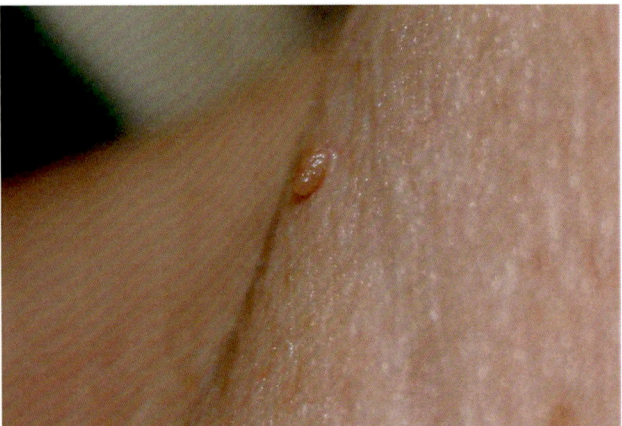

■ **Abb. 4.4**   Fibroma molle am Hals: weicher, linsengroßer, hautfarbener Tumor

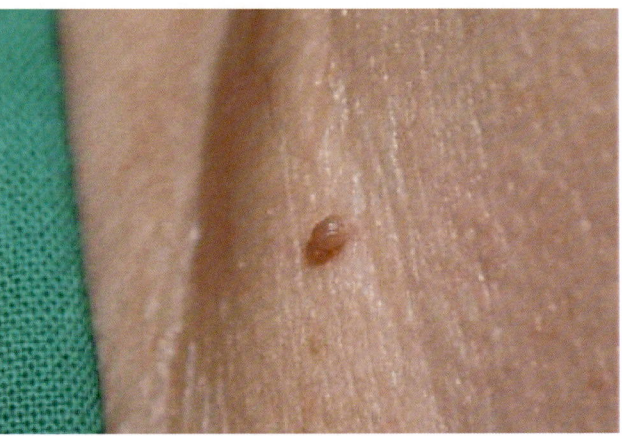

■ **Abb. 4.5**   Fibroma molle an der Axilla: weicher, hautfarbener, gutartiger Hauttumor

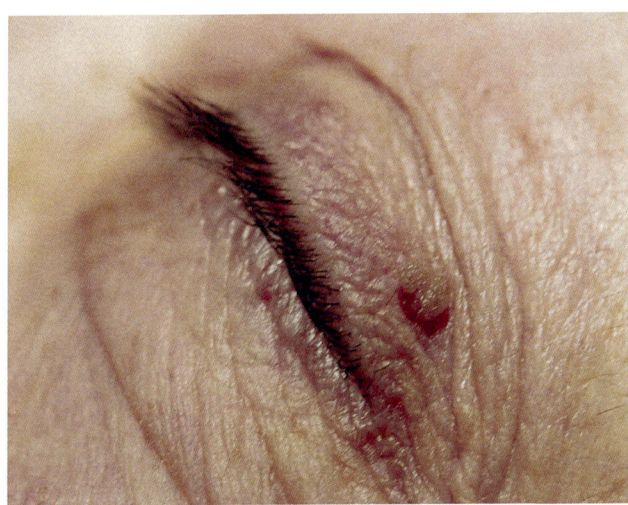

Abb. 4.6 Fibrom am Oberlid

■ ■ Therapie

Falls vom Patienten erwünscht, können Fibrome mittels Scherenschlag, Skalpell, Elektrokauter oder ablativem Laser entfernt werden.

4.2   Fibrosis nodularis nasi

Syn.: Fibröse Nasenpapel
■ ■ Klinisches Bild

Bei der Fibrosis nodularis nasi handelt es sich um eine meist einzeln auftretende, linsengroße, hautfarbene, weißliche oder bräunliche Papel an der Nase (**■** Abb. 4.7). Häufigste Lokalisation ist die Nasenspitze, es sind jedoch auch andere Lokalisationen im Gesichtsbereich möglich (fibröse Gesichtspapel). Es handelt sich um harmlose Hautveränderungen ohne Krankheitswert.

■ ■ Differenzialdiagnose

Basaliom, dermaler Nävus.

■ ■ Therapie

Insbesondere zum Ausschluss eines Basalioms oder aus ästhetischen Gründen wird gelegentlich zur Exzision oder Flachabtragung geraten. Bei klinisch eindeutigem Befund oder nach erfolgter histologischer Sicherung ist eine Abtragung mittels ablativen Lasers ratsam.

4.3   Dermatofibrom

Syn.: Histiozytom, derbes Fibrom, Fibroma en pastille

Dermatofibrome treten vorwiegend bei Erwachsenen auf. Prädilektionsstellen sind die Extremitäten. Häufig werden vorangegangene Insektenstiche, Follikulitiden oder Mikrotraumata beschrieben. Dermatofibrome persistieren lebenslang, ohne dass sie Beschwerden verursachen. Eine maligne Entartung ist nicht beschrieben.

■ ■ Klinisches Bild

Sehr derbe, meist einzeln auftretende, halbkugelige, platten-, teils pastillenartige Knötchen, die gut verschieblich sind (**■** Abb. 4.8). Dermatofibrome sind meist nur leicht erhaben oder befinden sich auf Hautniveau, manchmal sind sie auch zentral eingesunken. Die Größe schwankt zwischen 0,2 und 10 mm Durchmesser, selten sind sie größer als 2–3 cm. Die Farbe ist rötlich bis hautfarben, nicht selten kommt es jedoch zu einer Braunverfärbung durch Hämosiderineinlagerung. Die Hauptlokalisation sind die Extremitäten, wobei die Beine häufiger betroffen sind als die Arme. Bei seitlicher Kompression zeigt sich typischerweise eine zentrale Einsenkung (Fitzpatrick- oder Dimple-Zeichen).

Verschiedene Erscheinungsformen des Dermatofibroms sind in **■** Abb. 4.9, **■** Abb. 4.10 und **■** Abb. 4.11 dargestellt.

■ ■ Differenzialdiagnose

Xanthogranulom, Mastozytom, Bindegewebsnävus.
Eine wichtige Differenzialdiagnose des tief eindringenden Dermatofibroms ist das sogenannte Dermatofibrosarcoma

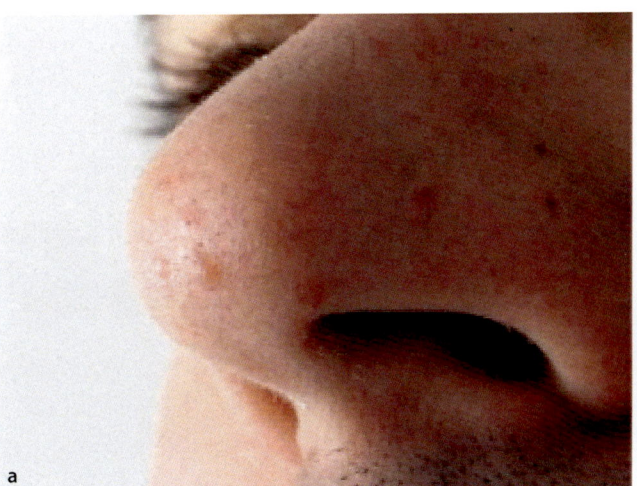

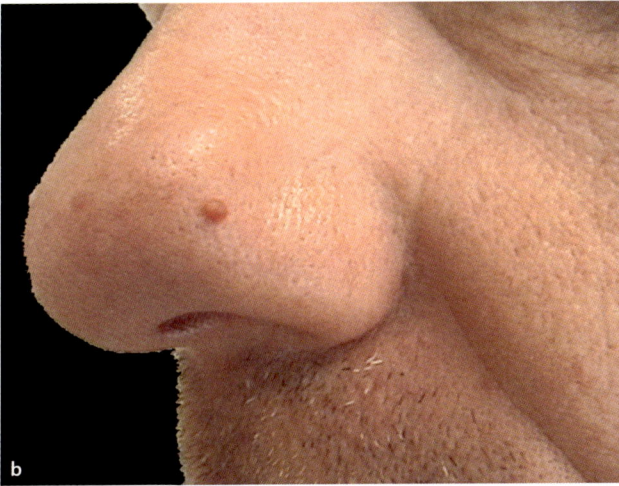

Abb. 4.7a,b Fibrosis nodularis nasi (fibröse Nasenpapel) an der Nasenspitze (**a**) und am linken Nasenflügel (**b**)

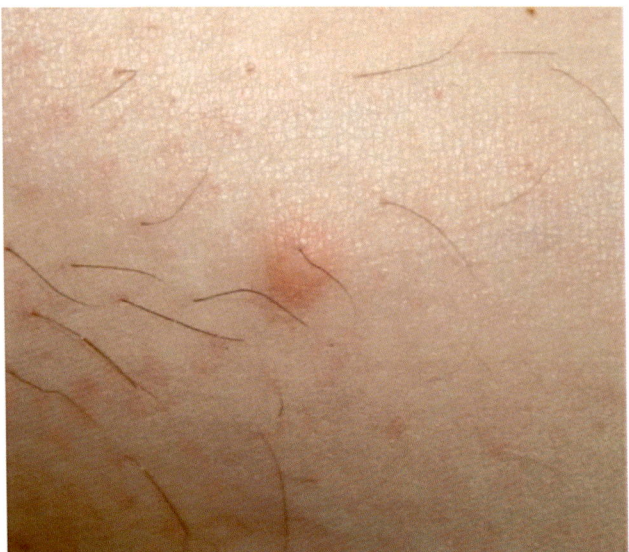

Abb. 4.8 Dermatofibrom: halbkugeliger, hier bräunlicher, derb tastbarer Nodus

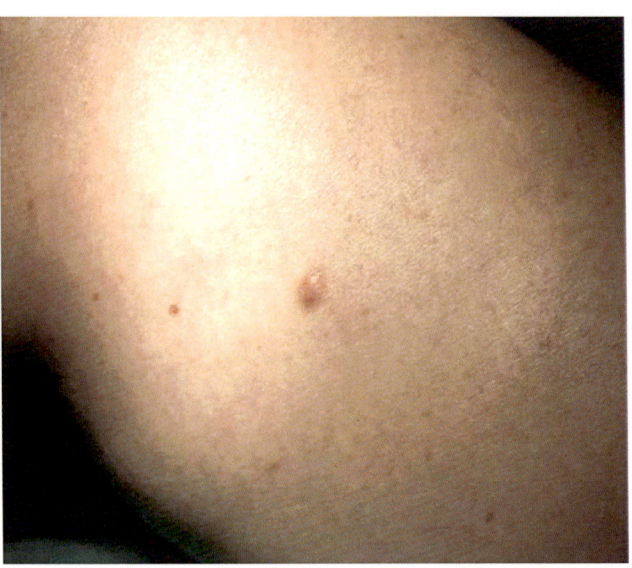

Abb. 4.9 Dermatofibrom: Singulärer, halbkugeliger, derber Tumor

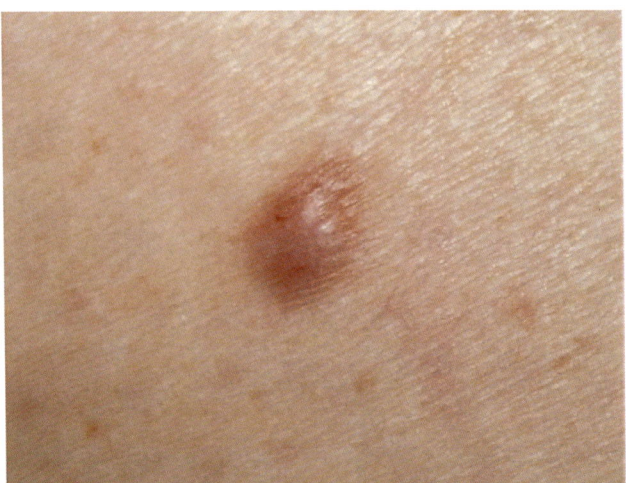

Abb. 4.10 Dermatofibrom: Linsengroßer, derber, hellbrauner Tumor

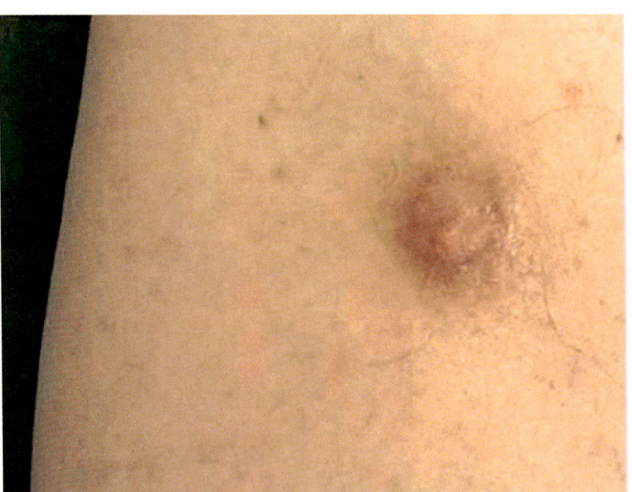

Abb. 4.11 Dermatofibrom: Halbkugeliger, derber Tumor mit bräunlichem Randsaum

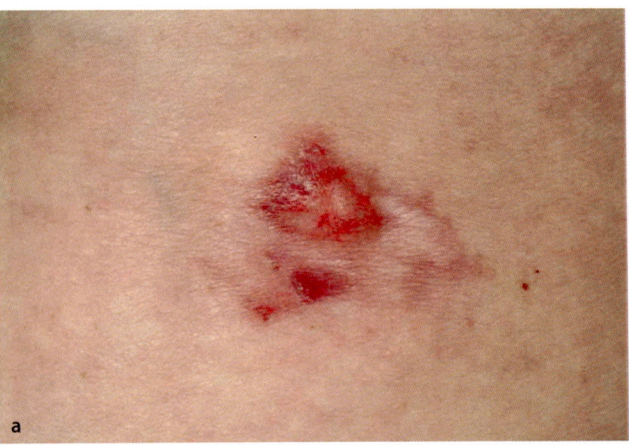

a

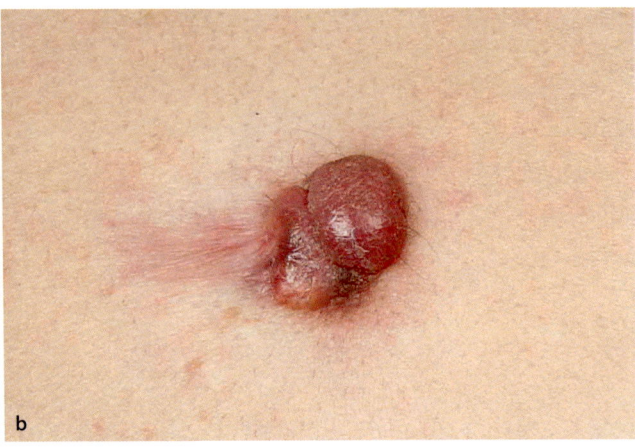

b

Abb. 4.12a,b Dermatofibrosarcoma protuberans als wichtige Differenzialdiagnose des Dermatofibroms. Es handelt sich um das häufigste kutane Sarkom. Teils hautfarbener, teils rötlicher, derber, unregelmäßig konfigurierter Tumor (**a**). Rötlicher, exophytischer Tumor (**b**)

protuberans, das häufigste Sarkom der Haut (■ Abb. 4.12). Klinisch zeigen sich hautfarbene bis rötlich derbe Plaques oder Nodi, welche über Jahre langsam und asymptomatisch wachsen können. Frühe Formen können mit Dermatofibromen, Keloiden oder hypertrophen Narben verwechselt werden. Eine tiefe Exzision mit 3 cm Sicherheitsabstand (oder 1 cm bei mikrographischer Chirurgie) ist erforderlich.

■ ■ **Therapie**

Eine Therapie von Dermatofibromen ist nicht notwendig, sofern die Diagnose eindeutig ist. Bei kosmetischer Beeinträchtigung, v. a. aber in diagnostischen Zweifelsfällen, sollte eine Exzision mit feingeweblicher Sicherung erfolgen.

Benigne Tumoren bzw. Gebilde der Schweißdrüsen

Alexander Zink, Sabine G. Plötz, Rüdiger Hein, Johannes Ring

© Springer-Verlag GmbH Deutschland, ein Teil von Springer Nature 2019
S. G. Plötz et al. (Hrsg.), *Häufige Hauttumoren in der Praxis*
https://doi.org/10.1007/978-3-662-57371-6_5

5.1   Syringome

Syn.: Hidradenom

Bei Syringomen handelt es sich um gutartige, hamartomatöse Fehlbildungen der ekkrinen Schweißdrüsenausführungsgänge. Sie finden sich überwiegend bei Erwachsenen mit einer Bevorzugung des weiblichen Geschlechts im mittleren Lebensalter und am häufigsten im Bereich der unteren Augenlider (◘ Abb. 5.1, ◘ Abb. 5.2, ◘ Abb. 5.3).

Klinisches Bild

Multiple, einige Millimeter große, hautfarbene, teils glasig imponierende, mäßig derbe, helle Papeln meist am Unterlid (seltener Stirn, Hals, Nacken, Brust, Genitale).

▪ ▪ Differenzialdiagnose

Xanthelasmen (diese sind meist größer, gelblich, auch am Oberlid gelegen), Milien (derbe weißliche Zysten), Trichoepitheliome.

▪ ▪ Therapie

Eine Therapie ist nicht erforderlich. Bei kosmetischer Beeinträchtigung und klinisch eindeutigem Befund ist eine Abtragung mit ablativem Laser (CO_2-Laser oder Erbium-Laser) oder mittels Dermabrasio möglich.

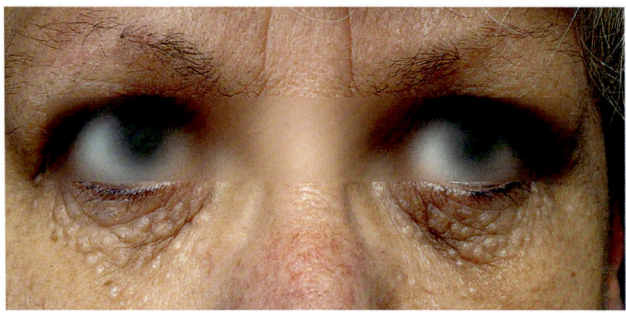

◘ **Abb. 5.1**   Syringome periorbital: multiple, stecknadelkopfgroße, hautfarbene Papeln

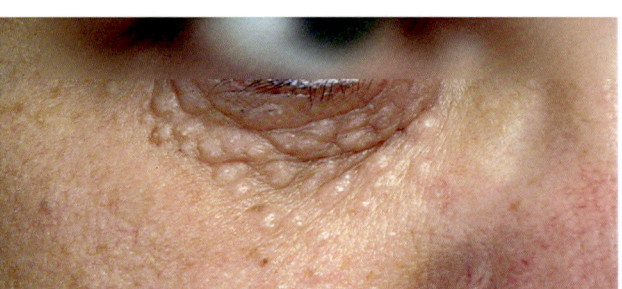

◘ **Abb. 5.2**   Syringome periorbital beidseits: multiple, stecknadelkopfgroße, hautfarbene Papeln

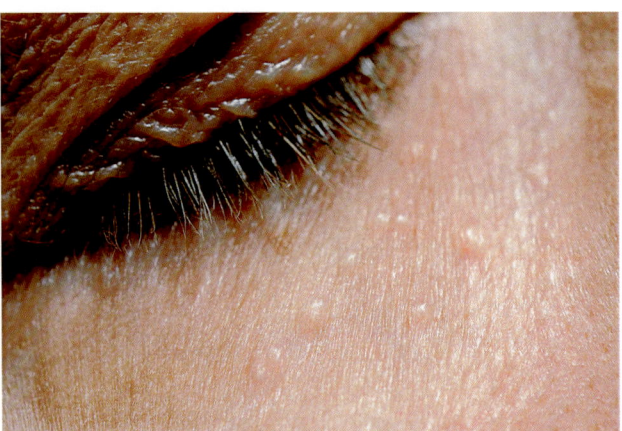

◘ **Abb. 5.3**   Syringome periorbital

Benigne epitheliale Tumoren

Birgit Sadoghi, Sabine G. Plötz, Rüdiger Hein, Johannes Ring

© Springer-Verlag GmbH Deutschland, ein Teil von Springer Nature 2019
S. G. Plötz et al. (Hrsg.), *Häufige Hauttumoren in der Praxis*
https://doi.org/10.1007/978-3-662-57371-6_6

Benigne epitheliale Tumoren sind eine der häufigsten gutartigen Läsionen in der dermatologischen Praxis. Sie zeigen typische klinische, dermatoskopische sowie histopathologische Merkmale. Angesichts ihrer Gutartigkeit ist eine Behandlung bei sicherer Diagnose nicht zwingend erforderlich, wird aber oft aus ästhetischen Gründen erwünscht.

6.1 Seborrhoische Keratose

Syn.: Seborrhoische Warze, Alterswarze, Verrucca senilis, Verrucca seborrhoica, Basalzellpapillom

Bei den seborrhoischen Keratosen handelt es sich um altersbedingte, harmlose, ausgesprochen häufig auftretende Hautveränderungen. Die Ursache des Wachstums seborrhoischer Keratosen ist unbekannt. Prädilektionsstellen sind Stamm, Gesicht und Hals sowie etwas weniger häufig Handrücken und die Vorderseiten der Extremitäten.

Meist treten sie in fortgeschrittenem Lebensalter, gelegentlich auch schon bei jungen Erwachsenen, bei beiden Geschlechtern gleich häufig auf zuvor klinisch gesunder Haut auf. Wie viele dieser Alterswarzen auftreten und wie früh oder spät ein Mensch diese entwickelt, beeinflussen u. a. genetische Faktoren. Äußere Faktoren (z. B. UV-Strahlung oder chemische Faktoren) scheinen bei der Entstehung keine signifikante Rolle zu spielen. Der Begriff Verruca ist auch nicht im Sinne einer Virusätiologie zu verstehen, seborrhoische Warzen sind keine Viruspapillome.

Dieser Hauttumor bereitet in der Regel keine Beschwerden (bis auf eine oftmals für den Patienten irritierende ästhetische Komponente), und es kommt nicht zur malignen Entartung. Es kann allerdings zu mechanischen Irritationen der Alterswarzen kommen. Dadurch können sie als Blutungsquelle oder Eintrittspforte für bakterielle Infektionen dienen. Gelegentlich können seborrhoische Keratosen gänzlich oder in „Bröckeln" unter Hinterlassung normaler Haut abfallen. Zudem kann sich das klinische Bild insbesondere auch nach Minimal-Traumata ändern, sodass nicht nur der klinische Blick alleine, sondern zumindest eine Dermatoskopie oder auch eine histologische Aufarbeitung bei Unsicherheit des Untersuchers erfolgen sollte, um wesentliche maligne Differentialdiagnosen auszuschließen.

▪▪ Klinisches Bild

Seborrhoische Keratosen weisen vom klinischen Bild her eine große Variationsbreite auf (◻ Abb. 6.1, ◻ Abb. 6.2). Sie können zwischen hellen und dunklen Brauntönen bis schwarz fast jede Färbung aufweisen (◻ Abb. 6.3). Meist sind sie eher klein (Durchmesser von 0,2–1 cm), können jedoch in seltenen Fällen auch handtellergroße Größe erreichen. Typischerweise wirken sie wie „aufgesetzt" auf der Haut. Sie sind stets scharf begrenzt und wachsen mehr oder weniger exophytisch (meist papillomatös, teils halbkugelig erhaben) (◻ Abb. 6.4, ◻ Abb. 6.5, ◻ Abb. 6.6, ◻ Abb. 6.7). Die Oberfläche der Alterswarze ist matt, gefeldert, gepunzt oder im fortgeschrittenen Stadium regelrecht zerklüftet. Die Oberfläche kann speckig, fettig oder talgig erscheinen (daher auch der Name „sebor-

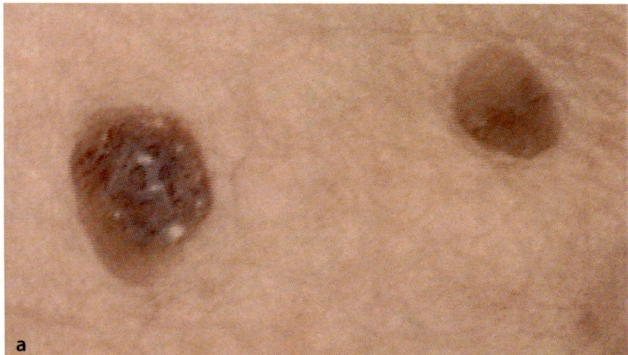
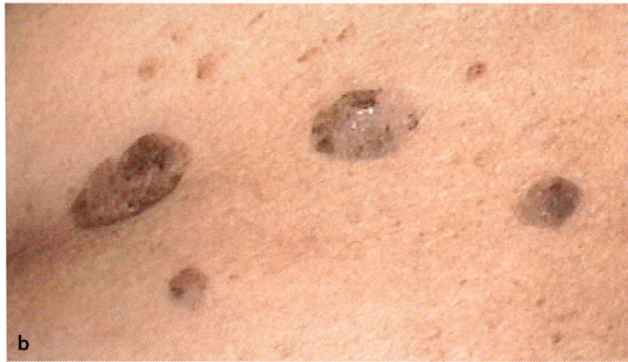

◻ **Abb. 6.1a,b** Multiple seborrhoische Keratosen

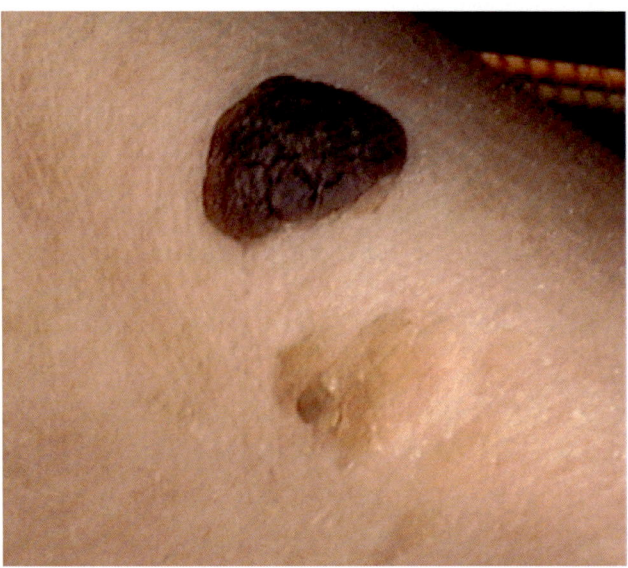

◻ **Abb. 6.2** Dunkle seborrhoische Keratose neben einer hellen, flachen seborrhoischen Keratose

rhoische" Keratose). Bei genauer Betrachtung sind Hornpfropfen in den Krypten erkennbar, die differenzialdiagnostisch wichtig und dermatoskopisch sehr gut nachzuweisen sind (◻ Abb. 6.7, ◻ Abb. 6.8).

▪▪ Dermatoskopisches Bild

Als weitere dermatoskopisch typische Merkmale gelten das zerebriforme Muster; welches oftmals auch durch Fissuren und Grate (oder auch „Gyri und Sulci"; man bedenke die klinische gerippte bzw. gepunzte Felderung) beschrieben wird,

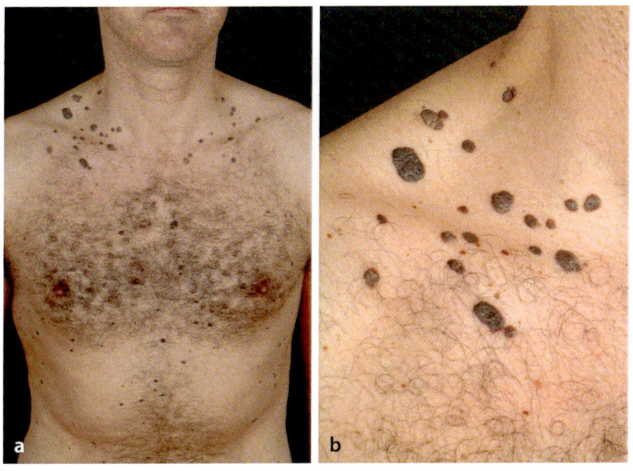

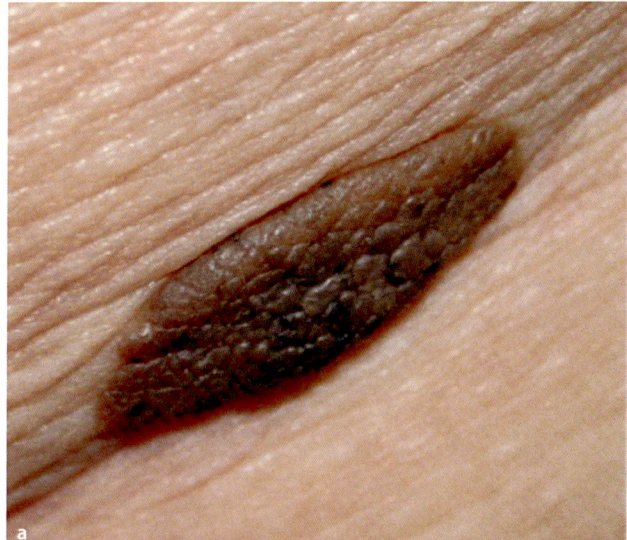

▫ **Abb. 6.3a,b** Multiple seborrhoische Keratosen am Stamm, mit besonderer Betonung der Regio clavicularis

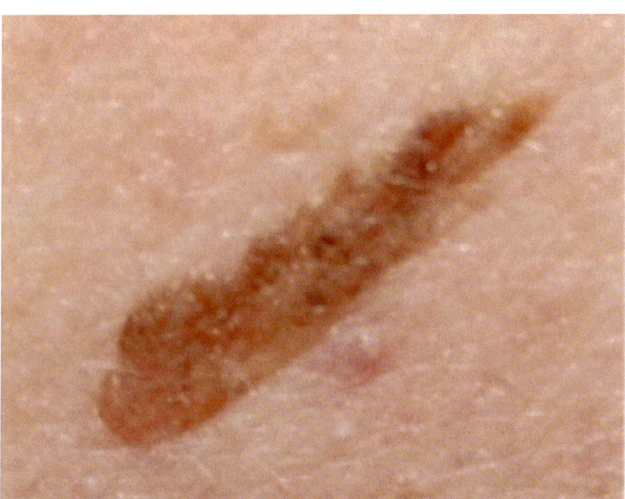

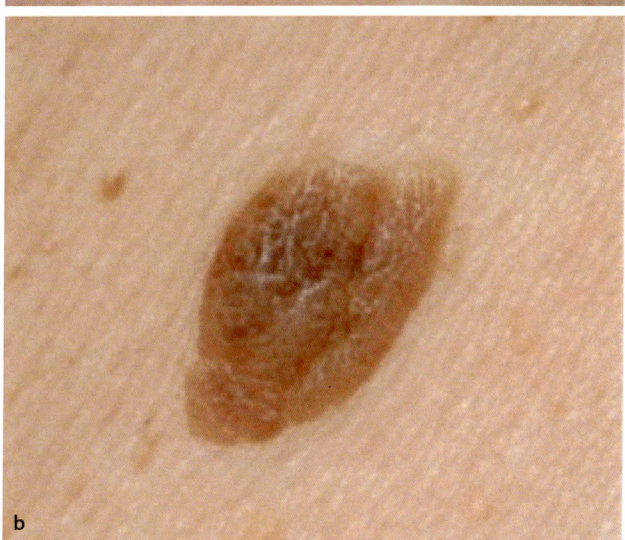

▫ **Abb. 6.4** Seborrhoische Keratosen

▫ **Abb. 6.5a,b** Seborrhoische Keratosen

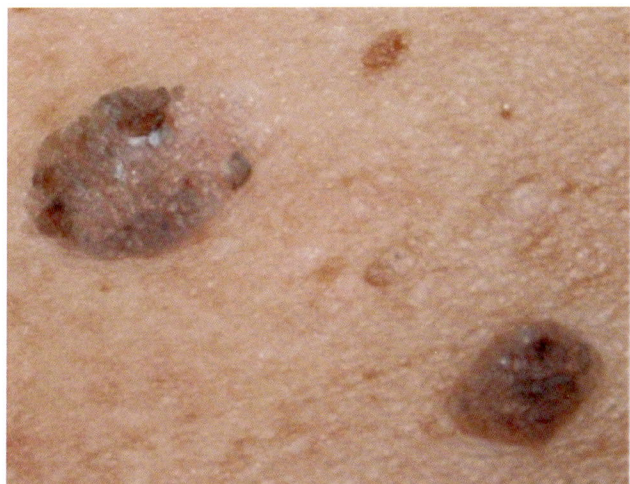

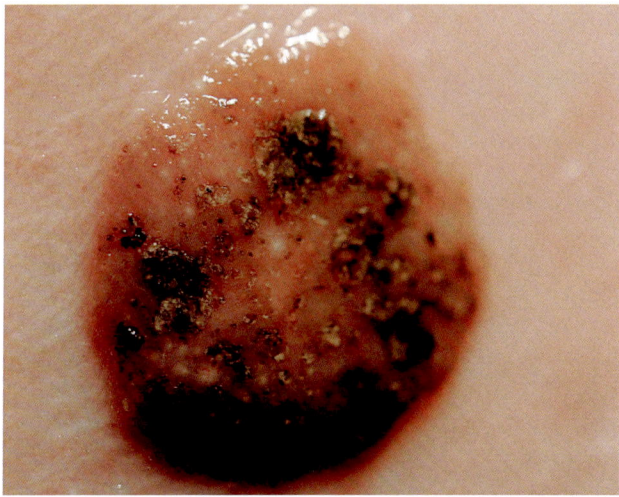

▫ **Abb. 6.6** Seborrhoische Keratosen

▫ **Abb. 6.7** Typisches Erscheinungsbild einer seborrhoischen Keratose mit Hornperlen

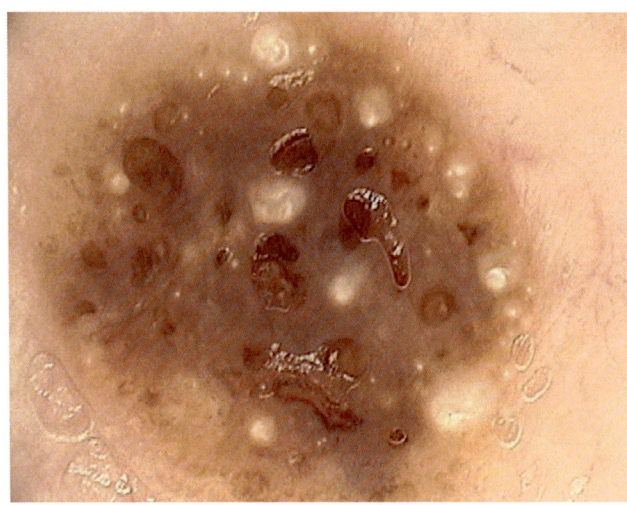

◘ Abb. 6.8 Dermatoskopisches Bild einer seborrhoischen Keratose. Ein Pigmentnetz ist nicht darstellbar. Typisch für das dermatoskopische Bild einer „seborrhoischen Keratose" ist das Vorliegen von so genannten „Pseudohornzysten"

sowie komedoartige Öffnungen (welche histopathologisch den Pseudohornzysten entsprechen) (◘ Abb. 6.8). Sehr häufig finden sich auch linear geschwungene Haarnadelgefäße, oftmals von einem weißlichen Saum (Halo) umgeben. Zudem zeigen seborrhoische Keratosen häufig eine Vielzahl (>10) Milien-ähnlicher Zystchen, also rundliche, weiße bis gelbliche Strukturen.

■■ Histologisches Bild
Histologisch sind seborrhoische Keratosen durch Akanthose, papillomatöse Epithelverbreiterung mit Hyperkeratose und unterschiedlich stark ausgeprägter Hyperpigmentierung sowie die typischen Pseudohornzysten in der Epidermis gekennzeichnet.

> ❶ Maligne Hautveränderungen können das Bild einer seborrhoischen Keratose imitieren.

■■ Erscheinungsformen seborrhoischer Keratosen
Flacher Typ   Hell- bis dunkelbraune Papeln oder Plaques mit wachsartiger und gepunzter Oberfläche.

■ Akanthotische seborrhoische Keratose
Breitbasig aufsitzend, stärker pigmentiert halbkugelige Form, meist solitär auftretend. Oft sind einzelne gelblich-braune Hornperlen erkennbar.

■ Verruköse (hyperkeratotische) seborrhoische Keratose
Hellgraue oft kirschgroße Tumoren mit verruköser Oberfläche.

■ Stukkokeratosen
Flache, nicht pigmentierte, meist nur wenige Millimeter große oder linsengroße, oftmals weißlich-gräuliche Papeln an den unteren Extremitäten oder Unterarmen, vorwiegend bei älteren Menschen in sonnenexponierten Arealen auftretend.

■■ Differenzialdiagnosen
In manchen Fällen können melanozytäre Nävi, maligne Melanome, pigmentierte Basaliome oder Spinaliome das Erscheinungsbild einer Alterswarze imitieren. Besonders bei einer Vielzahl von seborrhoischen Keratosen können klinisch auffällige Nävuszellnävi vom ungeübten Beobachter oder vom Patienten selbst nicht bemerkt oder übersehen werden.

■■ Therapie
Eine Therapie ist aufgrund der Harmlosigkeit bei eindeutiger Diagnose nicht zwingend erforderlich. Die Exzision in toto mit nachfolgender histologischer Sicherung muss jedoch erfolgen, wenn differenzialdiagnostisch ein maligner Tumor erwogen wird.

Bei häufiger oder starker Irritation oder bei wesentlicher kosmetischer Beeinträchtigung kann eine Entfernung der seborrhoischen Keratosen mittels verschiedener – meist ablativer – Verfahren erfolgen, welche nur infrage kommen, wenn die Diagnose seborrhoische Keratose eindeutig ist. Häufig werden seborrhoische Keratosen mittels scharfen Löffels oder einer Kürrette („Kürettage") abgetragen. Auch die Shave Excision mit einem horizontal angesetzten Skalpell oder Abtragung mittels eines ablativen Lasers (CO_2, Erbium-Laser) sind möglich. Die Therapie der Wahl sollte von der Lokalisation der Läsion und dem Alter des Patienten, aber auch von der Erfahrung des behandelnden Arztes abhängen.

> ❯ Die äußerliche Behandlung mit z. B. keratolytischen Externa ist nicht erfolgreich.

6.2   Melanoakanthom

■■ Klinisches Bild
Melanoakanthome sind besonders stark und dunkel pigmentierte seborrhoische Keratosen (◘ Abb. 6.9). Oftmals erschwert die starke Pigmentierung die dermatoskopische Beurteilung, bei Unsicherheit der Diagnose sollte stets eine chirurgische Sanierung mit histologischer Aufarbeitung erfolgen. Histologisch zeichnen sich kutane Melanoakanthome durch große, dendritische, melaninreiche Melanozyten in der gesamten Läsion aus.

■■ Differenzialdiagnose
Melanoakanthome sind klinisch oft schwer von malignen Melanomen, Angiokeratomen oder pigmentierten Basaliomen abzugrenzen. Als wichtiges Unterscheidungskriterium können dermatoskopisch sogenannte Hornperlen (Hornablagerungen in den Krypten) nachgewiesen werden (◘ Abb. 6.7).

■■ Therapie
In diagnostischen Zweifelsfällen sollte eine chirurgische Sanierung mit nachfolgender feingeweblicher Sicherung und histologischer Aufarbeitung mit Angabe der klinischen Differentialdiagnosen erfolgen.

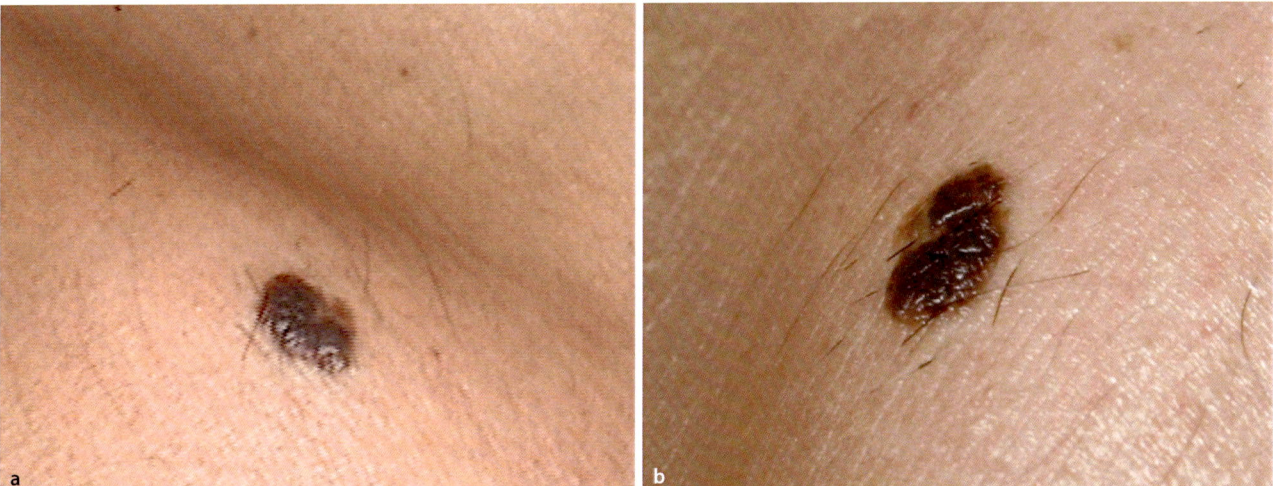

Abb. 6.9a,b Melanoakanthom: Es handelt sich um besonders dunkel pigmentierte seborrhoische Keratosen, die teils schwer von atypischen Nävi oder dem malignen Melanom zu unterscheiden sind

Weiterführende Literatur

Alapatt GF, Sukumar D, Ramesh MB (2016) A clinicopathological and dermoscopic correlation of seborrheic keratosis. Indian Journal of Dermatology 61:622–627. doi: 10.4103/0019–5154.193667

Blum A, Kreusch J, Stolz W, et al. (2017) Dermatoskopie bei malignen und benignen Hauttumoren. Indikation und standardisierte Terminologie. Hautarzt 68:653–673. doi: 10.1007/s00105–017–4013–5

Chung E, Marghoob AA, Carrera C, et al. (2015) Clinical and Dermoscopic Features of Cutaneous Melanoacanthoma. JAMA Dermatol 151:1129–1130. doi:10.1001/jamadermatol.2015.1453

Hafner C, Vogt T (2008) Seborrheic keratosis. JDDG 8:664–677. doi: 10.1111/j.1610–0387.2008.06788.x

Minagawa A (2017) Dermoscopy–pathology relationship in seborrheic keratosis. J Dermatology 44:518–524

Lipome und andere Fettgewebstumoren

Anna Schuch, Sabine G. Plötz, Rüdiger Hein, Johannes Ring

© Springer-Verlag GmbH Deutschland, ein Teil von Springer Nature 2019
S. G. Plötz et al. (Hrsg.), *Häufige Hauttumoren in der Praxis*
https://doi.org/10.1007/978-3-662-57371-6_7

7.1   Lipome

Lipome sind die häufigsten mesenchymalen Tumoren des Menschen und zeichnen sich durch ihre Gutartigkeit, die meist oberflächliche Lage, eine gute Abgrenzung vom umgebenden Gewebe und ein langsames Wachstum aus. Als umschriebene, meist rundliche Vermehrung des Fettgewebes finden sich Lipome vor allem im subkutanen Fettgewebe von Nacken, Rumpf und proximalen Extremitäten. Sie treten meist solitär auf, bei ca. 7 % der betroffenen Patienten finden sich multiple Lipome. Die gutartigen Fettgewebstumoren können eine Größe von wenigen Millimetern bis hin zu Faustgröße aufweisen. Für Lipome gibt es keine Geschlechtsprävalenz, ursächliche Faktoren sind nicht bekannt. Gelegentlich bereitet die differenzialdiagnostische Abgrenzung zur Epidermalzyste Schwierigkeiten.

■■ **Klinisches Bild**

Der weiche bis prall-elastische, glatt begrenzte, meist kugelige, subkutan tastbare Tumor ist im kleinen Zustand als derbe Stelle unter der Haut zu ertasten (◻ Abb. 7.1, ◻ Abb. 7.2). Größere Tumoren treten deutlich sichtbar als halbrunde Hervorwölbung („Beule") aus der Haut hervor. Je mehr Bindegewebe sie enthalten, desto derber tasten sich die Tumoren. Lipome finden sich am häufigsten an Körperstellen, die reichlich subkutanes Fettgewebe aufweisen, also vorwiegend am Stamm und an den proximalen Extremitäten. Da sie jedoch überall dort auftreten können, wo Fettgewebe vorhanden ist, können Lipome am gesamten Körper und selbst an der Mundschleimhaut gefunden werden. In seltenen Fällen können sie auch im Fettgewebe der Muskeln und der inneren Organe auftreten.

Lipome sind in den meisten Fällen völlig symptomlos. Grundsätzlich kann jedes Lipom im Rahmen eines Wachstumsschubes zeitweise schmerzen. Dies gilt insbesondere für zahlreiche Lipome im Rahmen einer Lipomatose. Auch kann es bei großen Lipomen durch Dehnung der Haut zu ziehenden und spannenden Missempfindungen kommen, bei Druck auf andere Strukturen, z. B. Nerven, können ebenfalls Missempfindungen oder Schmerzen ausgelöst werden. Selten können zudem im Rahmen einer Lipomatosis dolorosa große, druckschmerzhafte oder spontan schmerzende Lipome auftreten.

■■ **Differenzialdiagnose**

Gelegentlich bereitet die Abgrenzung zu Epidermalzysten Schwierigkeiten. Diese ebenfalls rundlichen und prall-elastischen subkutanen Tumoren weisen jedoch oft einen zentralen Porus auf, zudem kommt es häufiger zu Entzündungen und Druckschmerzhaftigkeit. Weitere Differenzialdiagnosen sind Steatozystome, Fibrome, Pannikulitiden und – selten – subkutane Metastasen oder das Liposarkom.

Differenzialdiagnose Liposarkom   In seltenen Fällen können sich subkutane Tumoren als Liposarkome präsentieren. Kennzeichen hierfür sind ein sehr derber Tastbefund, eine fehlende eindeutige Begrenzung und das Verwachsen mit

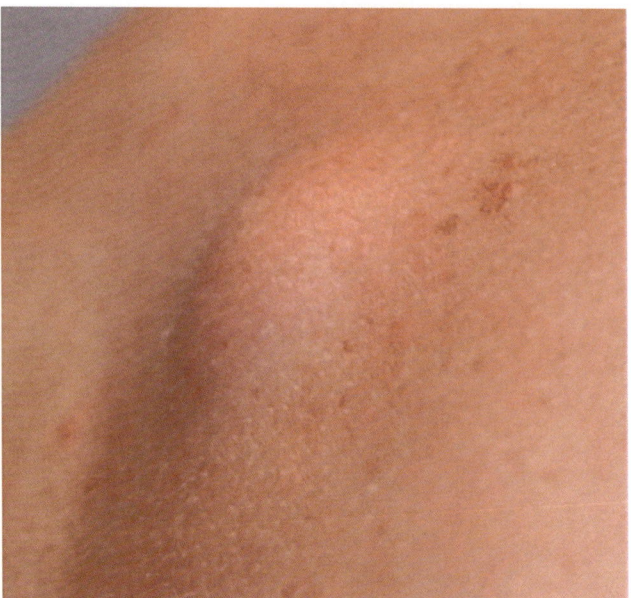

◻ **Abb. 7.1**   Lipom am Rücken: halbkugeliger, subkutan gelegener, weicher Tumor

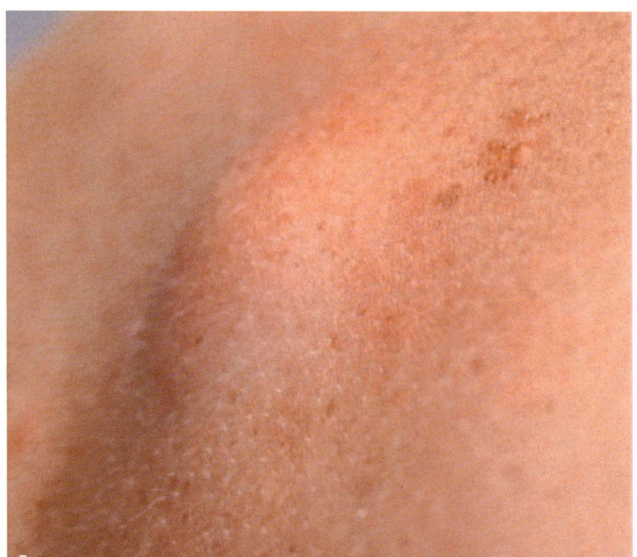

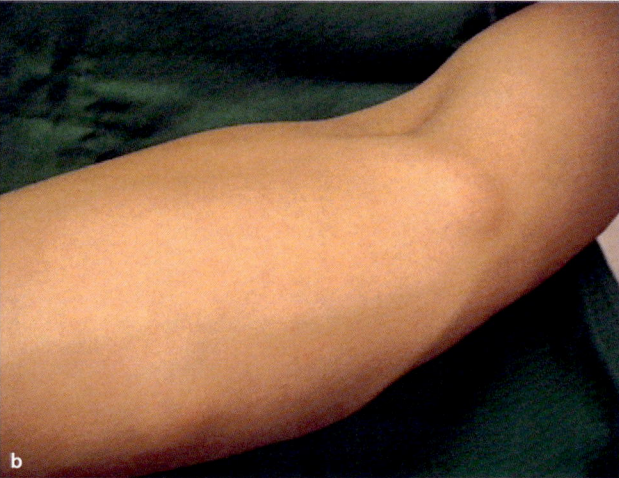

◻ **Abb. 7.2a,b**   Lipom am Rücken (**a**) und am Arm (**b**)

dem umliegenden Gewebe, das sich vor allem durch fehlende Verschiebbarkeit im subkutanen Fettgewebe zeigt. Bevorzugte Lokalisationen sind Rumpf, Beine, inguinal und die Retroperitonealregion. Häufig sind Männer betroffen, das Erkrankungsalter liegt meist bei 40–70 Jahren. Verdächtige subkutane Tumoren sollten im Verdachtsfall histologisch untersucht werden. Nach der Diagnosestellung sollte nach Überweisung des Patienten an ein ausgewiesenes Zentrum der Tumor sofort möglichst radikal entfernt werden. Die Prognose hängt vom histologischen Typ des Tumors ab.

▪▪ Therapie

Lipome sind gutartige Tumoren, entarten fast nie und bedürfen bei Symptomfreiheit keiner ärztlichen Behandlung. Nur aufgrund von Druck- oder Schmerzsymptomen kann eine chirurgische Entfernung notwendig werden. Bei solchen mechanischen Problemen oder auch aus kosmetischen Gründen ist die vollständige Exzision in Lokalanästhesie das Mittel der Wahl, anschließend sollte der Tumor zur Diagnosesicherung einer histologischen Untersuchung zugeführt werden. Ernährungsumstellung, Gewichtsreduktion oder Massagen der betroffenen Stelle haben keinen Einfluss auf das Wachstum des Lipoms und können keine Rückbildung des Tumors auslösen. Ebenso ist nach aktuellem Wissensstand keine topische oder medikamentöse Therapie der Lipome bekannt.

7.2 Sonderformen von Fettgewebstumoren

7.2.1 Piezogene Knötchen

Hierbei handelt es sich um kleine, manchmal schmerzhafte Fettgewebshernien im Fersenbereich, die keinen Krankheitswert haben (◘ Abb. 7.3). Gehäuft treten diese bei starker mechanischer Belastung, z. B. bei Marathonläufern, auf. Bei störenden oder schmerzhaften Befunden kann eine chirurgische Entfernung in örtlicher Betäubung erfolgen.

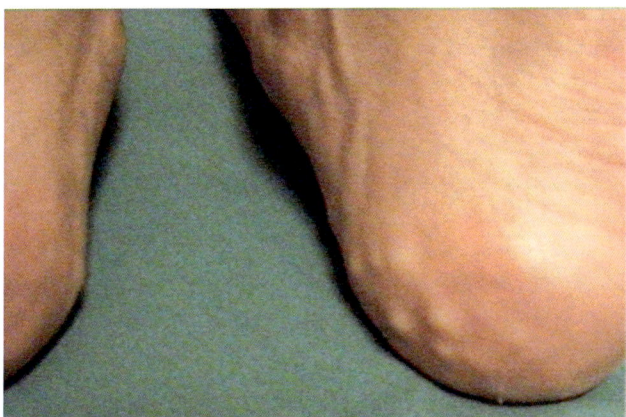

◘ **Abb. 7.3** Piezogene Knötchen an der Ferse: Fettgewebshernien ohne Krankheitswert

7.2.2 Hibernom

Selten sind Lipome bei jungen Erwachsenen als Hibernome vorhanden. Hibernome sind benigne Tumoren des braunen Fettgewebes. Sie treten bevorzugt im Schulterbereich oder axillär auf und unterscheiden sich histologisch von Lipomen durch sogenannte „braune" Fettzellen.

7.2.3 Lipomatosen

Multiple Lipome können zu mehreren oder auch zahlreich in regelloser, asymmetrischer Verteilung diffus oder auch regional beschränkt in Erscheinung treten, ohne dass ein definiertes Krankheitsbild vorliegt, dem diese Lipomatose zuzuordnen wäre. Lipome kommen im Rahmen anderer Krankheiten vor, insbesondere der benignen symmetrischen Lipomatose, seltener auch beim Gardner-Syndrom und bei der Neurofibromatose von Recklinghausen.

7.2.3.1 Benigne symmetrische Lipomatose (Launois-Bensaude-Syndrom)

▪▪ Klinisches Bild

Multiple, symmetrisch angeordnete, diffuse Lipome sind das führende Symptom der benignen, symmetrischen Lipomatose, einer seltenen und zumeist nicht hereditären Krankheit, die Männer 5-mal häufiger befällt als Frauen. Die Krankheit tritt in der Regel zwischen dem 30. und 60. Lebensjahr auf.

Besonders häufig sind die Lipome in der Hals-, Nacken- und Schulterregion, an den Oberarmen oder im Beckenbereich lokalisiert. Weitere Lipome finden sich vielfach am Kopf und an den oberen Rumpfanteilen. Selten können Lipome im Rahmen der benignen symmetrischen Lipomatose, wie auch bei jeder anderen Lipomatose, im Bereich des Atem-, des Magen-Darm- und des Urogenitaltrakts entstehen. Die Erkrankung ist mit chronischem Alkoholismus und hierdurch bedingten Leberfunktionsstörungen assoziiert, es finden sich bei Betroffenen jedoch auch gehäuft Diabetes mellitus sowie Hyperurikämie und rheumatoide Gelenkschmerzen.

Klinisch wird die benigne symmetrische Lipomatose in 3 Subtypen unterteilt:

- **Typ I** entspricht dem Madelung-Fetthals (zervikale symmetrische Lipomatose), der durch lokalisierte nuchale Fettmassen charakterisiert ist und durch sein verdrängendes Wachstum zu einer Einengung des Atem- und Speisewegs sowie zu einer Halsvenenstauung führen kann.
- **Typ II** entspricht dem pseudoathletischen Typ (pseudoathletischer Erscheinungstyp) oder auch Schultergürteltyp mit Fettmassen im Bereich der Schultern, der Arme und der oberen Rumpfpartien.
- **Typ III**, der Beckengürtel-Typ, imponiert durch gynäkoide Fettverteilung, die oftmals auch dem Bild einer Adipositas ähnelt.

▪ ▪ Therapie

Die chirurgische Entfernung des lipomatösen Gewebes stellt die Therapie der Wahl dar, wenngleich häufige Rezidive auftreten. Initial sollte eine umfassende Diagnostik zur Erfassung der Krankheitsausmaße mittels Sonographie sowie ggf. durch Einsatz von CT und MRT erfolgen, um eine Operationsplanung zu erleichtern. Der Eingriff kann in Form einer Lipektomie, einer Liposuktion oder einer Kombination beider Verfahren erfolgen. Aufgrund der Größe und der schlechten intraoperativen Abgrenzbarkeit der Fettmassen, welche in der Literatur auf das Fehlen einer Kapsel zurückgeführt wird, ist jedoch in vielen Fällen nur eine Lipomreduktion bzw. ein schrittweises Vorgehen möglich.

7.3   Xanthome

Xanthome entstehen durch lokale Einlagerung von Serumlipoproteinen in Makrophagen. Sie sind Markerläsionen für Fettstoffwechselstörungen (Dyslipoproteinämien), jedoch nicht immer mit Fettstoffwechselstörungen korreliert und können auch normolipämisch auftreten (◘ Abb. 7.4).

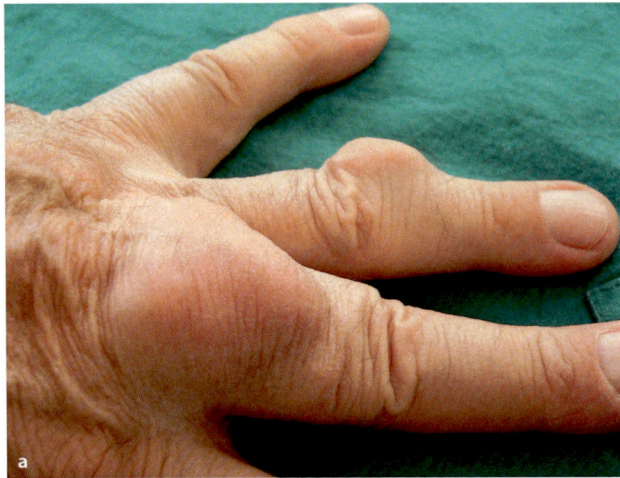

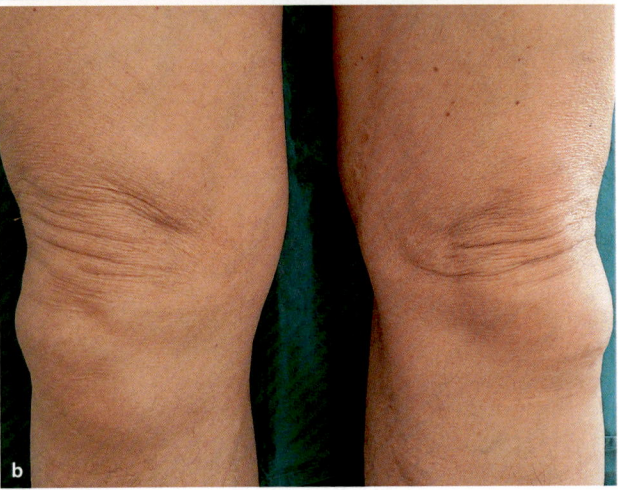

◘ Abb. 7.4a,b   Tuberöse Xanthome an den Fingern (a) und am Knie (b) bei Patienten mit hereditärer Hypercholesterinämie

▪ ▪ Klinisches Bild

Eruptive Xanthome   Hierbei handelt es sich um rasch auftretende, stecknadelkopf- bis erbsengroße, gelbe Knötchen, die disseminiert und in größerer Anzahl bevorzugt am Gesäß und an den Extremitätenstreckseiten, aber auch an Brust, Bauch, Rücken, Armen und im Gesicht auftreten. Sie treten gehäuft bei Hyperlipoproteinämien auf, es bestehen jedoch auch Assoziationen zu Diabetes mellitus, chronischem Alkoholabusus und akuter Pankreatitis.

Tuberöse Xanthome   Diese sind harmlose, orange-gelblich schimmernde, knoten- bis plaqueartige Fettablagerungen an der Haut. Sie bestehen aus Ansammlungen von Makrophagen, die massenhaft Fette eingelagert und sich zu sogenannten Schaumzellen umgeformt haben. Xanthome entstehen durch eine Reihe unterschiedlicher Fettstoffwechselstörungen, überwiegend bei erhöhtem Cholesterinspiegel.

▪ ▪ Differenzialdiagnose

Dermatofibrom, Talgdrüsenhyperplaise, dermaler Nävus.

▪ ▪ Therapie

Im Vordergrund sollte die Diagnose und internistische Therapie der zugrundeliegenden Fettstoffwechselstörung stehen. Empfohlen wird der Einsatz von Lipidsenkern wie z. B. Simvastatin. Gelegentlich kommt es nach Senkung der erhöhten Blutfettwerte auch zu einer begleitenden Rückbildung der Xanthome. Xanthome werden bei kosmetischer Beeinträchtigung örtlich chirurgisch oder mit ablativen Lasersystemen (CO_2-Laser, Erbium-Yag-Laser) abgetragen.

7.4   Xanthelasma palpeprarum

▪ ▪ Klinisches Bild

Bei Xanthelasmen handelt es sich um weiche, samtartige, gelbe, scharf begrenzte, konfluierende Knötchen in der Haut, die teils polsterartige, meist ovale Plaques bilden. Häufig fin-

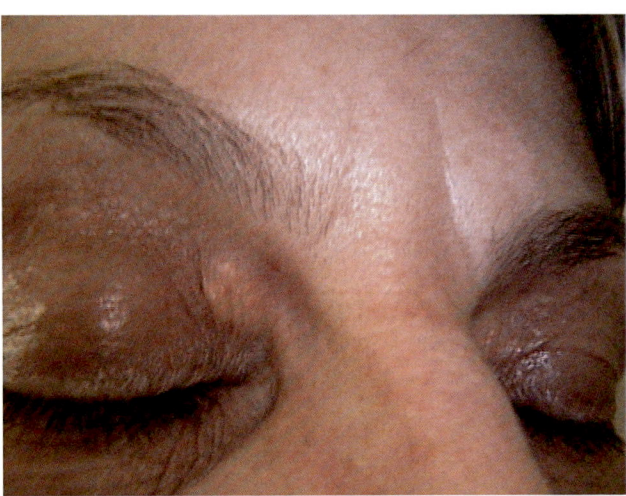

◘ Abb. 7.5   Xanthelasma palpeprarum: weiche, samtartige, gelbe, scharf begrenzte, konfluierende Knötchen in den Lidwinkeln

det man die meist im Gesicht auftretenden Xanthelasmen im Bereich der Ober- und Unterlider, vor allem im Bereich des inneren Lidwinkels (■ Abb. 7.5). Xanthelasmen sind üblicherweise bleibende Einlagerungen, die sich nicht zurückbilden. Die Betroffenen fühlen sich häufig stigmatisiert, da das Krankheitsbild den optischen Eindruck „vernarbter" Augen vermittelt.

■■ Therapie

Da bei Xanthelasmen eine Assoziation zu Hyperlipidämie, Hypertonie, Diabetes mellitus, Arteriosklerose und koronarer Herzerkrankung besteht, sollte eine diesbezügliche internistische Abklärung erfolgen und ggf. eine entsprechende medikamentöse Therapie eingeleitet werden. Hierdurch kommt es bei Xanthelasmen jedoch nicht zu einer Rückbildung, auch kann so der Entstehung neuer Hautveränderungen nicht vorgebeugt werden. Eine ergänzende lokale Therapie ist nur aus kosmetischen Gründen erforderlich. Äußerliche Anwendungen von stark ätzenden Substanzen (z. B. Trichloressigsäure) wurden nur mit geringem Erfolg durchgeführt. Exzision in Lokalanästhesie war lange Zeit Therapie der Wahl. In der heutigen Zeit ist die laserchirurgische Abtragung das meistangewandte Verfahren zur Entfernung von Xanthelasmen. Mit dem ablativen Laser werden hierbei die betroffenen Hautstellen in Lokalanästhesie oberflächlich abgetragen. Die besten kosmetischen Ergebnisse sind dabei mit dem Erbium-Yag-Laser zu erzielen. Aufgrund der hier im Gegensatz zum CO_2-Laser fehlenden Koagulation ist nach dem Beginn der Kapillarblutung keine weitere Abtragung mehr möglich, da Flüssigkeiten die Funktion des Lasers behindern. Dadurch wird eine zu große Eindringtiefe und somit das Risiko der Narbenentstehung verhindert. Da es sich nur um eine lokale Abtragung der sichtbaren Hautveränderungen und nicht um eine ursächliche Therapie handelt, besteht nach erfolgter Behandlung eine hohe Wahrscheinlichkeit für das Auftreten von Rezidiven.

Weiterführende Literatur

Zu 7.1 und 7.2

Enzi G, Busetto L, Ceschin E, Coin A, Digito M, Pigizzo S (2002) Multiple symmetric lipomatosis: clinical aspects and outcome in a long-term longitudinal study. Int J Obesity 26: 253–261

Hödl S (2005) Regionale und spezielle Erkrankungen des Fettgewebes. In: Braun-Falco O, Plewig G, Wolff HH, Burgdorf WHC, Landthaler M (Hrsg) Dermatologie und Venerologie, 5. Aufl. Springer, Heidelberg, S 1021–1022

Zu 7.3

Dey A, Aggarwal R, Dwivedi S (2013) Cardiovascular profile of Xanthelasma palpebrarum. Biomed Res Int 2013: 932863

Borelli C, Kaudewitz P (2001) Xanthelasma palpebrarum: treatment with the erbium:Yag laser. Laser Surg Med 29: 260–264

Anomalien und Fehlbildungen der Haut

Alexander Zink, Sabine G. Plötz, Rüdiger Hein, Johannes Ring

© Springer-Verlag GmbH Deutschland, ein Teil von Springer Nature 2019
S. G. Plötz et al. (Hrsg.), *Häufige Hauttumoren in der Praxis*
https://doi.org/10.1007/978-3-662-57371-6_8

8.1   Akzessorische Mamille

Syn.: Polythelie, überzählige Brustwarzen
Überzählige Brustwarzen, die ein Relikt der embryonalen Milchleiste darstellen, treten bei beiden Geschlechtern in einer Häufigkeit von etwa 1 % auf.

▪▪ Klinisches Bild
Meist im Bereich des kaudalen Anteils der Milchleiste an der Brust und am Oberbauch finden sich braune oder rosafarbene, z. T. genabelte Papeln mit einem pigmentierten Hof. Singuläres Auftreten ist häufig, gelegentlich treten akzessorische Mamillen bilateral auf, sehr selten multipel (◻ Abb. 8.1).

▪▪ Therapie
Eine Therapie ist nicht erforderlich. Eine Exzision ist neben kosmetischen Gründen nur bei Vergrößerung während der Pubertät oder Schwangerschaft angezeigt, um eine spätere maligne Transformation zu verhindern.

8.2   Aurikularanhang

Syn.: Akzessorische Tragi
Aurikularanhänge gehen auf Entwicklungsstörungen des ersten (mandibulären) Kiemenbogens zurück.

▪▪ Klinisches Bild
Kongenitale, hautfarbene Höcker oder Papeln, üblicherweise präaurikulär gelegen, von weicher oder knorpelharter Konsistenz (◻ Abb. 8.2). Selten kommen Aurikularanhänge in der Mandibularregion und am lateralen Hals vor.

▪▪ Therapie
Exzision oder Abtragung mittels ablativen Lasers (CO_2-Laser, Erbium-Laser), falls erwünscht.

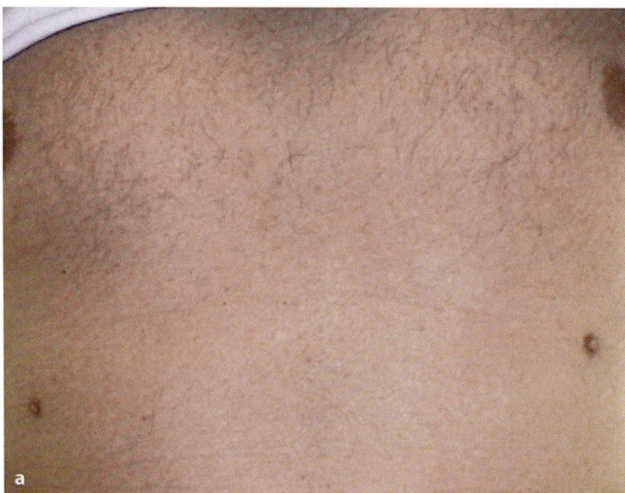
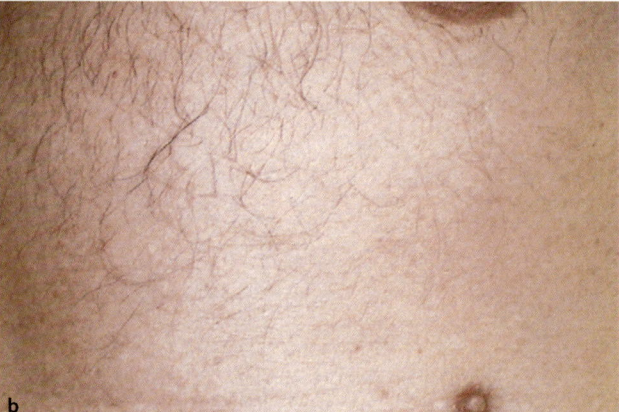

◻ **Abb. 8.1a,b**   Unterhalb der Mamille finden sich in der vorderen Axillarline akzessorische Mamillen

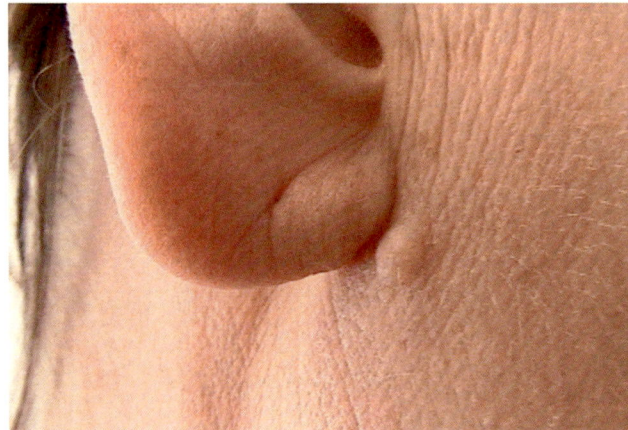

◻ **Abb. 8.2**   Aurikularanhang: präaurikulär gelegene, hautfarbene Papel

Gefäßtumoren

Andrea Baczako, Sabine G. Plötz, Rüdiger Hein, Johannes Ring

© Springer-Verlag GmbH Deutschland, ein Teil von Springer Nature 2019
S. G. Plötz et al. (Hrsg.), *Häufige Hauttumoren in der Praxis*
https://doi.org/10.1007/978-3-662-57371-6_9

Gefäßanomalien werden nach klinisch-morphologischen und histologischen Kriterien eingeteilt, wobei zwischen vaskulären Neoplasien, Malformationen und reaktiven Gefäßproliferationen unterschieden wird. Den mit Abstand größten Anteil an vaskulären Tumoren im Erwachsenenalter stellen eruptive Angiome dar. Im Kindesalter ist das infantile Hämangiom der häufigste Gefäßtumor.

Im Folgenden soll ein Überblick über in der Praxis häufig anzutreffende Befunde gegeben werden.

9.1   Eruptive (senile) Angiome

Syn.: Eruptive Hämangiome, senile Angiome, senile Hämangiome, Rubinflecken

Eruptive Angiome sind gutartige Tumoren bzw. aggregierte Gefäßerweiterungen. Es handelt sich um einen harmlosen Befund der Altershaut, wobei bei familiärer Disposition auch ein Auftreten vor der zweiten Lebenshälfte möglich ist.

■■ Klinisches Bild

Stecknadelkopf- bis erbsengroße, hell- bis dunkelrote, meist symptomlose Tumoren, die selten bluten. Abblassung auf Glasspateldruck. Sie sind vorwiegend am Stamm, aber auch an Extremitäten und im Gesicht lokalisiert (■ Abb. 9.1), solitär oder disseminiert.

Bei Thrombosierung eruptiver Hämangiome können entzündliche blau-schwarze, gelegentlich grau-blaue, derbe Hautveränderungen entstehen (■ Abb. 9.2).

■■ Differenzialdiagnose

Teleangiektasien, Spider-Nävi, Granuloma pyogenicum, solitäres Angiokeratom, Angiokeratoma corporis diffusum.

Thrombosierte Hämangiome können Melanomen oder blauen Nävi (Nävi coerulei) ähneln. Hilfreich ist hier die dermatoskopische Untersuchung mit Darstellung von Gefäßlakunen bei fehlendem Pigmentnetz, welche für ein thrombosiertes Hämangiom sprechen. Weitere Differenzialdiagnosen umfassen Spitz-Nävi, atypische (dysplastische) Nävi, seborrhoische Keratosen (Melanoakanthom) und pigmentierte Basalzellkarzinome.

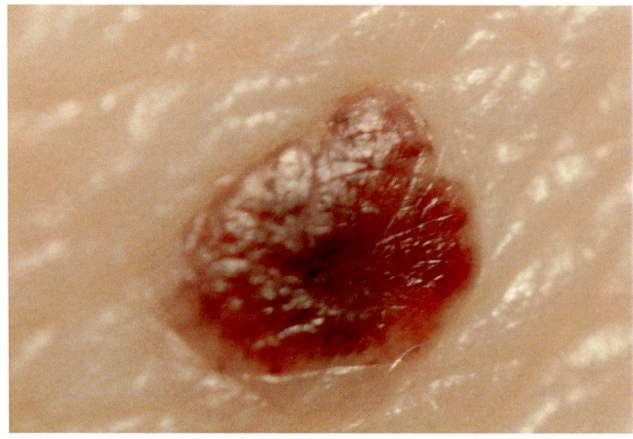

■ **Abb. 9.2**   Nahaufnahme eines thrombosierten Angioms. Zur Abgrenzung zum Melanom ist die dermatoskopische Untersuchung hilfreich: Das thrombosierte Angiom besitzt kein Pigmentnetz

■■ Therapie

Eine Therapie von eruptiven Angiomen ist bei mechanischer Irritation, Verletzung oder Blutung indiziert. Möglich ist die Behandlung mittels verschiedener Lasersysteme, so z. B. Farbstofflaser, KTP-Laser oder Nd:YAG-Laser. Bei differenzialdiagnostischer Unsicherheit sollten Exzision und feingewebliche Untersuchung erfolgen.

9.2   Granuloma pyogenicum

■■ Syn.: Granuloma teleangiectaticum, Granuloma pediculatum

Nach Bagatelltraumen oder entzündlichen Veränderungen (z. B. in superinfizierten Erosionen bei Unguis incarnatus) können tumorartige Neubildungen aus frischem, gefäßreichem Granulationsgewebe entstehen. Diese zeichnen sich durch rasches Wachstum und Blutungsneigung sowie durch eine erosive, nässende Oberfläche aus und werden daher gelegentlich mit malignen Tumoren, insbesondere mit einem (amelanotischen) malignen Melanom, verwechselt.

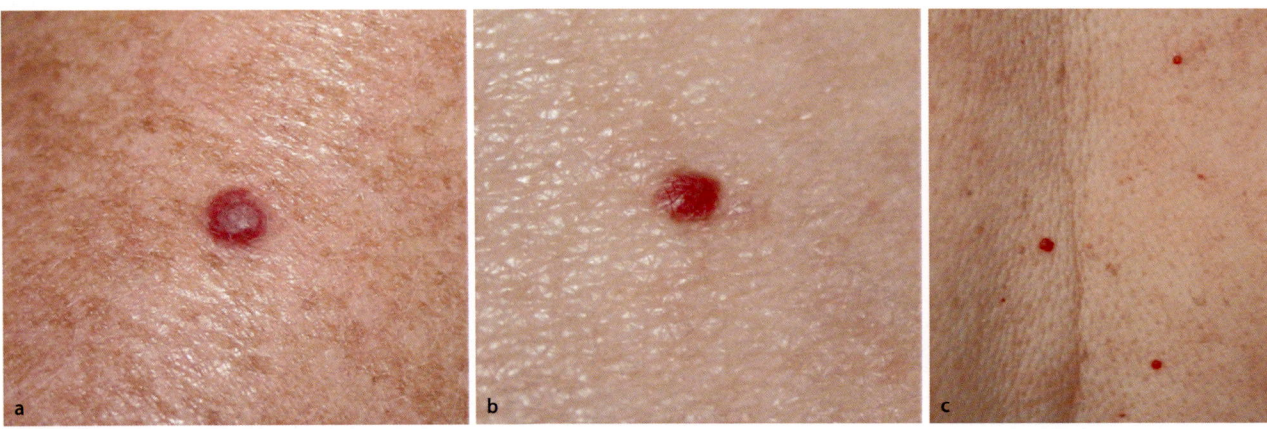

■ **Abb. 9.1a–c**   Eruptive Hämangiome: Mittel bis dunkelrote, linsengroße Tumoren. Sie stellen einen harmlosen Befund der Altershaut dar

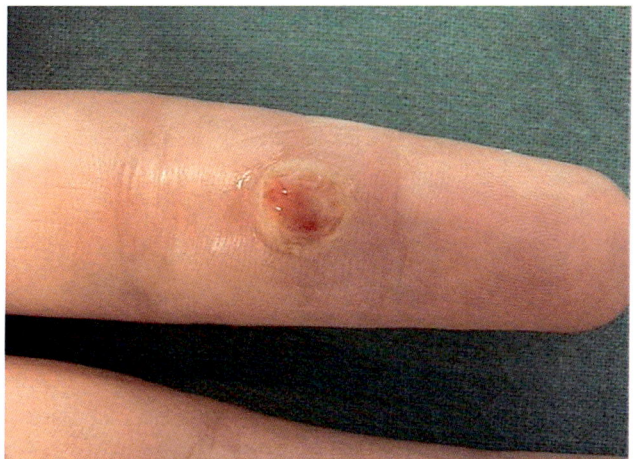

◨ **Abb. 9.3** Granuloma pyogenicum am Finger

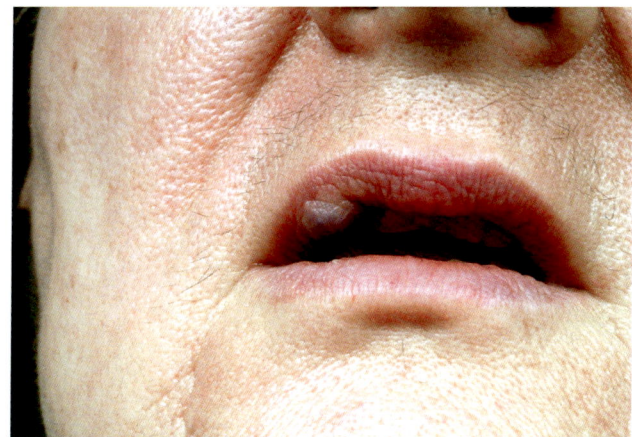

◨ **Abb. 9.4** Weicher, linsengroßer, bläulicher Nodus an der Oberlippe (Lippenrandangiom)

Bei Kindern, bei jungen Erwachsenen und in der Schwangerschaft kommt dieser entzündliche Tumor häufiger vor.

▪▪ **Klinisches Bild**

Häufige Lokalisationen sind Lippen, Mundschleimhaut („Epulis teleangiectatica"), Kopfhaut, Finger und Zehen (◨ Abb. 9.3). Es entwickelt sich innerhalb weniger Wochen ein erbsen- bis kirschgroßer, weicher, teils kugeliger, teils aufsitzender, benigner Tumor von roter, blau-roter oder blauschwarzer Farbe mit umgebender Epithelkrause. Die Oberfläche ist glatt oder erosiv, evtl. nässend oder blutend oder von einer gelblichen Fibrinschicht bedeckt. Typisch ist die leichte Verletzlichkeit des Granuloms, das oft schwer stillbar blutet. Dadurch entstehen dunkle Blutkrusten („hämorrhagische Kruste") an der Oberfläche.

▪▪ **Differenzialdiagnose**

Irritierte seborrhoische Keratosen, Mollusca contagiosa, Angiome, amelanotische Melanome, Kaposi-Sarkom und kutane Metastasen.

❗ Beim Granuloma pyogenicum ist die Abgrenzung zum malignen Melanom von immenser Bedeutung. In diagnostischen Zweifelsfällen muss ein malignes Melanom immer sicher ausgeschlossen werden.

▪▪ **Therapie**

Die Therapie der Wahl ist eine vollständige Exzision. Auch eine Abtragung mit Elektrokauter oder ablativen Lasersystemen (CO_2-Laser, Erbium-Laser) nach histologischer Sicherung sind weitere Möglichkeiten der Entfernung. Wichtig hierbei ist die vollständige tiefe Abtragung, da der verbleibende Rest (der in die Kutis reichende Stiel des Granuloma pyogenicum) häufig zu Rezidiven führen kann. Bei sicherer Diagnosestellung kann die Verätzung mittels Silbernitrat (Argentum nitricum, Höllensteinstift) an Fingern oder Zehen versucht werden. Bei diesem Verfahren muss der Patient über die tiefschwarze Verfärbung des Gewebes nach Anwendung des Argentum nitricum aufgeklärt werden.

9.3 Lippenrandangiom

Syn.: Venous lake

▪▪ **Klinisches Bild**

Im Lippenrot (meist Unterlippe) findet sich ein etwa linsengroßer, bläulicher oder schwärzlicher, wegdrückbarer, weicher Nodus, bevorzugt in der zweiten Lebenshälfte (◨ Abb. 9.4). Die rundliche Phlebektasie ist meist symptomlos, kann jedoch insbesondere bei Größenprogredienz stören und durch akzidentellen Biss auf die Lippe verletzt werden.

▪▪ **Differenzialdiagnose**

Naevus coeruleus, Melanom.

▪▪ **Therapie**

Die Entfernung der Läsion erfolgt entweder durch Lasertherapie (z. B. Nd:YAG-Laser) oder durch Exzision.

9.4 Infantile Hämangiome

Syn.: Blutschwamm, Säuglingshämangiom

Hämangiome sind gutartige, proliferierende, vaskuläre, embryonale Tumoren (◨ Abb. 9.5, ◨ Abb. 9.6). Hämangiome treten bei 2–3 % aller Neugeborenen auf und stellen somit die häufigsten benignen Tumoren des Kindesalters dar. Bei Frühgeborenen mit einem Geburtsgewicht von <1 kg liegt eine Häufigkeit von bis zu 22 % vor. Das weibliche Geschlecht ist häufiger betroffen. In 60 % der Fälle kommen sie im Kopf- und Halsbereich vor.

Hämangiome treten in über 2/3 der Fälle in den ersten Lebensmonaten auf und zeigen unterschiedliche Wachstumstendenzen. Dabei durchlaufen sie in der Regel 3 Phasen: Proliferationsphase (selten länger als 9 Monate), Wachstumsstillstand und Regression (Monate bis Jahre). Restitutio ad integrum wird häufig beobachtet. Kleine Hämangiome bilden sich meist ohne Residuen zurück, bei großen können jedoch Hypo- und Hyperpigmentierungen, narbige Veränderungen oder bindegewebige Gewebeaussackungen verbleiben. Aus dem Wachs-

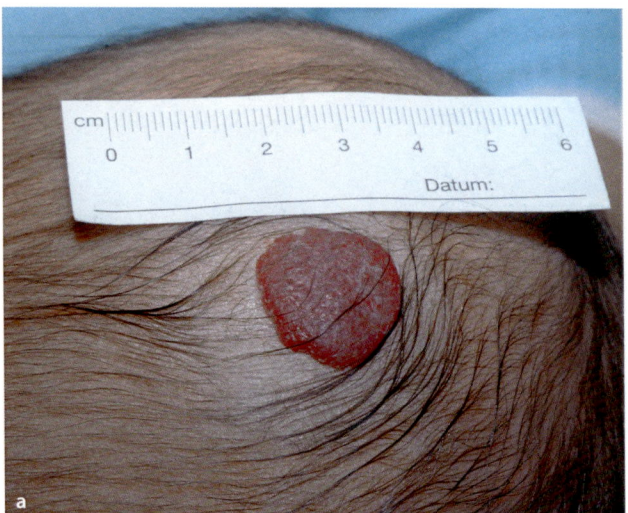

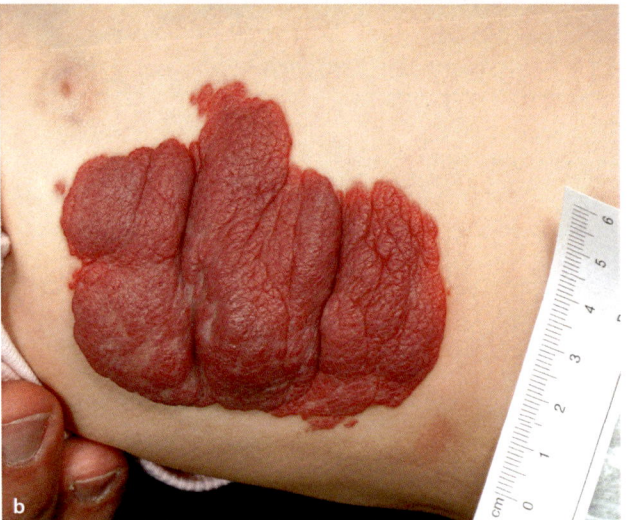

Abb. 9.5a,b Kavernöses Hämangiom am Capillitium (**a**) und am Stamm (**b**)

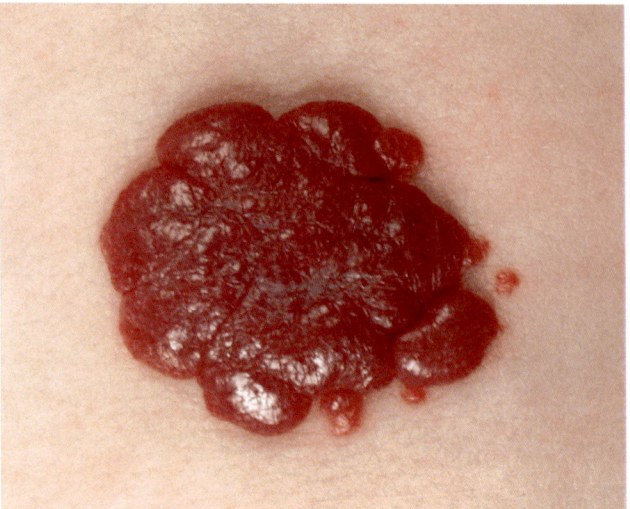

Abb. 9.6 Hämangiom

tumsverhalten lässt sich die Einteilung in NICH („non-involuting congenital hemangioma") und RICH („rapidly involuting congenital hemangioma") ableiten. Hämangiome entarten in der Regel nicht.

Komplikationen können durch ungünstige Lage (z. B. Visuseinschränkung, Behinderung der Nasenatmung, Beteiligung innerer Organe oder Fehlbildungen, Bewegungseinschränkung), Ulzeration mit Superinfektion oder auch ästhetisch sehr auffällige Befunde („Cyrano-Nase") mit konsekutiver psychosozialer Belastung auftreten.

Klinisches Bild

Klinisch kann zwischen oberflächlichen intrakutanen (60 %), tiefliegenden subkutanen (15 %) und gemischt intra- und subkutanen (25 %) Hämangiomen unterschieden werden. Meist treten sie solitär auf. Bei multilokulärem Auftreten sollte an die **neonatale Hämangiomatose** mit Organbeteiligung gedacht werden. Insbesondere im Gesicht können Hämangiome segmental angeordnet sein. Mit einer segmentalen Anordnung am Kopf oder lumbosakral sind wei-

tere Fehlbildungen assoziiert (**PHACES-Syndrom, PELVIS-Syndrom**).

Ausdehnung und Verlauf sollte mit standardisierten Fotografien dokumentiert werden. Zur Differenzierung und Abgrenzung anderer Tumoren und auch zur Bestimmung des Tiefenwachstums ist eine sonographische Beurteilung sowie farbkodierte Duplexsonographie hilfreich. Bei sehr großen Hämangiomen empfiehlt sich die Abklärung des Gerinnungsstatus und der Thrombozytenzahl. Weiterführende Diagnostik (Echokardiographie, MRT) sollte bei Verdacht auf z. B. urogenitale oder anale Fehlbildungen sowie kardiale Begleiterscheinungen durchgeführt werden.

Beim **Kasabach-Merritt-Syndrom** kommt es zur Ausbildung von mitunter riesigen kavernösen Hämangiomen der Haut (meist am Kopf) oder der Organe. Aufgrund einer lokalisierten, disseminierten, intravasalen Gerinnung mit Thrombenbildung innerhalb der Hämangiome kann eine Verbrauchskoagulopathie bzw. Thrombozytopenie entstehen.

Differenzialdiagnose

Andere kapilläre, venöse und arterielle Malformationen sowie Neubildungen, wie auch das seltene, aber aggressiv wachsende Hämangioendotheliom, müssen abgegrenzt werden.

Therapie

Aufgrund der hohen Spontanheilungsrate ist bei unkomplizierten Hämangiomen an unproblematischen Lokalisationen eine abwartende Haltung indiziert.

Indikationen zur Behandlung sind funktionelle Beeinträchtigungen, spezielle Lokalisationen oder oben genannte Komplikationen. In diesen Fällen ist ein rascher, frühzeitiger Behandlungsbeginn – während das Hämangiom sich noch in der Proliferationsphase befindet – anzuraten.

Bei komplizierten Hämangiomen hat sich als Mittel der ersten Wahl die orale Therapie mit Propanolol bei außerordentlich hoher Ansprechrate und günstigem Nebenwirkungsprofil etabliert. Vor Beginn der sechsmonatigen Therapie sollten kardiovaskuläre Erkrankungen in der Familie erfragt und ein EKG durchgeführt werden. Während der Dosissteigerung sollten Herzfrequenz, Blutdruck und Blutzucker überwacht werden.

Für flache, kleine Hämangiome steht die Kryotherapie, für größere die Lasertherapie mit Farbstofflaser oder Nd:YAG-Laser zur Verfügung. Das vorherige Auftragen einer anästhesierenden Salbe (z. B. Emla-Creme) ist möglich.

Bei Notwendigkeit einer raschen und definitiven Versorgung oder zur Entfernung von Residuen ist eine operative Therapie sinnvoll.

> Die Therapie von Hämangiomen soll bei Komplikationen oder ungünstiger Lokalisation (Gesicht, Anogenitalbereich) sofort erfolgen.

9.5 Naevus flammeus

Syn.: Feuermal
■■ Klinisches Bild

Hierbei handelt es sich um eine kapilläre Malformation, die bei Geburt oder in den ersten Lebensjahren sichtbar wird. Es zeigt sich eine scharf begrenzte, teils bizarr konfigurierte, blass-erythematöse, später sattrote bis rotweinfarbene („portwine stain") Macula mit zum Körperwachstum proportionaler Flächenausdehnung (◘ Abb. 9.7). Im weiteren Verlauf

können sich nach Jahren Papeln oder Knoten entwickeln. Die Größe reicht von wenigen Millimetern bis zur Einnahme ganzer Körperpartien. Eine Rückbildungstendenz wird nicht beobachtet.

■■ Therapie
Therapeutisch lassen sich Aufhellungen durch Farbstofflaser oder IPL (Intense Pulsed Light) erreichen. Kryotherapie kann bei erhabenen Anteilen wirksam sein. Bei unzureichendem Ansprechen können Patienten zur Camouflage instruiert werden.

9.5.1 Sturge-Weber-Krabbe-Syndrom

Sehr seltenes neurokutanes Syndrom, bestehend aus
— N. flammeus im Bereich des 1. Trigeminusastes oder einer Gesichtshälfte,
— Glaukom,
— neurologischen Symptomen durch (kalzifizierte) Hämangiome der Meningen.

Therapeutisch stehen die neurologischen Symptome wie Epilepsie, Hemiparesen und Entwicklungsverzögerungen im Vordergrund. Engmaschige ophthalmologische Kontrollen und ggf. Intervention sind erforderlich.

9.5.2 Klippel-Trénaunay-Syndrom

Seltene, sporadisch auftretende, syndromale vaskuläre Malformation. Es findet sich ein unilateraler Naevus flammeus einer Extremität, Riesenwuchs derselben sowie Hypo-/Aplasie der tiefen Beinvenen (◘ Abb. 9.8).

Die Therapie richtet sich primär nach den varikösen Gefäßveränderungen und den biomechanischen Veränderungen durch den partiellen Riesenwuchs. Neben chirurgischer Intervention muss ebenso physiotherapeutischen Maßnahmen und psychologischer Unterstützung entsprechende Bedeutung beigemessen werden.

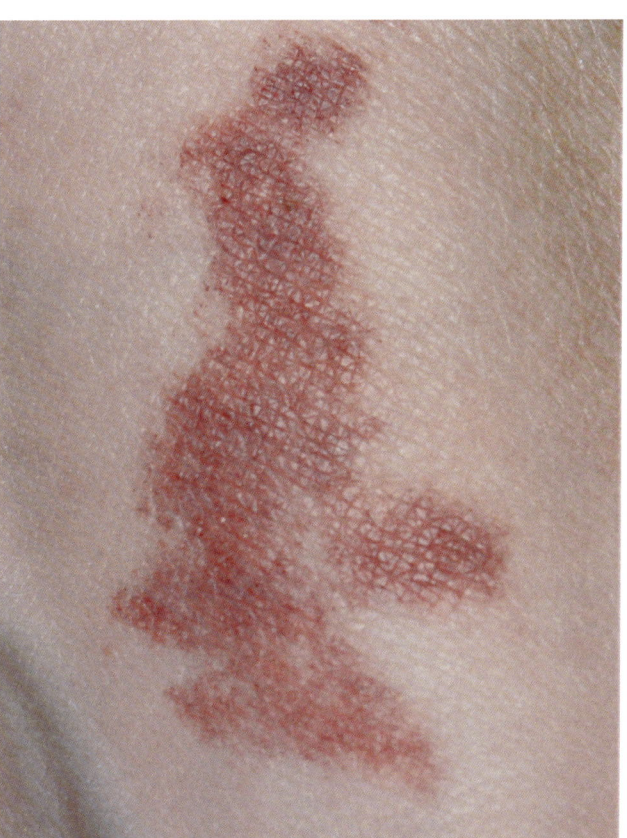

◘ Abb. 9.7   Naevus flammeus

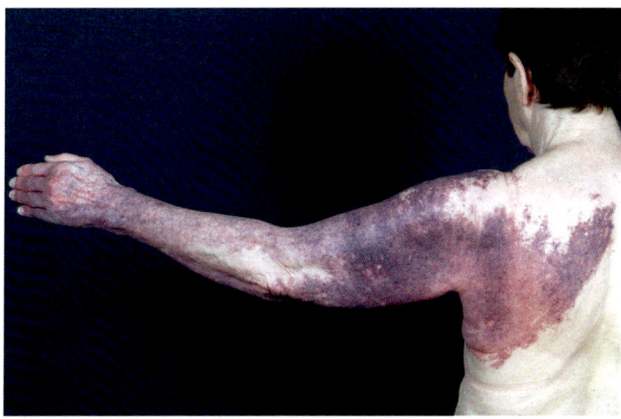

◘ Abb. 9.8   Ausgedehnter Naevus flammeus im Rahmen eines Klippel-Trenaunay-Syndroms

9.6   Angiokeratome

Angiokeratome sind Gefäßfehlbildungen oberflächlicher Gefäße, die mit der Entwicklung proliferativer Hautveränderungen einhergehen. Sie treten lokalisiert, singulär oder multipel auf.

9.6.1   Angiokeratoma circumscriptum

▪▪ Differenzialdiagnose
Naevus coeruleus, Melanom.

▪▪ Klinisches Bild
Zunächst hyperkeratotische, dunkelrote bis blau-schwarze Veränderung in Form einer Papel oder eines Knotens, bevorzugt am Unterschenkel, an Hüfte oder Gesäß lokalisiert (◘ Abb. 9.9).

Konfluenz mehrerer Knoten zu verrukösen Plaques. Gelegentlich tritt eine streifenförmige Anordnung auf.

▪▪ Therapie
Chirurgische Entfernung und Lasertherapie sind möglich.

9.6.2   Angiokeratoma scroti et vulvae (Fordyce)

Meist multiple, bis zu stecknadelkopfgroße, dunkelrote Papeln mit glatter oder verruköser Oberfläche. Symptomlos und ohne Wachstumstendenz.

Lasertherapie oder Exzision kann bei Therapiewunsch in Erwägung gezogen werden.

9.6.3   Angiokeratoma corporis diffusum

Syn.: Morbus Anderson-Fabry
X-chromosomal-rezessive Erkrankung mit konsekutivem Defekt der α-Galaktosidase A. Durch Einlagerung von Gly-

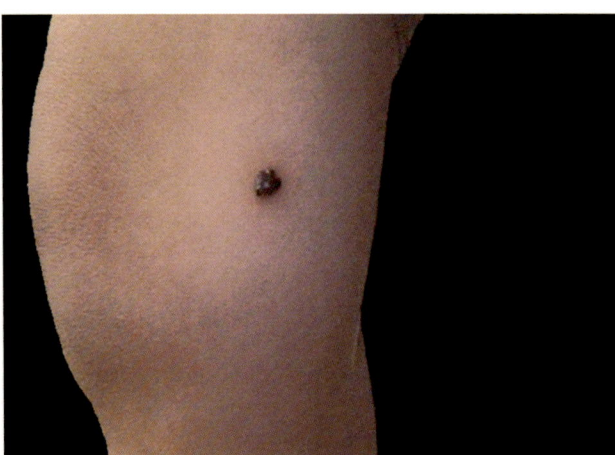

◘ Abb. 9.9   Angiokeratoma circumscriptum: seit der Geburt bestehender, solitärer, hyperkeratotischer schwärzlicher Knoten

kosphingolipiden in Endothelzellen, Perithelzellen und Muskelzellen kommt es zur Schädigung von Augen, ZNS, Gastrointestinaltrakt (GIT), Herz und Nieren.

▪▪ Klinisches Bild
Vor Beginn der Pubertät treten z. T. disseminiert, z. T. konfluierend an größeren Hautarealen multiple, stecknadelkopfgroße, dunkelrote, mit dem Glasspatel nicht wegdrückbare Papeln auf. Gelegentlich finden sich schmerzhafte Parästhesien an Palmae und Plantae.

Bei den Patienten finden sich bei der Spaltlampenuntersuchung korneale Eintrübungen, die sogenannten Cornea verticillata.

▪▪ Therapie
Indiziert ist eine lasertherapeutische Behandlung der Angiokeratome, sofern sie kosmetisch beeinträchtigen. Die kausale Therapie besteht in der Enzymsubstitution.

9.7   Teleangiektasien

Teleangiektasien sind in der dermatologischen Praxis sehr häufige Befunde. Die dilatierten Hautkapillaren treten solitär, multipel oder disseminiert auf. Sie finden sich primär bei kongenitalen Nävi, idiopathisch oder sekundär im Rahmen von Systemerkrankungen (Leberzirrhose, Lupus erythematodes) bzw. anderen dermatologischen Erkrankungen (Rosacea, senile Atrophie der Haut, Steroidatrophie, chronischer Lichtschaden, Basalzellkarzinom).

9.7.1   Teleangiectasia hereditaria haemorrhagica (Morbus Osler)

Bei multiplem Auftreten von Teleangiektasien und Angiomen in Kindheit und Jugend muss an Morbus Osler gedacht werden, eine autosomal-dominant vererbte Erkrankung. Neben dem Auftreten vieler Teleangiektasien und Angiome zeichnet sich diese Erkrankung durch rezidivierende Haut- und Schleimhautblutungen (z. B. Epistaxis) aus. Zudem können auch intestinal klinisch bedeutsame Gefäßerweiterungen auftreten.

9.7.2   Spider-Nävi

Syn.: Naevus araneus, Spinnen-Nävus, Epinasternchen
Spider-Nävi finden sich bei Gesunden sowie ferner bei Patienten mit chronischen Lebererkrankungen (v. a. Zirrhosis hepatis), bei Patienten mit Östrogentherapie und in der Schwangerschaft. Auch bei Kindern tritt ein Naevus araneus häufig auf.

▪▪ Klinisches Bild
Typisch ist eine pulsierende (unter Lupe, Glasspateldruck), zentrale Arteriole mit sternförmig angeordneten, abführen-

den, stärker gefüllten Kapillaren. Spider-Nävi sind v. a. im Gesicht sowie Brustbereich und am oberen Rücken lokalisiert, seltener im Nacken und an den Handrücken. Assoziiertes Symptom kann mit oder ohne Leberkrankheit ein Palmarerythem sein. In Ausnahmefällen können Spider-Nävi pfenniggroß werden mit deutlich prominenter, zentraler Arteriole. Stoßartig arterielle Blutungen nach Minimalverletzungen oder spontan sind möglich.

▪▪ Therapie

Spider-Nävi, die in der Schwangerschaft auftreten, bilden s ich häufig spontan zurück. Die Therapie erfolgt aus kosmetischen Gründen. Hervorragende Therapieerfolge zeigen sich nach Behandlung mit verschiedenen Lasersystemen, so z. B. Farbstofflaser oder KTP-Laser.

Weiterführende Literatur

Chen JK, Ghasri P, Aguilar G, van Drooge AM, Wolkerstorfer A, Kelly KM, Heger M (2012) An overview of clinical and experimental treatment modalities for port wine stains. J Am Acad Dermatol 67: 289–304

Fließer M, Teichler A, Höger PH (2017). Akute Komplikationen vaskulärer Anomalien im Kindesalter Hautarzt 68: 790–795

Kwon EM, Joachim S, Siegel DH, Drolet BA, Holland K (2013) Retrospective Review of Adverse Effects from Propranolol in Infants. JAMA Dermatol 149: 484–485

Léauté-Labrèze C, Hoeger P, Mazereeuw-Hautier J, Guibaud L, Baselga E, Posiunas G, Phillips RJ, Caceres H, Lopez Gutierrez JC, Ballona R, Friedlander SF, Powell J, Perek D, Metz B, Barbarot S, Maruani A, Szalai ZZ, Krol A, Boccara O, Foelster-Holst R, Febrer Bosch MI, Su J, Buckova H, Torrelo A, Cambazard F, Grantzow R, Wargon O, Wyrzykowski D, Roessler J, Bernabeu-Wittel J, Valencia AM, Przewratil P, Glick S, Pope E, Birchall N, Benjamin L, Mancini AJ, Vabres P, Souteyrand P, Frieden IJ, Berul CI, Mehta CR, Prey S, Boralevi F, Morgan CC, Heritier S, Delarue A, Voisard JJ (2015) A randomized, controlled trial of oral propranolol in infantile hemangioma. N Engl J Med 372: 735–746

Leitlinie der Deutschen Gesellschaft für Kinderchirurgie, der Deutschen Gesellschaft für Kinder- und Jugendmedizin, der Deutschen Dermatologischen Gesellschaft, der Arbeitsgemeinschaft Pädiatrische Dermatologie und der Deutschen Gesellschaft für Mund-, Kiefer- und Gesichtschirurgie. S2k-Leitlinie 006/100: Infantile Hämangiome im Säuglings- und Kleinkindesalter. http://www.awmf.org/uploads/tx_szleitlinien/006–100l_S2k_Hämangiome_Säuglinge_Kleinkinder_2015–02.pdf (Zugegriffen: 12.09.2017)

Slaughter KA, Chen T, Williams E, 3rd (2016) Vascular Lesions. Facial Plast Surg Clin North Am 24: 559–571

Sudarsanam A, Ardern-Holmes SL (2014) Sturge-Weber syndrome: from the past to the present. Eur J Paediatr Neurol 18: 257–266

Keloide

Andrea Baczako, Sabine G. Plötz, Rüdiger Hein, Johannes Ring

© Springer-Verlag GmbH Deutschland, ein Teil von Springer Nature 2019
S. G. Plötz et al. (Hrsg.), *Häufige Hauttumoren in der Praxis*
https://doi.org/10.1007/978-3-662-57371-6_10

Syn.: Narbengeschwulst

Keloide stellen gutartige, umschriebene Bindegewebsproliferationen dar, die bei prädisponierten Patienten entstehen können. Von den Keloiden müssen die histologisch und klinisch sehr ähnlichen hypertrophischen Narbenzüge abgegrenzt werden. Zahlreiche Behandlungsoptionen stehen zu Verfügung, jedoch fehlen bislang standardisierte Methoden. Häufig sind individuelle Therapiekonzepte indiziert.

Keloide stellen gutartige, umschriebene Bindegewebsproliferationen dar, die meist nach einer Verletzung (insbesondere Verbrennung), aber auch scheinbar spontan bzw. nach Mikrotraumen bei prädisponierten Patienten entstehen können.

Risikofaktoren für das Auftreten von Keloiden sind genetische Faktoren (Keloide in der Familienanamnese, Blutgruppe A), die Zugehörigkeit zur dunkelhäutigen Rasse sowie eine erhöhte Hautspannung nach operativen Eingriffen. Bei Frauen sowie im Rahmen hormoneller Veränderungen (Schwangerschaft, Pubertät) wird eine höhere Inzidenz beobachtet. Traumata, die zu Keloiden führen können, sind in erster Linie chirurgische Eingriffe oder Unfallverletzungen, aber auch Piercings und Tätowierungen. Auch bestimmte entzündliche Hautkrankheiten, hier v. a. die Akne, stellen eine Prädisposition zur Entwicklung von Keloiden dar. Bei entsprechend veranlagten Patienten können auch leichte Verletzungen der Haut durch Injektion, Impfung oder Insektenstich Keloide provozieren.

▪▪ Pathogenese

Der exakte Pathomechanismus ist bisher nicht gänzlich bekannt. Jedoch wird dem „transforming growth factor β" (TGF-β) eine entscheidende Rolle in der Differenzierung von (Myo-)Fibroblasten mit konsekutiv vermehrter Bindegewebssynthese zugesprochen. Ebenso scheint eine Herunterregulierung von Apoptosegenen von Bedeutung zu sein, welche zu einer reduzierten Apoptoserate in Keloidfibroblasten führt. Ein weiterer Aspekt scheint ein Missverhältnis zwischen Synthese und Abbau extrazellulärer Matrixbestandteile im Rahmen der initialen entzündlichen Reaktion zu sein.

▪▪ Klinisches Bild

Bevorzugt an Ohrläppchen, Schultern und Rumpf sowie in der Sternalregion zeigen sich zunächst scharf umschriebene hellrote, später blasse oder hyperpigmentierte derbe, wulstförmig über der Haut stehende Herde mit z. T. scherenartigen Ausläufern (griechisch: „cheloide", Krebsschere) (◘ Abb. 10.1, ◘ Abb. 10.2). Auch größere, teleangiektatisch erweiterte Gefäße sind gelegentlich zu sehen. Die bedeckende Haut ist oft atrophisch verdünnt, Follikelöffnungen und Haare fehlen. An Missempfindungen werden Druckschmerzhaftigkeit, Hyperästhesie oder Juckreiz angegeben. Keloide können Funktionseinschränkungen, Spannungsgefühl und Schmerzen verursachen.

> ❯ Keloide dehnen sich im Gegensatz zu Narben über die Grenze der ursprünglichen Verletzung hinaus aus (◘ Abb. 10.3a).

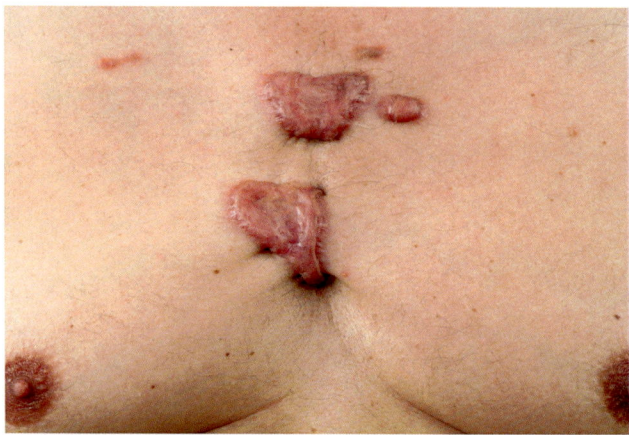

◘ Abb. 10.1   Sternale Keloide

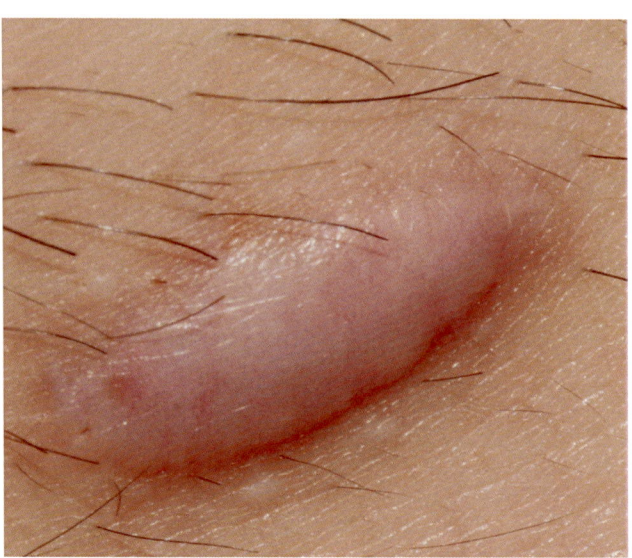

◘ Abb. 10.2   Keloid

▪▪ Differenzialdiagnose

Von den Keloiden müssen die histologisch und klinisch sehr ähnlichen hypertrophischen Narbenzüge abgegrenzt werden (◘ Abb. 10.4). Im Unterschied zu hypertrophen Narben dehnen sich Keloide über die Grenze der ursprünglichen Verletzung hinaus aus und neigen nicht zur spontanen Rückbildung. Hypertrophische Narbenzüge entstehen ohne besondere Disposition nach Verletzungen oder in Operationsnarben. Weitere Differenzialdiagnosen umfassen das Dermatofibrom, das Dermatofibrosarcoma protuberans (◘ Abb. 10.3b) und dermale Nävi.

▪▪ Therapie

Zahlreiche Behandlungsoptionen stehen zu Verfügung, jedoch gibt es bislang keine standardisierte Methode, die einen sicheren und rezidivfreien Behandlungserfolg garantiert. Nur für wenige Verfahren liegen breit abgesicherte klinische Studienergebnisse vor. Es sollte in Abhängigkeit von Lokalisation, Größe, Bestandsdauer und Anzahl der Keloide, von

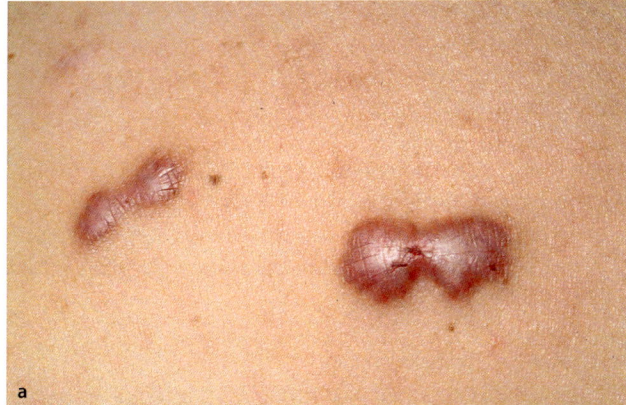

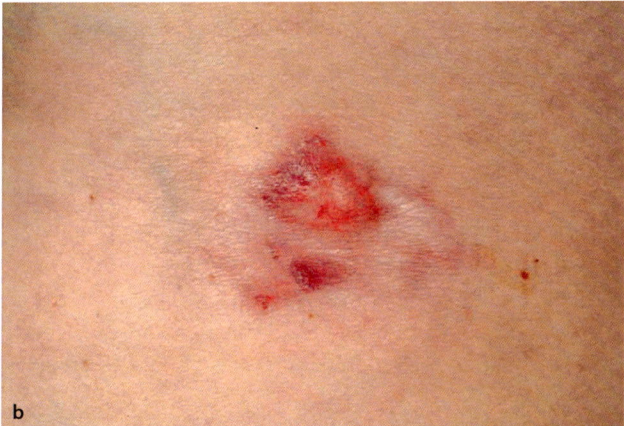

◘ Abb. 10.3   a Ausdehnung über die Grenzen der ursprünglichen Verletzung: Keloide am Rücken. **b Cave:** Hier handelt es sich um **kein** Keloid! Das häufigste Sarkom der Haut, das Dermatofibrosarcoma protuberans stellt eine wichtige Differenzialdiagnose zu Keloiden dar

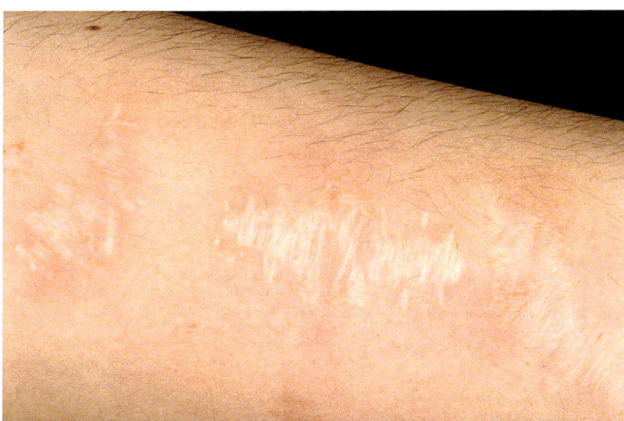

◘ Abb. 10.4   Hypertrophe Narben am Unterarm

Alter und Hautfarbe und nicht zuletzt von der Compliance des Patienten eine individuelle Therapieentscheidung gefällt werden.

Ziel der Behandlung ist es, Größe, Volumen und Erhabenheit des Keloids zu reduzieren, ein meist vorhandenes Erythem zu vermindern, eventuelle Funktionseinschränkungen zu verbessern, subjektive Beschwerden wie Juckreiz, Span-

nungsgefühl oder Schmerzen zu verringern und ein zufriedenstellendes kosmetisches Ergebnis nach Therapie zu erzielen. Im optimalen Fall kann eine Reduktion der Größe und eine normale Narbe erreicht werden, jedoch nie normale Haut.

Umschriebene derbe Keloidstränge können durch regelmäßige Massage z. B. mit verschiedenen Externa (Contractubex, Dermatix, Kelocote etc.) weicher werden. Bei günstigem anatomischem Sitz kann durch eine Druckpellote, die ähnlich wie ein Bruchband angelegt wird, eine gewisse Rückbildung erzielt werden.

Chirurgische Maßnahmen sollten bei Keloiden nicht als Primärtherapie erfolgen, sondern erst nach Ausschöpfung konservativer Therapieoptionen oder als primäre Kombinationstherapie mit adjuvanter Injektion einer Glukokortikoid-Kristallsuspension, Kryotherapie oder Radiatio. Anders stellt sich die Situation bei hypertrophen Narben dar. Hier kann durch eine Narbenexzision und anschließende Umgestaltung des Narbenverlaufs oftmals ein befriedigendes kosmetisches Ergebnis erzielt werden.

Es existiert keine sicher wirksame standardisierte Therapie für Keloide. Bei frischen Keloiden wird zunächst eine intraläsionale Kortikosteroidgabe empfohlen, bevor invasive Therapieverfahren oder Kombinationstherapien zum Einsatz kommen.

❯ **Rezidivraten bei Monotherapien sind hoch, wirksamer sind Kombinationstherapien.**

■ ■ Therapieformen
■ Monotherapien
Silikongel   Silikongelfolien oder Silikongel gehören zu den am häufigsten primär eingesetzten Verfahren. Die derzeitige Studienlage zeigt eine geringe Evidenz in Hinblick auf die therapeutische Wirksamkeit. Dennoch kann die Applikation von Silikonpräparaten (Folie, Gel, Creme, Salbe, Spray) insbesondere als Zusatztherapie oder postoperative Prophylaxe empfohlen werden. Entsprechende Präparate sollten 12–24 h/Tag über mindestens 12 Wochen angewendet werden.

Okklusionstherapie   Eine andere Methode ist das Abdecken des Narbengewebes mit Silikonfolien. Als Wirkmechanismen werden hierbei Okklusions- und Hydratationseffekte angenommen.

Intraläsionale Glukokortikosteroide (Triamcinolonacetonid)
Diese gehören zu den etablierten Therapieformen. Besonders wirksam ist die intraläsionale Steroidtherapie bei noch aktiven, hellroten Keloiden. In der Regel wird Triamcinolonacetonid (10–40 mg, optional in Kombination mit Lidocain 1:2 bis 1:4 verdünnt) streng intraläsional injiziert. Um die intraläsionale Injektion zu verbessern und um Schmerzen zu reduzieren, kann kurz vor der Injektion eine Kryotherapie (Einfrierzeit: 5–15 s) durchgeführt werden. Auch zur postoperativen Prophylaxe kann der Einsatz intraläsionaler Triamcinolonacetonid-Injektionen noch am Operationstag empfohlen werden.

Zu den Nebenwirkungen gehören subkutane Atrophie (Lipodystrophie, Fettgewebsverlust), Teleangiektasien im behandelten Gebiet und Pigmentverschiebung. Systemische Effekte sind in der Regel nicht zu erwarten.

Die Injektion sollte monatlich erfolgen, bis das gewünschte Ergebnis erreicht ist. Nebenwirkungen bei zu häufiger Anwendung umfassen Atrophie der Haut bis hin zur Einsenkung des behandelten Gebiets (Lipatrophie).

Kryotherapie   Eine Therapie mit flüssigem Stickstoff gehört zu den Standardtherapieverfahren von Keloiden. In mehreren Sitzungen wird die Läsion mittels des Kontakt- oder Sprühverfahrens eingefroren und dabei schrittweise reduziert. Das Keloid wird dabei 2-malig über je etwa 10–20 s mittels des geschlossenen Kontakt- oder des offenen Sprühverfahrens eingefroren. Nach dem ersten Einfrieren sollte die Läsion wieder vollständig auftauen, bevor der 2. Einfrierzyklus erfolgt. Die Therapie sollte nach Abheilung der nässenden Erosion nach 4–6 Wochen wiederholt werden, bis sich der gewünschte Therapieerfolg einstellt. Als Nebenwirkung tritt während der Therapie ein Gefrierschmerz auf und meist am darauffolgenden Tag eine Blasenbildung. Die daraus entstehenden Erosionen und Krusten benötigen oft einige Wochen bis zur kompletten Abheilung. Sobald die Wunde wieder reepithelialisiert ist, kann der nächste Therapiezyklus durchgeführt werden. Nach Kryotherapie kann es v. a. bei dunkelhäutigen Personen zu Hypopigmentierungen kommen.

Die Kryotherapie ist insbesondere in Kombination mit intraläsionalem Triamcinolonacetonid wirksam.

Chirurgie   Operative Verfahren ohne adjuvante Therapie führen bei Keloiden meistens zum raschen Rezidiv und sind deshalb alleine nicht geeignet. Eine operative Therapie sollte immer von zusätzlichen Therapiemaßnahmen gefolgt sein, z. B. intraläsionale Steroidinjektion, Kryotherapie, Druckbehandlung, Radiatio. Es gibt bislang keinen Konsens über extra- oder intramarginale Narbenresektion, jedoch sollten zur Verminderung der Hautspannung möglichst Entlastungsplastiken (W-/Z-Plastik) angewendet werden und die Schnittlinienführung entlang der Spannungslinien der Haut erfolgen. Bei stark unter Spannung stehenden Wundverhältnissen ist eine Spalthaut- oder Vollhauttransplantation in Erwägung zu ziehen.

Kompressionstherapie   Eine prophylaktische Kompressionstherapie kann im Anschluss an eine Exzision von Keloiden aufgrund der Minderung der Mikrozirkulation ebenfalls wirksam sein und ist nebenwirkungsarm. Sie ist jedoch nur an bestimmten Lokalisationen, z. B. an den Ohrläppchen, gut praktikabel. Hierfür sind spezielle Ohrclips (Austernschalenepithetik) verfügbar. Der zu applizierende Druck sollte der Kompressionsklasse II (20–30 mmHg) entsprechen. Kompressionsverbände sollten 24 h täglich, mindestens 6 Monate bis zu 2 Jahren getragen werden, was eine hohe Compliance erfordert. Ältere Keloide sprechen auf eine Drucktherapie in der Regel nicht an.

■ **Kombinationstherapien**

Zu vielversprechenden Ansätzen gehören die Kombinationstherapien, bei denen zwei oder mehrere Ansätze gleichzeitig oder nacheinander eingesetzt werden.

Exzision plus Kortikosteroide   Eine Exzision mit dem Skalpell, gefolgt von wiederholter intraläsionaler Gabe von Triamcinolon in das Wundbett, weist Heilungsraten von etwa 80 % auf. Die erste Steroidinjektion kann am Tag der Operation durchgeführt werden.

Exzision plus Strahlentherapie

Ein bewährter Therapieansatz ist die Anwendung ionisierender Strahlung nach chirurgischer Exzision eines Keloides. Die Bestrahlung sollte innerhalb von 24 h postoperativ erfolgen. Empfohlen wird eine Gesamtdosis von 12 Gy, fraktioniert auf 6–10 Sitzungen zu je 2 Gy. Somit werden unerwünschte Wirkungen wie Pigmentverschiebungen, Hauttrockenheit oder Teleangiektasien minimiert.

Einige Studien belegen bei postoperativer Bestrahlung eine Rezidivfreiheit von ca. 80 % nach 24 Monaten.

Exzision plus Kompression

Insbesondere bei Ohrläppchen führt die Exzision, gefolgt von einer konsequenten Kompression, zu guten Heilungsraten.

Lasertherapie

Die Abtragung von Keloiden mittels CO_2-Laser, gefolgt von intraläsionaler Injektion von Steroiden, zeigt ähnliche Ansprechraten wie die Exzision plus Glukokortikosteroide. Eine Monotherapie mit CO_2-Laser kann aufgrund der nahezu hundertprozentigen Rezidivrate nicht empfohlen werden.

Nichtablative Verfahren wie der Farbstoff- oder der Neodym-dotierte Yttrium-Aluminium-Granat-Laser (Nd:YAG) können therapieunterstützend eine Reduktion des Erythems oder stark vaskularisierter Keloidanteile bewirken.

Weiterführende Literatur

Aschoff R (2014) Therapie hypertropher Narben und Keloide. Hautarzt 65: 1067–1077

Ledon JA, Savas J, Franca K, Chacon A, Nouri K (2013) Intralesional treatment for keloids and hypertrophic scars: a review. Dermatol Surg 39: 1745–1757

Mamalis AD, Lev-Tov H, Nguyen DH, Jagdeo JR (2014) Laser and light-based treatment of Keloids-a review. J Eur Acad Dermatol Venereol 28: 689–699

Nast A, Eming S, Fluhr J, Fritz K, Gauglitz G, Hohenleutner S, Panizzon RG, Sebastian G, Sporbeck B, Koller J (2012) Deutsche S2k Leitlinie zur Therapie pathologischer Narben (hypertrophe Narben und Keloide). JDDG 10: 747–762

Virusinduzierte benigne Hauttumoren (Warzen)

Andrea Baczako, Sabine G. Plötz, Rüdiger Hein, Johannes Ring

© Springer-Verlag GmbH Deutschland, ein Teil von Springer Nature 2019
S. G. Plötz et al. (Hrsg.), *Häufige Hauttumoren in der Praxis*
https://doi.org/10.1007/978-3-662-57371-6_11

Infektiöse Warzen sind durch humanpathogene Papillomviren (HPV) induzierte Akanthome an Haut und Schleimhäuten. Bislang sind über 100 genetisch differente humanpathogene Papillomviren (HPV-Typen) bekannt, welche mithilfe molekularbiologischer Methoden unterschieden werden. Zudem werden HP-Viren auch aufgrund ihres unterschiedlichen Tropismus zur Haut oder zur Mukosa und nach onkogenem Potenzial in „Low-risk" (6, 11)- und „High-risk" (16, 18, 31, 33)-Typen eingeteilt.

HP-Viren zeigen einen ausgeprägten Epitheltropismus und infizieren ausschließlich Epithelzellen von Haut und Schleimhaut. Dort rufen Papillomviren die warzigen Veränderungen hervor, welche histologisch unter anderem durch eine Epithelhyperplasie gekennzeichnet sind. In Abhängigkeit vom HPV-Typ treten Warzen in verschiedenen Erscheinungsformen an verschiedenen Lokalisationen auf.

■■ Übertragung und Inkubationszeit

Papillomviren sind durch das Fehlen einer Lipoproteinhülle (im Gegensatz zu z. B. Herpes-simplex-Viren) relativ widerstandsfähig gegen Austrocknung und Detergenzien. Eine HPV-Infektion erfolgt zumeist durch direkten Haut- oder Schleimhautkontakt, kann aber auch indirekt über kontaminierte Flächen, z. B. im Schwimmbad, übertragen werden. Auch Autoinokulation (Manipulation der Läsionen) ist ein häufiger Ausbreitungsweg. Eine anogenitale HPV-Infektion wird meist sexuell übertragen.

Die Inkubationszeit beträgt mehrere Wochen bis Monate. Die meisten Infektionen verlaufen subklinisch. Wie bei vielen anderen Infektionserkrankungen gehört zur Krankheitsmanifestation nach Viruskontakt bzw. Inokulation eine Disposition des Patienten. Kühle, feuchte Akren sind ein begünstigender Faktor, ferner treten vulgäre Warzen in multipler Aussaat bei Patienten mit gestörter Immunität auf.

■■ Einteilung

Klinisch unterscheidet man vulgäre Warzen (Verrucae vulgares), denen auch plantare Warzen oder Dornwarzen (Verrucae plantares) zugeordnet werden, plane juvenile Warzen und die Feigwarzen (Condylomata acuminata) (🔲 Tab. 11.1).

11.1   Verrucae vulgares

Syn.: Vulgäre Warze

Die vulgären Warzen (Verrucae vulgares) sind die häufigsten Warzenformen und befallen Personen aller Altersstufen, besonders aber Kinder und Jugendliche sowie Immunsupprimierte. Sie treten bevorzugt an den Dorsalseiten der Finger und Handrücken auf. Ein unangenehmes therapeutisches Problem sind die periungualen Warzen aufgrund der Gefahr der Verletzung der Nagelmatrix und der schweren Zugänglichkeit für Therapeutika.

■■ Klinisches Bild

Vulgäre Warzen sind gräuliche oder hautfarbene, flache oder derbe, scharf begrenzte, kalottenförmige Knötchen mit rauer

🔲 **Tab. 11.1**   Häufige Erreger bei klinischen Warzentypen

Warzentyp	HPV-Typ
Verrucae vulgares	1, 2, 3, 4, 27
Verrucae planae juveniles	3, 10, 28
Verrucae vulgares bei Immunsupprimierten	1–6, 8, 10, 49
Condylomata acuminata	6, 11

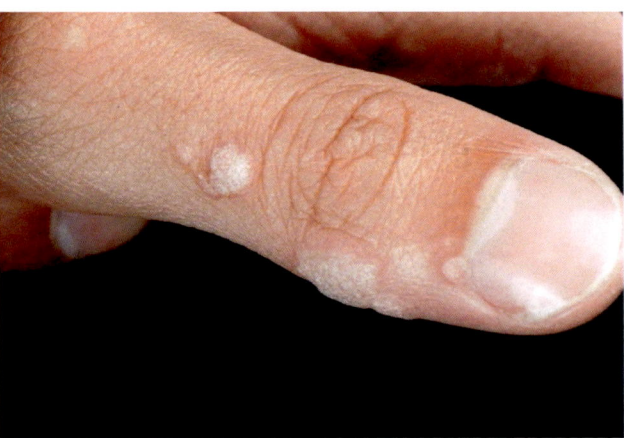

🔲 **Abb. 11.1**   Multiple Verrucae vulgares am Daumen. (Aus Plötz 2011)

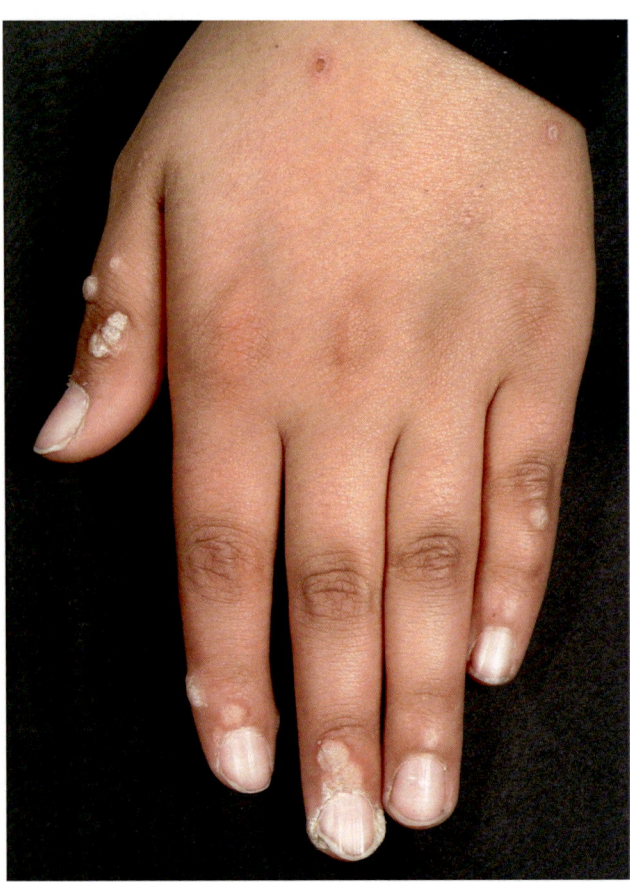

🔲 **Abb. 11.2**   Multiple Verrucae vulgares an der linken Hand

keratotischer Oberfläche (■ Abb. 11.1, ■ Abb. 11.2). Durch thrombosierte Kapillaren und Verschmutzung entsteht oft das Bild einer schwarzen Hyperkeratose mit kleinsten hämorrhagischen schwarzen Punkten (Warzenhämorrhagien), die die Abgrenzung zum Clavus (Hühnerauge) ermöglichen (■ Abb. 11.3, ■ Abb. 11.4). Durch Konfluenz können flächenhafte Warzenbeete entstehen (■ Abb. 11.5, ■ Abb. 11.6). Bevorzugte Lokalisationen sind der Handrücken oder die periunguale Region. Zunächst zeigt sich die solitäre Verruca vulgaris zu Beginn der Erkrankung. Im weiteren Verlauf nimmt der Tumor meist rasch an Größe zu. Durch Autoinokulation kann es zu Ausbildung weiterer Warzen kommen (sogenannte Tochterwarzen), die meist in der unmittelbaren Nachbarschaft der Primäreffloreszenz lokalisiert sind.

■■ Differenzialdiagnose

Lichen ruber, seborrhoische Keratose, aktinische Keratosen, Plattenepithelkarzinom, Cornu cutaneum, Clavi (Hühneraugen), Calli (Schwielenbildung).

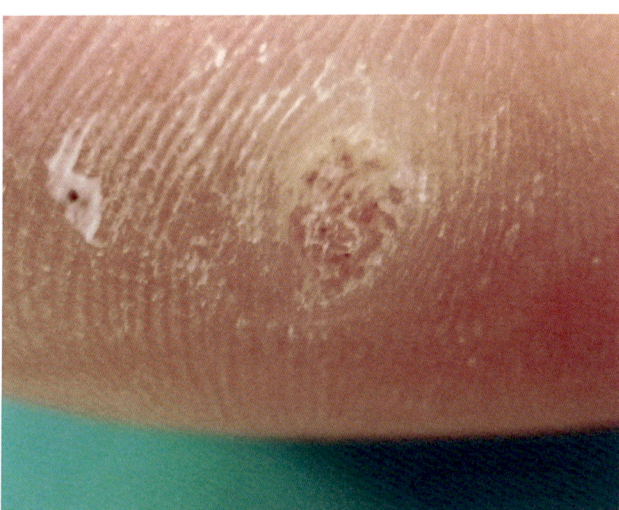

■ **Abb. 11.4**   Plantare Verruca mit typischen Warzenhämorrhagien

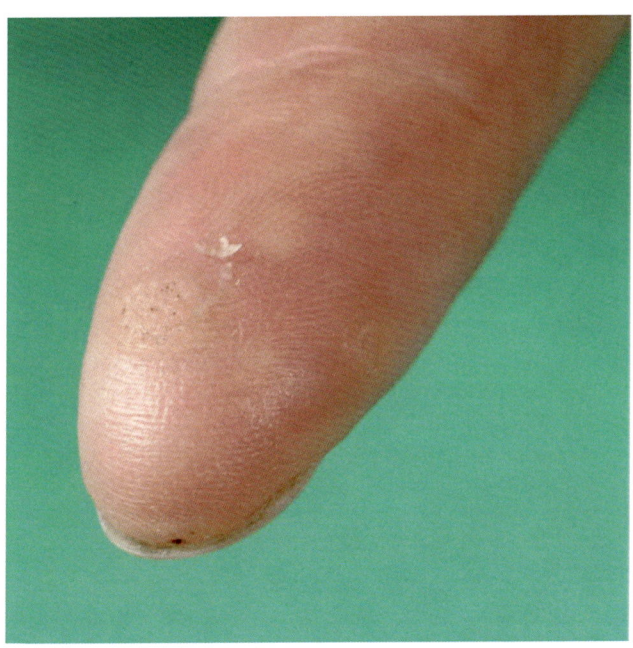

■ **Abb. 11.3**   Verruca vulgaris am Finger mit sichtbaren Einschlusskörperchen. (Aus Plötz 2011)

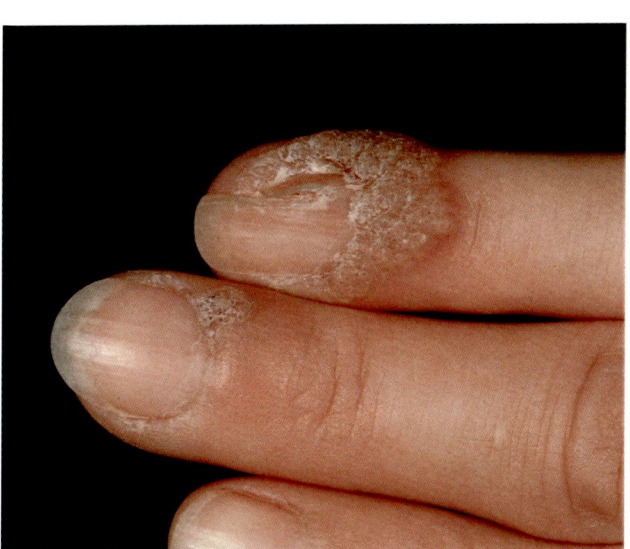

■ **Abb. 11.5**   Beet von Warzen an Zeige- und Ringfinger. (Aus Plötz 2011)

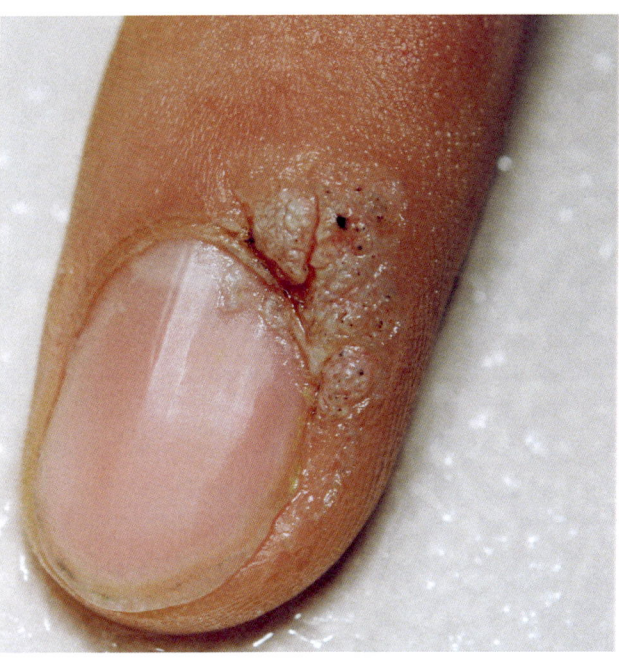

■ **Abb. 11.6**   Periunguales Warzenbeet mit gut erkennbaren Einschlusskörperchen

11.1.1 Verrucae plantares

Syn.: Dornwarzen, Fußwarzen

Zu den vulgären Warzen zählen auch Verrucae plantares, die an den Fußsohlen entweder als einzeln stehende, tiefe, endophytische, teils schmerzhafte Läsionen (Dornwarzen) oder zu Beeten aggregiert auftreten. Aufgrund der Lokalisation (Fußsohlen) und aufgrund der Körperlast beim Gehen und Stehen können Plantarwarzen nicht exophytisch wachsen und werden in die Dermis eingedrückt. Normalerweise sind Warzen asymptomatisch, an druckbelasteten Stellen der Fußsohle können sie jedoch durch endophytisches Wachstum sehr schmerzhaft sein.

Bei genauer Betrachtung entdeckt man zahlreiche braunschwarze Punkte, die durch Thrombosierung von Kapillarschlingen entstehen (◘ Abb. 11.4). Diese „Warzenhämorrhagien" sind für die in der Praxis differenzialdiagnostische Abklärung von Plantarwarzen zu Clavi (Hühneraugen) und einfacher Schwielenbildung (Callus) wichtig (◘ Tab. 11.2).

Verrucae plantares sind schwer zu therapieren und gelten als besonders ansteckend. Es wird angenommen, dass die Ansteckung dort möglich ist, wo viele Menschen barfuß gehen (Schwimmbäder, Turnhallen, Umkleidekabinen etc.).

> ❶ Gelegentlich werden Clavi (typische Lokalisation, fehlende Virushämorrhagien („braunschwarze Punkte") über Jahre als vermeintliche Warzen behandelt.

▪▪ Differenzialdiagnose

Die differenzialdiagnostische Abklärung wird in ◘ Tab. 11.2 dargestellt.

▪▪ Therapie

Derzeit existiert keine spezifische antivirale Therapie gegen humane Papillomviren. Da es nach Monaten oder erst nach Jahren zur spontanen Regression von Hautwarzen kommen kann, ist aufgrund des zeitlich limitierten Verlaufs abwartendes Verhalten gerechtfertigt. Allerdings muss die Gefahr der Autoinokulation und Ansteckung anderer dabei bedacht werden. Bei Ausbreitungstendenz (Absiedlung kleiner Satellitenwarzen), bei Lokalisation an den Händen und bei ausgedehnten Warzenbeeten oder Schmerzen ist eine intensive Therapie zur Vermeidung der Weiterverbreitung angezeigt.

Die Anzahl der zur Verfügung stehenden therapeutischen Verfahren ist groß. Viele der angewandten Methoden weisen vergleichbare Heilungs- und Rezidivraten auf. Die verfügbaren Optionen zielen entweder auf die Destruktion oder Entfernung von sichtbaren Läsionen oder sind für infizierte Zellen zytotoxisch. Bislang ist jedoch keine gänzlich befriedigende Therapieform bekannt, und Angaben über Effizienz und Rezidivraten schwanken. Viele der traditionellen Therapiemethoden, z. B. die Elektrokoagulation, Kürettage oder Kryotherapie, sind primär destruktiv und können theoretisch Narben verursachen. Bei den übrigen Verfahren – z. B. der Keratolyse, Gabe von Virostatika, Immunmodulatoren (Imiquimod), Behandlung mit Farbstoff- oder Nd:YAG-Laser – schwanken die Angaben über die Erfolgsraten. Aussichtsreich sind kombinierte Ansätze mit operativer Entfernung und nichtablativer Lasertherapie, insbesondere bei Immunsupprimierten.

> ❯ Verrucae plantares sind schwer zu therapieren. Der Therapieerfolg erfordert aktive Mithilfe des Patienten.

Die Behandlung richtet sich nach Warzentyp, Größe, Anzahl, Lokalisation, Eigenerfahrung des Arztes und Behandlungswunsch des Patienten. Bewährt hat sich in der Praxis folgendes Vorgehen:

- **Keratolyse – Erweichung des Hornmaterials**: Ein salicylhaltiges Pflaster (Wurzeltod, Guttaplast) wird etwa auf die Größe der entsprechenden Warzen zugeschnitten und aufgeklebt. Dieses Salicylsäure-Pflaster wird wiederum mit Fixierungspflaster (Leukoplast) fest fixiert. Alternativ regelmäßiges Auftragen entsprechender keratolytischer Lösungen (Culmac, Duofilm, Verrucid).
- **Abtragen der Hornmassen**: Nach 3–4 Tagen Behandlung mit dem Salicylpflaster werden die zusätzlich durch ein heißes Bad erweichten Hornmassen mit dem scharfen Löffel, einer Skalpellklinge oder einem Hornhauthobel abgetragen. Evtl. mehrmalige Wiederholung.
- **Kryotherapie**: Durch den flüssigen Stickstoff wird die Warze eingefroren (angezeigt durch Weißfärbung), nach vollständigem Auftauen wird die Prozedur wiederholt (für 5–10 s, evtl. 2- bis 3-mal pro Sitzung). Die Kryotherapie ist bei 50 % der Patienten gut wirksam, wird aber von Kindern gelegentlich als schmerzhaft empfunden.

Nach Abtragen der Hornmassen stehen für die intermittierende Behandlung verschiedene Behandlungsmethoden zur Verfügung, welche in Kombination mit vorgenanntem keratolytisch-mechanischem Abtragungsschema oder auch konsequent isoliert eingesetzt werden können:

- **Salicylsäurehaltige Externa** (Duofilm, Verrucid) sollten 3-mal täglich appliziert werden.
- **5-Fluorouracil in Kombination mit Salicylsäure** (Verrumal-Lösung) wird nach Abtragung der Hornmassen 3-mal täglich auf die befallenen Areale aufgetragen. Bei nur kleinen behandelten Flächen sind systemische Wirkungen nicht zu befürchten. Intermittierend Abtragen der Hornmassen wie beschrieben.

	Charakteristika
◘ Tab. 11.2 Differenzialdiagnose „Verruca – Clavus – Callus"	
Verucca plantaris (Dornwarze)	Harte, hautfarbene Papel mit zentralem Verlust der Papillarleisten und Warzenhämorrhagien („braunschwarze Pünktchen")
Clavus (Hühnerauge)	Typische Lokalisation: Druckstellen z. B. vordere Planta medial oder an den Zehengelenken, fehlende Warzenhämorrhagien
Callus (Schwiele)	Typische Lokalisation: mechanisch belastete Areale, gelblicher Farbton, fehlende Warzenhämorrhagien

■   **Weitere Behandlungsoptionen**

Operative Maßnahmen   Bei isolierten Verrucae am Integument und Verrucae vulgares sind operative Maßnahmen eine Alternative bzw. Ergänzung zur keratolytischen Therapie. Bei Plantarwarzen sollten erst nach erfolgloser konservativer Therapie operative Maßnahmen eingesetzt werden.

Exzision, Behandlung mit der Diathermie-Schlinge   Die Exzision von vulgären Warzen mit dem Skalpell ist besonders an der Fußsohle wegen möglicher Wundheilungsstörungen und generell wegen potenziell resultierender Narbenbildung und häufiger Rezidive nicht als Therapie der ersten Wahl zu empfehlen.

CO_2-Laser, Erbium-Laser   Sind konservative Maßnahmen fehlgeschlagen, kann die Abtragung der vulgären Warzen mittels CO_2-Laser oder Erbium-Laser (ablativen Lasersystemen) versucht werden. Diese sind besonders effektiv bei singulären Warzen. Als Nebenwirkung wurden verzögerte Abheilung, Narbenbildung und Hyperpigmentierungen beschrieben.

❶ Da bei der CO_2- oder Erbium-Lasertherapie Dämpfe entstehen, in denen virale Partikel nachweisbar sind, sollte die Lasertherapie nur mit gut funktionierender Absaugvorrichtung und mit Mundschutz durchgeführt werden.

Farbstofflaser, Nd:YAG-Laser   Eine Behandlung von Verrucae mittels Farbstoff- oder Nd:YAG-Laser ist weniger aggressiv, kann schnell durchgeführt werden und basiert auf der Zerstörung der Blutgefäße, die die Warze versorgen, der thermischen Gewebsdestruktion und der dadurch induzierten lokalen Immunreaktion. Allerdings muss auch bei diesem nebenwirkungsarmen Verfahren mehrfach behandelt werden, und eine Kombination mit vorgenanntem keratolytisch-mechanischem Schema ist sinnvoll.

Wichtige Verhaltensmaßnahmen zur Vermeidung der Übertragung von HP-Viren
- Keine gemeinsame Benutzung von Handtüchern, Cremes, Schuhen etc.
- Plantare Warzen abkleben beim Barfußgehen oder Schutzsocken beim Sportunterricht
- Patienten, die zu Plantarwarzen neigen, sollten das Barfußgehen vermeiden (Schwimmbäder, Sporthallen)

11.1.2   Filiforme Verrucae

Syn.: Pinselwarzen
■ ■ **Klinisches Bild**
Es handelt sich um dünne, zapfenartige oder fadenförmige Verrucae vulgares, die häufig im Gesicht und am Hals lokalisiert sind (◘ Abb. 11.7).

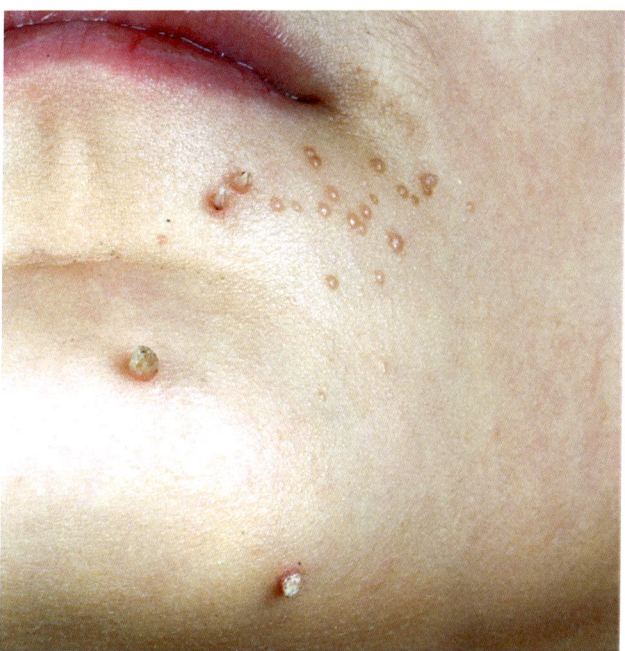

◘ **Abb. 11.7**   Multiple Verrucae im Mund- und Kinnbereich

■ ■ **Therapie**
Filiforme Warzen können am einfachsten (optional mit Lokalanästhesie) mittels Flachexzision, ablativen Lasersystemen oder mit dem scharfen Löffel abgetragen werden. Externe Therapien haben sich hier nicht bewährt.

11.2   Verrucae planae juveniles

Syn.: Plane juvenile Warzen, Flachwarzen
■ ■ **Klinisches Bild**
Flache, rötliche-bräunliche oder hautfarbene, 1–4 mm große flache Papeln, die v. a. bei Jugendlichen im Gesicht, an den Händen oder den distalen Unterarmen auftreten (◘ Abb. 11.8,

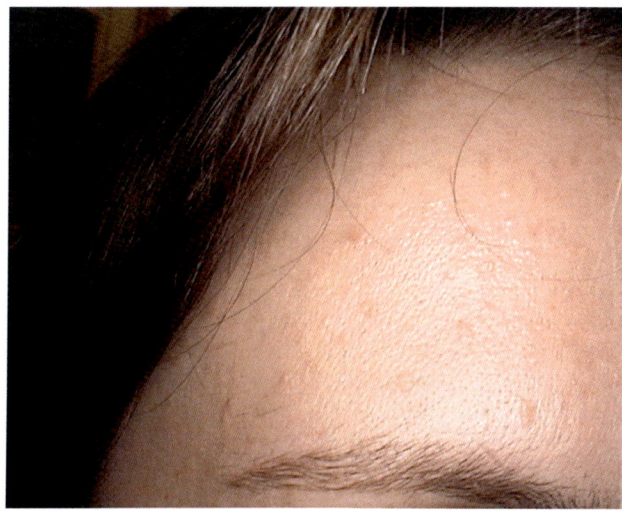

◘ **Abb. 11.8**   Plane juvenile Warzen an der Stirn

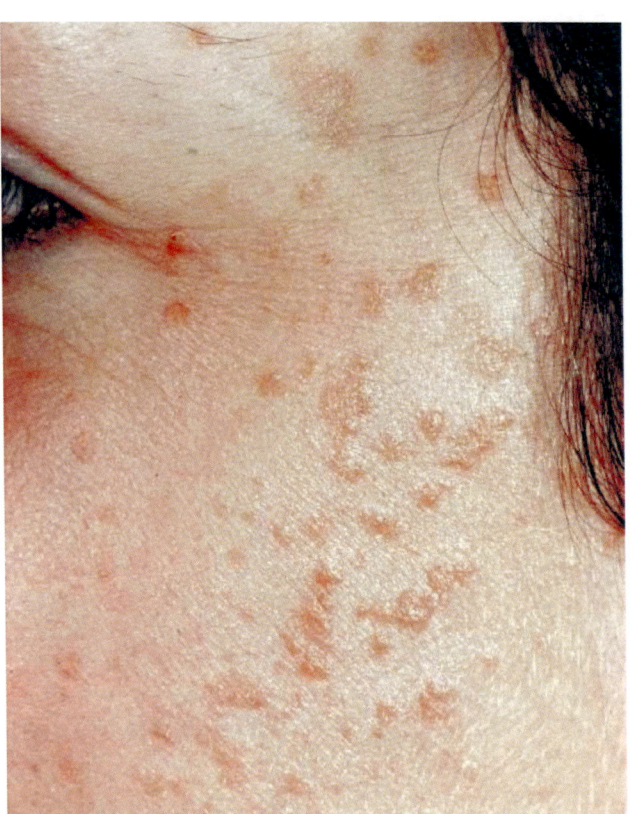

Abb. 11.9   Plane juvenile Warzen an den Wangen. (Aus: Plötz 2011)

Abb. 11.9). Plane juvenile Warzen sind rezidivfreudig und können über Jahre persistieren. Häufig geht ihrer Spontanregression eine Zunahme von Zahl und Größe der vorhandenen Läsion voraus.

■■ Therapie

Topische und mechanische Therapie   Applikation Vitamin-A-Säure-haltiger Präparate 2- bis 3-mal täglich. Alternativ kann Tretinoin extern in einer Konzentration von 0,025 % (hydrophile Tretinoin-Creme 0,025 %; NRF) einmal täglich abends über eine Woche aufgetragen werden. Bei guter Verträglichkeit kann die Behandlung mit 0,05 % (z. B. hydrophile Tretinoin-Creme 0,05 %, NRF, Cordes VAS-Creme) fortgesetzt werden. Bei zu starker Reizung der Haut muss eine Therapiepause eingelegt werden.

Bei einzelnstehenden Verrucae planae kann eine Kürettage (Abtragung mittels Löffel oder Ringkürette) versucht werden.

❶ Die Patienten sind auf die Notwendigkeit des konsequenten Sonnenschutzes aufmerksam zu machen.

Kryotherapie   Ein in flüssigen Stickstoff getauchter Stieltupfer wird auf die Warzen aufgepresst. Durch die entstehende Blase kann das Warzengewebe nekrotisiert und abgehoben werden. Aufgrund der Möglichkeit einer postinflammatorischen Hyperpigmentierung und möglicher Schmerzhaftigkeit sollte das Verfahren zurückhaltend und im Gesicht nur durch den erfahrenen Therapeuten vorgenommen werden.

11.3   Condylomata acuminata

Syn.: Feigwarzen, Feuchtwarzen, venerische Warzen

Condylomata acuminata zählen zu den häufigsten sexuell übertragenen Geschlechtskrankheiten („sexually transmitted diseases", STD). Etwa 1 % aller jungen Erwachsenen haben sichtbare Genitalwarzen. Condylomata treten ausschließlich im Anogenitalbereich auf (äußeres und inneres Genitale, perianal, Analkanal, Perineum, Mons pubis und Inguinalfalte). Die Inkubationszeit beträgt Wochen bis Monate. Die meisten Infektionen verlaufen subklinisch, in 80 % der Fälle wird die Infektion in einem Zeitraum von 12 Monaten durch Immunantwort spontan geklärt.

❯ Bei Vorliegen von Condylomata acuminata ist an den Ausschluss anderer Geschlechtskrankheiten (Gonorrhoe, Syphilis, Trichomonaden und Chlamydien-Infektionen sowie HIV) zu denken. Zur Vermeidung der Wiederansteckung ist eine Untersuchung und ggf. Therapie des Partners notwendig.

Das Vorliegen von Condylomata acuminata bei Kindern ist nicht beweisend für sexuellen Missbrauch. In der Mehrzahl kommen Autoinokulation mit Hauttypen oder (nicht missbräuchlicher) Familienkontakt als Transmissionsweg in Betracht. Indizien für sexuellen Missbrauch sind u. a. andere sexuell übertragbare Infektionen oder Verletzungen im Genitalbereich; der Nachweis von kutanen HPV-Typen (z. B. HPV2) spricht hingegen für eine Autoinokulation durch Kratzen.

■■ Klinisches Bild

Die initiale Läsion zeigt sich als stecknadelkopfgroße, rosa bis weißliche oder braune Papel. Klinisch zeigen sich oft multiple, exophytische Papillome mit flacher oder spitzer Oberfläche, die mazeriert sein können. Condylomata sind gestielt oder breitbasig aufsitzend. Mit zunehmender Bestandsdauer kommt es zur Ausbildung von Beeten und blumenkohlartigen Wucherungen, die durch Autookulation schließlich die gesamte Anogenitalregion einnehmen können. Beim weiblichen Geschlecht findet man spitze Kondylome am häufigsten an den Labia majora und minora, sie können aber auch bis in die Vagina und an die Portio verschleppt werden. Beim männlichen Geschlecht werden bevorzugt das innere Präputialblatt und der Sulcus coronarius befallen (◻ Abb. 11.10). Auch ein Befall der Urethra ist möglich. Bei Kondylomen in der Perianalregion ist auch an eine Beteiligung der Analschleimhaut als Ausgangspunkt von Rezidiven zu denken. Bei immunsupprimierten Patienten ist eine großflächige Ausbreitung möglich.

■■ Differenzialdiagnose

Condyloma lata (Lues), Verrucae vulgares, Fibrome, dermale Nävi, Papillae coronae glandis.

■■ Therapie

Podophyllotoxin   Zur konservativen Behandlung kann Podophyllin (25 %, in alkoholischer Lösung, ein Extrakt aus

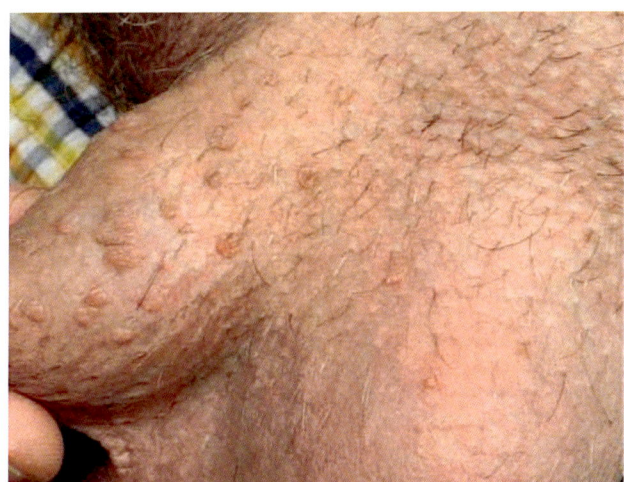

Abb. 11.10 Condylomata acuminata am Penisschaft

Wurzeln unterschiedlicher Spezies von Berberidaceae [Mai-apfel]) durch den Arzt 1- bis 2-mal pro Woche auf die betroffenen Bezirke aufgetragen werden und muss durch den Patienten nach 2–4 h im Sitzbad abgewaschen werden.

❗ Es ist bei der Behandlung darauf zu achten, dass pro Behandlungstag nicht mehr als 1–2 ml dieser Lösung angewendet werden (Gefahr einer Podophyllinvergiftung durch Resorption).

Weiterhin steht Podophyllotoxin (Condylox, Wartec) für die Selbstbehandlung des Patienten zur Verfügung; es ist in Deutschland jedoch – trotz guter Verträglichkeit – nur zur äußerlichen Behandlung von umschriebenen, nicht entzündeten Feigwarzen bei Männern im äußeren Genitalbereich zugelassen. Diese Lösung wird 2-mal täglich über einen Zeitraum von 3 Tagen aufgetragen. Nach einer Woche kann der Behandlungszyklus wiederholt werden.

Imiquimod Der topische Immunmodulator Imiquimod (Aldara 5 % Creme) ist ebenfalls zur Behandlung von Kondylomen zugelassen. Die Anwendung der 5 % Imiquimod-Creme erfolgt 3-mal wöchentlich über Nacht für maximal 16 Wochen. Morgens wird das behandelte Areal mit Wasser abgewaschen. Nebenwirkungen treten in Form von lokaler Irritation, Brennen, Rötung, Juckreiz oder leichten Schmerzen auf, selten werden systemische Reaktionen wie Fieber oder Krankheitsgefühl beobachtet.

Polyphenol Lokaltherapie mit dem Grüntee-Extrakt Veregen 3-mal täglich. Eine Rezidivrate von 6,5 % wird angegeben.

Ablation durch Chirurgie, Laser, Elektrokauter Bei einzeln stehenden Condylomata acuminata bietet sich die operative Entfernung in Lokalanästhesie an. Diese Therapie kann – vom erfahrenen Therapeuten – jedoch auch bei Condylomata in disseminierter Aussaat durchgeführt werden. Hierzu können die Kondylome elektrokaustisch oder mit dem CO_2-Laser abgetragen werden. Oft sind mehrere Sitzungen notwendig.

❗ Da in den bei der Lasertherapie entstehenden Dämpfen virale Partikel nachweisbar sind, sollte die Lasertherapie nur mit gut funktionierender Absaugvorrichtung und mit Mundschutz durchgeführt werden.

11.3.1 Sonderformen

Condyloma giganteum Buschke-Löwenstein beschreibt ein destruierend wachsendes, oft blumenkohlartiges, verruköses Karzinom nach jahrelang bestehenden Condylomata acuminata.

11.4 Molluscum contagiosum

Syn.: Dellwarze

Mollusca contagiosa treten meist bei Kindern, gelegentlich aber auch bei Erwachsenen auf. Bevorzugt werden Kinder im Alter von 2–5 Jahren und immunsupprimierte Patienten befallen. Im Normalfall sind die Betroffenen sonst vollkommen gesund. Im Gegensatz zu den anderen infektiösen Warzen werden sie nicht durch humane Papillomviren (HPV), sondern durch ein streng epidermotropes Virus der Gruppe der Pockenviren verursacht. Die Inkubationsperiode beträgt 2–3 Wochen. Die Übertragung erfolgt durch direkten Kontakt von Mensch zu Mensch durch Schmierinfektion.

■ ■ Klinisches Bild

Oft multiple, disseminiert stehende, hautfarbene bis perl-weiße, etwas durchscheinende, symptomlose halbkugelige Papeln mit zentraler Eindellung von 3–5 mm Durchmesser (❒ Abb. 11.11, ❒ Abb. 11.12). Auf seitlichen Druck, nach Abtragung oder Druck mit der Pinzette entleert sich ein weißliches Exprimat aus zerstörten virushaltigen Epidermiszellen (cave: Inokulation). Dellwarzen sind häufig gruppiert. Alle Lokalisationen sind möglich. Selten können sich erbs- bis kirschgroße Knoten (Mollusca contagiosa gigantea) bilden. Komplikationen sind Ausbildung eines Ekzems (Eczema mol-

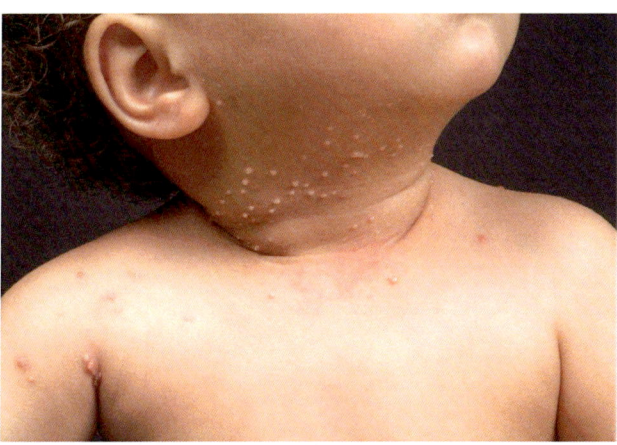

Abb. 11.11 Multiple Dellwarzen (Mollusca contagiosa) am Hals eines Kindes

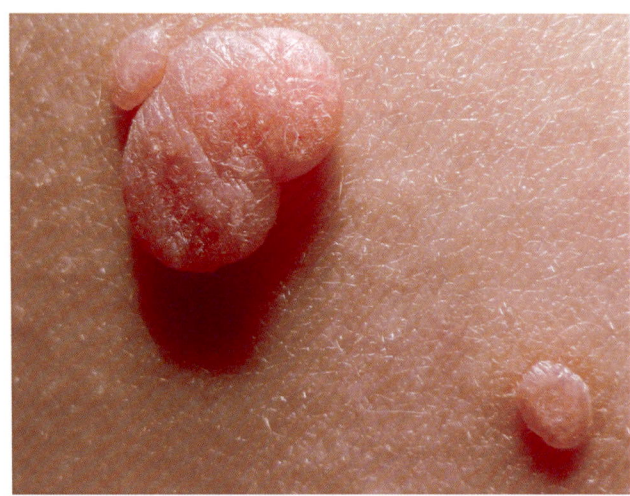

◘ Abb. 11.12 Multiple Dellwarzen

Weiterführende Literatur

El-Mohamady A, Mearag I, El-Khalawany M, Elshahed A, Shokeir H, Mahmoud A (2014) Pulsed dye laser versus Nd:YAG laser in the treatment of plantar warts: a comparative study. Lasers Med Sci 29: 1111–1116

Forbat E, Al-Niaimi F, Ali FR (2017) Molluscum Contagiosum: Review and Update on Management. Pediatr Dermatol 34: 504–515

Jayasinghe Y, Garland SM (2006) Genital warts in children: what do they mean? Arch Dis Child 91: 696–700

Kirnbauer R, Lenz P, Okun MM (2008) Human Papillomavirus. In: Bolognia J, Jorizzo J, Rapini R (Hrsg) Dermatology, vol. 1. Mosby, London, S 1183–1198

Ploetz SG, Kellerer C, Kellerer D, Ring J (2016) Verrucae vulgares – clinical overview. MMW Fortschr Med 158: 80–85

Ploetz SG (2011) Was hilft wirklich gegen Warzen? MMW Fortschr Med 153: 38–42

luscatum), Impetiginisierung und entzündliche Veränderung mit Rötung und Ausbildung eines Erysipels.

In den meisten Fällen erfolgt innerhalb von 6 Monaten eine Spontanregression. Somit ist eine Behandlung von Dellwarzen nicht in allen Fällen zwingend. Allerdings ist ein prolongierter Verlauf möglich.

■■ Therapie

Da es sich um eine selbstlimitierende Dermatose handelt, ist eine Behandlung nicht in allen Fällen zwingend. Rasche Entfernung allerdings verhindert eine Ausbreitung der Mollusken und eine Infektion anderer. Vor allem bei Befall mit nur vereinzelten Mollusken kann durch rasche Entfernung die Ausbreitung verhindert und die Dauer der Erkrankung verkürzt werden. Schmerzen, welche den wichtigsten limitierenden Faktor für die Therapie darstellen, können durch okklusive Anwendung einer Lidocain-Prilocain-Creme 1–2 h vor Abtragung vermindert werden.

Kürettage nach Emla®-Applikation Ein bewährtes Verfahren ist Kürettage mit Ringkürette nach topischer Anwendung von Anästhetika (Emla®-Creme). Man trägt die Creme etwa 1 h vor der Kürettage auf und deckt sie mit einem Okklusivverband ab. Die Dosierung von Emla® darf 3 mg/kg Körpergewicht nicht übersteigen (Methämoglobin-Bildung). Die Mollusken werden dann rasch abgetragen. Bei kooperativen Kindern können durch einen in der Kürettage erfahrenen Arzt in einer Sitzung zahlreiche Dellwarzen entfernt werden.

Gepulste Farbstofflaserbehandlung Dellwarzen können in Einzelfällen mit dem Farbstofflaser behandelt werden. Eine Schmerzreduktion kann durch Vorbehandlung mit Emla®-Creme erreicht werden.

Nävi

Alexander Zink, Sabine G. Plötz, Lina-Sophie Volz, Rüdiger Hein, Johannes Ring

© Springer-Verlag GmbH Deutschland, ein Teil von Springer Nature 2019
S. G. Plötz et al. (Hrsg.), *Häufige Hauttumoren in der Praxis*
https://doi.org/10.1007/978-3-662-57371-6_12

Unter Nävi versteht man umschriebene Fehlbildungen auf dem Boden embryonaler Entwicklungsstörungen. Diesen werden nicht nur pigmentierte Hautveränderungen, sondern auch eine Vielzahl anderer angeborener Hautveränderungen zugeordnet, welche aufgrund embryonaler Entwicklungsstörungen auftreten.

Der Einfachheit halber unterschieden werden hier organoide Nävi (Bindegewebsnävi), Pigmentzellnävi und Nävuszellnävi.

12.1   Organoide Nävi

12.1.1   Papillomatöser weicher epidermaler Nävus

■■ Differenzialdiagnose
Papillomatöser Nävuszellnävus, Verruca seborrhoica.

■■ Klinisches Bild
Kongenital oder in der Kindheit treten meist umschriebene Areale auf mit aggregierten, weichen, pigmentierten oder hautfarbenen Papeln und unterschiedlich stark ausgeprägter keratotischer Oberfläche (◘ Abb. 12.1).

■■ Therapie
Störende epidermale Nävi lassen sich durch Exzision, tiefe Dermabrasion oder Abtragung mit ablativen Lasern entfernen.

12.1.2   Naevus sebaceus

Der Naevus sebaceus zählt zu den organoiden Nävi und betrifft die Haarfollikel, Talg- und Schweißdrüsen. Er ist angeboren und tritt in der Mehrheit der Fälle am Capillitium auf, seltener im Gesicht, Nacken oder Rumpf.

■■ Klinisches Bild
Meist am Capillitium gelegene, scharf begrenzte, leicht erhabene, haarlose, orange-gelbe Plaque, häufig schon bei Geburt bestehend (◘ Abb. 12.2, ◘ Abb. 12.3).

■■ Differenzialdiagnose
Basaliom, dermaler Nävus, Atherom.

■■ Therapie
Aus einem Naevus sebaceus können sich im mittleren bis höherem Erwachsenenalter benigne (Trichoblastome, Synringoszystadenome) sowie maligne Neubildungen (Basalzellkarzinome, Talgdrüsenkarzinome, spinozelluläre Karzinome) entwickeln. Entsprechend sollte eine Exzision angestrebt werden, sobald diese von betroffenen Kindern und Jugendlichen toleriert wird. Bis dahin sind regelmäßige klinische Kontrollen indiziert.

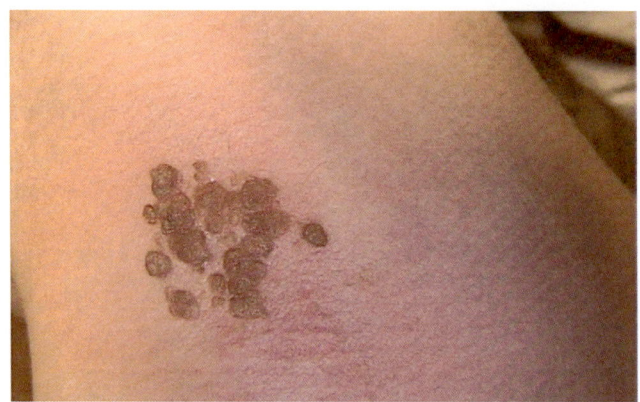

◘ **Abb. 12.1**   Papillomatöser, weicher epidermaler Nävus am Hals eines 7-jährigen Mädchens

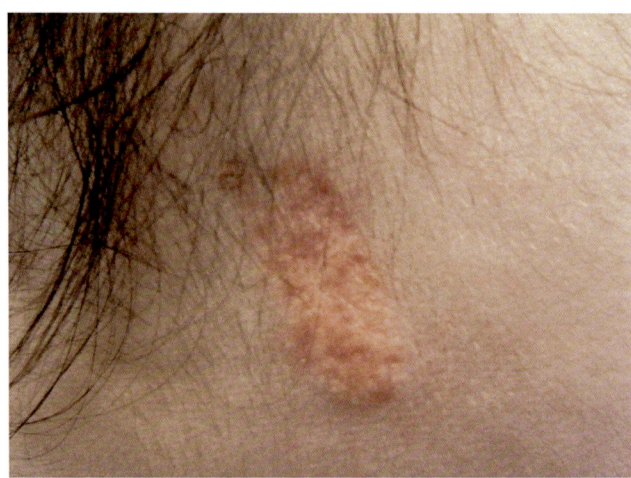

◘ **Abb. 12.2**   Naevus sebaceus an der Stirn eines Kleinkindes

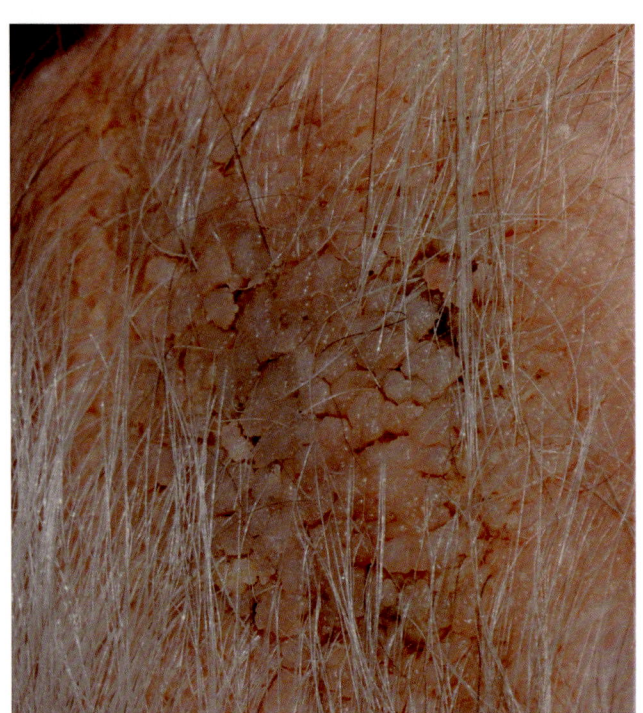

◘ **Abb. 12.3**   Naevus sebaceus an der Schläfe

12.1.3   Talgdrüsenhyperplasie

Syn.: Naevus sebaceus senilis, seniler Talgdrüsennävus
Es handelt sich um umschriebene Taldrüsenhyperplasien vor allem bei älteren Menschen.

■ ■ **Klinisches Bild**
In UV-exponierten Arealen, bevorzugt an Stirn und Wangen, zeigen sich kleine, hautfarbene bis gelbliche, zentral genabelte Papeln, die häufig auch multipel auftreten können (■ Abb. 12.4).

■ ■ **Differenzialdiagnose**
Talgdrüsenhyperplasien können einem Basalzellkarzinom gelegentlich täuschend ähneln. Weitere Differenzialdiagnosen umfassen epidermale Zysten und Pilomatrixome.

■ ■ **Therapie**
Bei diagnostischer Unklarheit empfiehlt sich mit Blick auf mögliche Differenzialdiagnosen eine Probeexzision. Bei Erfahrung und sicherer klinischer Diagnose ist eine Abtragung mit tangential angesetztem Skalpell möglich. Bei eindeutiger Diagnose (gesicherte Abgrenzung zum Basalzellkarzinom) und falls der Patient dies aus kosmetischen Gründen wünscht, können Talgdrüsenhyperplasien auch mit ablativen Lasersystemen (CO_2-Laser, Erbium-Laser) abgetragen werden.

12.2   Melanotische Flecken

Bei den melanotischen Flecken handelt es sich um umschriebene Vermehrung von Melaninpigment. Die Anzahl der epidermalen Menlanozyten ist weitgehend normal. Zu den melanotischen Flecken gezählt werden:
– Epheliden,
– Café-au-lait-Flecken,
– Becker-Nävus,
– Lentigo solaris/simplex.

12.2.1   Epheliden

Epheliden, auch Sommersprossen genannt, sind häufige melanotische Flecken ohne Krankheitswert. Durch UV-Stimulation bilden die Melanozyten rascher und mehr Melanin als in der umgebenden Region. Daher werden Sommersprossen v. a. im Sommer deutlich.

■ ■ **Klinisches Bild**
Scharf begrenzte, bizarr konfigurierte, meist bräunliche Pigmentflecken (■ Abb. 12.5, ■ Abb. 12.6).

■ ■ **Therapie**
Eine Therapie ist nicht erforderlich. Sonnenschutz wird angeraten.

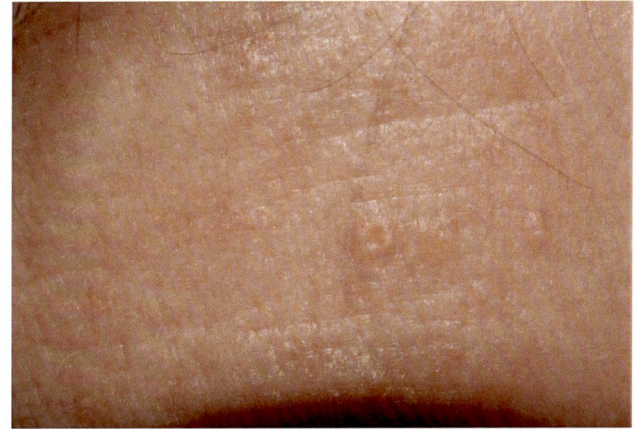

■ **Abb. 12.4**   Talgdrüsenhyperplasie. Kleine, hautfarbene bis gelbliche, zentral genabelte Papel

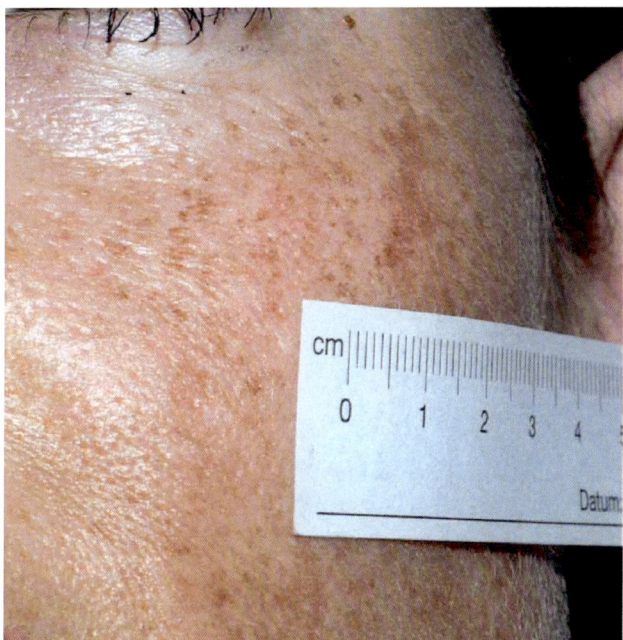

■ **Abb. 12.5**   Epheliden an der linken Wange: multiple, bizarr konfigurierte, bräunliche, melanotische Maculae

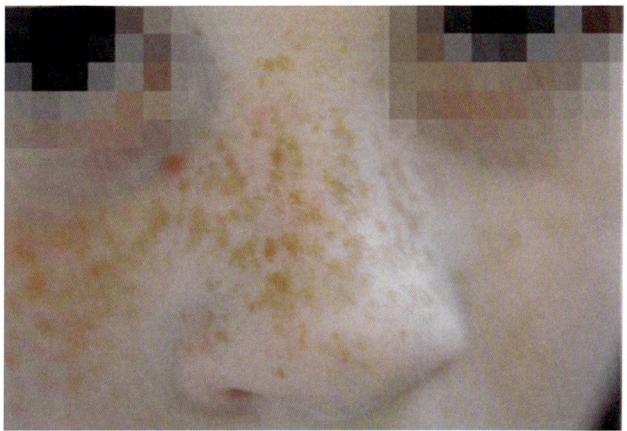

■ **Abb. 12.6**   Epheliden

12.2.2 Café-au-lait-Fleck

Beim Café-au-lait-Fleck handelt es sich um eine meist bereits bei Geburt vorhandene Hyperpigmentierung.

■■ **Klinisches Bild**

Hellbraune, unregelmäßig konfigurierte, scharf begrenzte, münz- bis handtellergroße, gleichmäßige, hellbraune Hyperpigmentierung (◘ Abb. 12.7).

■■ **Therapie**

Eine Therapie ist nicht notwendig.

❶ Mehr als 5 Café-au-lait-Flecken sind verdächtig und können auf das Vorliegen einer Neurofibromatose hinweisen.

12.2.3 Becker-Nävus

Syn.: Melanosis naeviformis

Der Becker-Nävus ist ein v. a. bei Männern im Schulterbereich auftretendes Hamartom. Stimuliert wird die Hyperpigmentierung durch UV-Exposition und Hormone.

■■ **Klinisches Bild**

Bizarr konfigurierte, größere, hell- bis dunkelbraune Hyperpigmentierung, bei der im Verlauf das Wachstum von Haaren beobachtet werden kann (◘ Abb. 12.8).

■■ **Therapie**

Eine Therapie ist nicht möglich. Ein kosmetisch störender Haarwuchs kann durch Rasur, Epilation, Laserbehandlung oder Bleichung behandelt werden.

12.2.4 Lentigo simplex, Lentigines

Syn.: Altersflecken

Lentigines solares bzw. seniles kommen mit zunehmendem Alter in lichtexponierten Arealen (Handrücken, Gesicht) vor.

■■ **Klinisches Bild**

Regelmäßig begrenzte, hellbraune bis dunkelbraune, im Hautniveau verbleibende linsen- bis münzgroße Maculae (◘ Abb. 12.9, ◘ Abb. 12.10, ◘ Abb. 12.11).

❯ **Lentigo-Formen im Gesicht**

Besondere Vorsicht ist bei der Behandlung von Lentigo-Formen im Gesicht geboten, da sich aus diesen Formen eine Lentigo maligna und ein Lentigo-maligna-Melanom entwickeln kann. Bei invasiveren Methoden der Entfernung, wie z. B. der Entfernung mittels ablativen Lasers, sollte in diagnostischen Zweifelsfällen immer eine histologische Sicherung (z. B. mittels Biopsie) erfolgen.

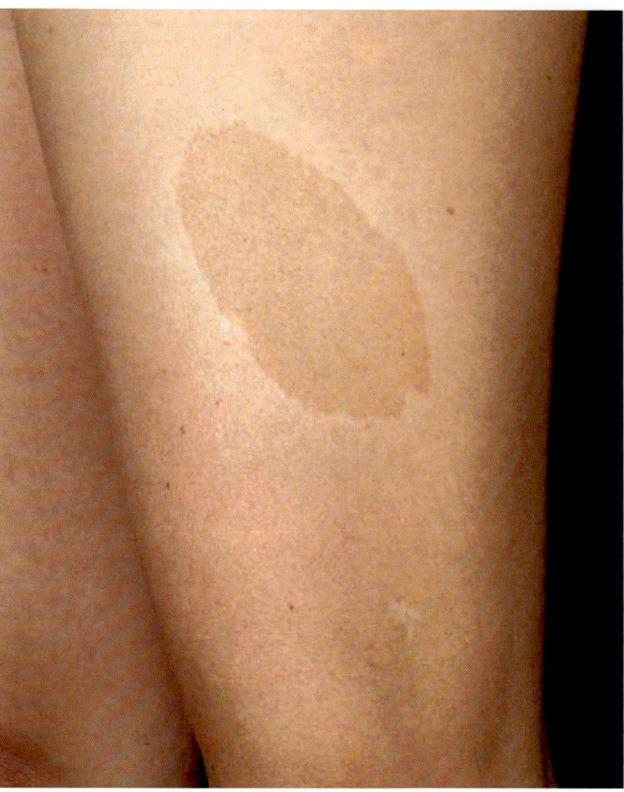

◘ **Abb. 12.7** Café-au-lait-Fleck am Oberschenkel: scharf begrenzte, hellbraune Hyperpigmentierung

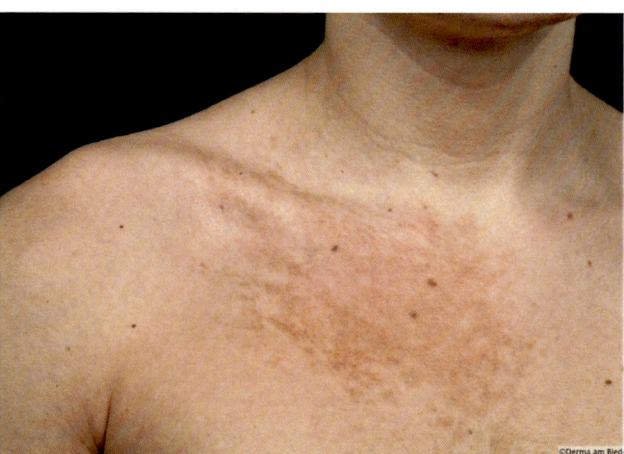

◘ **Abb. 12.8** Becker-Nävus: bizarr konfigurierter, hellbrauner Nävus im Schulterbereich

■■ **Therapie**

Eine Therapie ist nicht notwendig. Bei kosmetischer Beeinträchtigung kann Kryotherapie (Einfrierzeit 8–10 s), Therapie mit Tretinoin 0,1–0,5 % (Tretinoin 0,1 % in DAC-Basiscreme) oder Ablation mittels eines Chemical Peelings (cave: Hyperpigmentierung) versucht werden. Lentigines am Handrücken können darüber hinaus mit ablativen Lasersystemen, mit dem Rubin- oder dem Alexandritlaser, behandelt werden.

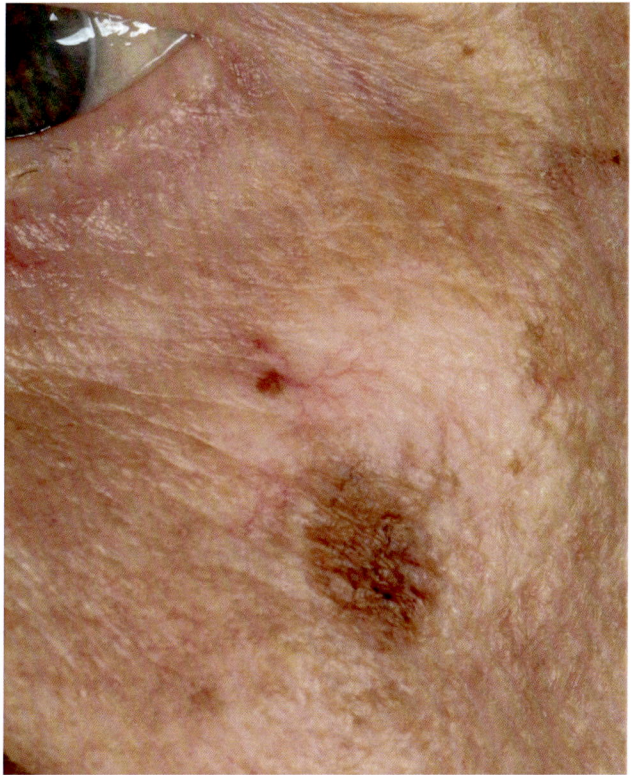

Abb. 12.9 Lentigo simplex an der Wange: münzgroße, hellbraune, im Hautniveau gelegene Macula

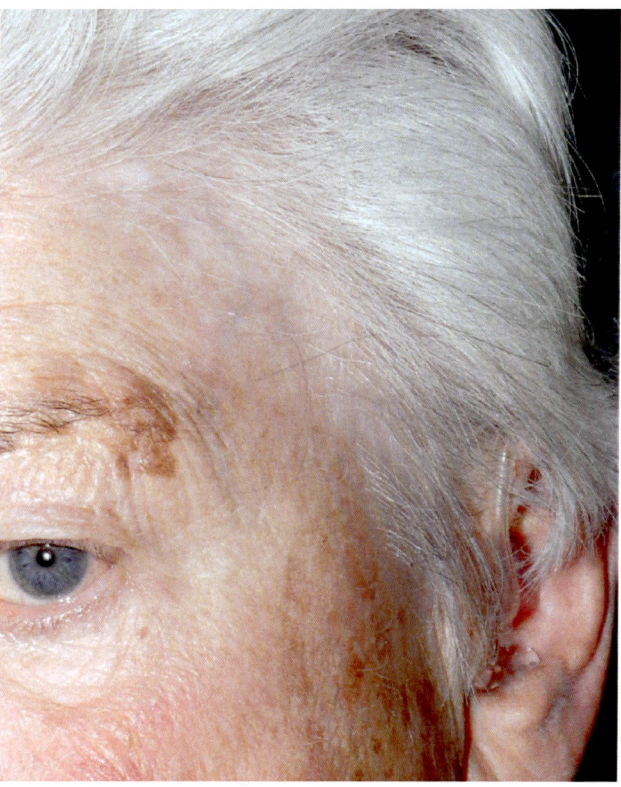

Abb. 12.10 Lentigo simplex über der linken Augenbraue, helle Lentigines ebenfalls an der Wangenregion

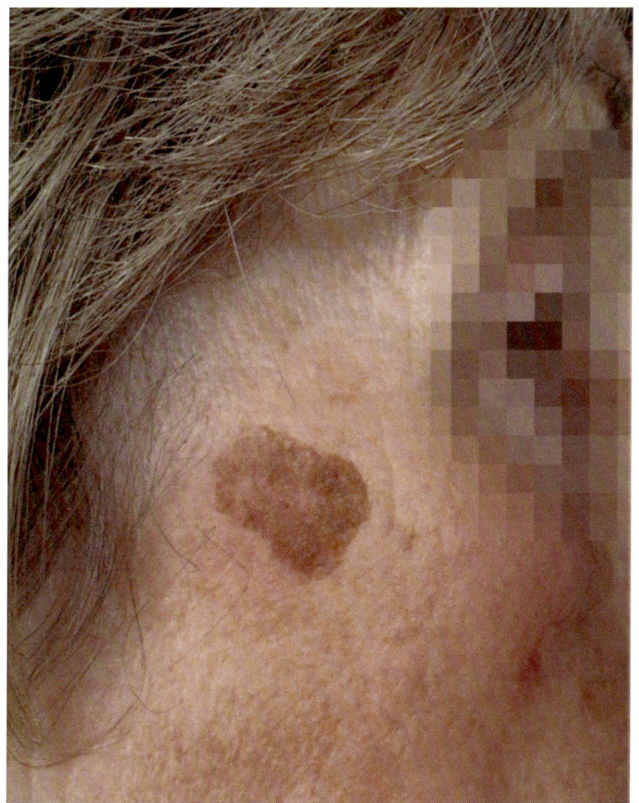

Abb. 12.11 Hellbraune Macula: Lentigo simplex an der rechten Schläfenregion

12.3   Melanozytäre Nävi

12.3.1 Naevus coeruleus

Syn.: Blauer Nävus

Hierbei handelt es sich um sehr langsam wachsende, aus pigmentierten Melanozyten bestehende, blaue oder blau-schwarze Tumoren, deren Farbton durch die tiefe Lagerung des Melanins im Korium zustande kommt. Blaue Nävi können bereits bei der Geburt vorhanden sein, sich aber auch erst im Laufe des Lebens entwickeln. Eine maligne Entartung ist bisher – gemessen an der Tumorhäufigkeit – in seltenen Einzelfällen beobachtet worden.

■■ **Klinisches Bild**

Die Tumoren sind meist nur flach, gelegentlich einmal knotig erhaben und besitzen eine glatte Oberfläche (■ Abb. 12.12, ■ Abb. 12.13). Sie sind dunkelblau, zentral gelegentlich grau bis weißlich und überschreiten einen Durchmesser von 1 cm nur selten. Blaue Nävi finden sich v. a. an den Extremitäten, besonders an Handrücken und Füßen, aber auch am Gesäß und im Gesicht.

■■ **Differenzialdiagnose**

Nävuszellnävi, thrombosiertes Angiom, Melanom, Melanommetastasen, pigmentierter Spindelzellnävus, Tätowierung.

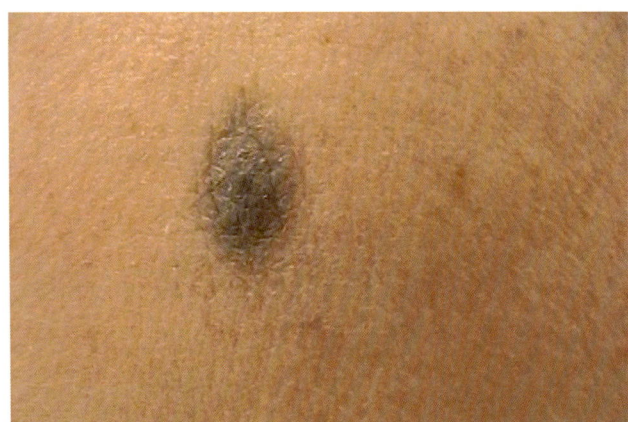

◘ Abb. 12.12 Naevus coeruleus: umschriebene dunkel-bläuliche Macula

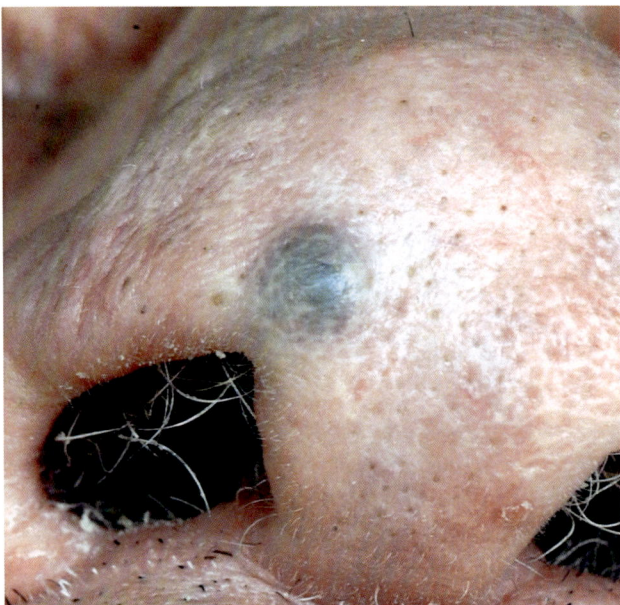

◘ Abb. 12.13 Naevus coeruleus an der Nasenspitze

▪▪ Therapie

Bei sicherer klinischer Ansprache ist v. a. bei langem, stabilem Bestand eine operative Entfernung nicht notwendig. Kürzlich aufgetretene oder größere Läsionen sollten exzidiert werden (Ausschluss eines Melanoms oder von Melanommetastasen). Entschließt man sich zu einer Exzision und einer diagnostischen Abklärung, sollte diese bis in die Subkutis reichen, da sich blaue Nävi oft bis ins tiefe Korium erstrecken.

12.3.2 Nävuszellnävi

Unter Nävuszellnävi versteht man pigmentierte, teils auch hautfarbene Läsionen, die durch einzelne oder in Aggregaten liegende Pigmentzellnester (Nävuszellnester) verursacht sind. Klinisch wichtig ist die Unterscheidung zwischen erworbenen (im Laufe des Lebens entstandenen) und kongenitalen (angeborenen) Nävuszellnävi.

> **❗** 20–30 % der maligen Melanome entstehen im Bereich eines präexistenten Nävuszellnävus. Daher ist große klinische Erfahrung in der Beurteilung der Dignität von Nävuszellnävi besonders wichtig.

12.3.2.1 Erworbene Nävuszellnävi

Nävuszellnävi sind gutartige, melanozytäre Tumoren der Haut, die durch Proliferation von Nävozyten (Nävuszellnester) entstehen. Sie sind praktisch bei jedem Menschen zu finden. Bei Geburt sind sie nur einzeln oder zu wenigen vorhanden, nehmen jedoch in den ersten Lebensjahren in ihrer Anzahl bis zum 3.–4. Lebensjahr zu, um sich anschließend langsam zurückzubilden. Einzelne Nävuszellnävi können auch noch im höheren Lebensalter neu entstehen.

▪▪ Klinisches Bild

Meist hell- bis dunkelbräunliche, flache, gelegentlich auch erhabene, rundliche, wenige Millimeter große Maculae bis hin zu stärker prominenten Tumoren in allen Brauntönen (◘ Abb. 12.14). Häufig sind Nävuszellnävi behaart, insbesondere mit dunklen Terminalhaaren (Naevus pigmentosus et pilosus). Erhabene papillomatöse, behaarte Nävuszellnävi sind meist gutartig (Naevus papillomatosus et pilosus). Eine Faustregel besagt, dass Nävi von mehr als 1,5 cm Durchmesser entweder atypische oder kongenitale Nävi oder Melanome sind. Diese Faustregel trifft aber nicht immer zu. An der Mundschleimhaut kommen Nävuszellnävi nicht vor, auch am Lippenrot handelt es sich bei umschriebener Pigmentierung in den meisten Fällen um Lentigines und nicht um einen Nävuszellnävus.

Histologisch werden – je nach Lage der Nävuszellen in der Haut – Junktionsnävi, Compoundnävi und dermale Nävi unterschieden.

▪▪ Differenzialdiagnose

Sehr wichtig ist die Differenzialdiagnose zum malignen Melanom (s. auch ▶ Abschn. 12.6, Nävus versus Melanom). Bei merklicher, rascher Größenzunahme, Veränderung des Farbtons oder gar Nässen, Blutung und Juckreiz sollte ein erfahrener Spezialist hinzugezogen werden. Sehr frühe Stadien eines malignen Melanoms können oft klinisch und gelegentlich auch dermatoskopisch schwierig von einem Nävuszellnävus unterschieden werden.

▪▪ Therapie

Liegt nicht die Sonderform eines atypischen Nävus oder eines großen kongenitalen Nävus vor, so ist keine Behandlung notwendig. Nävuszellnävi müssen nicht generell entfernt werden; dies ist jedoch immer indiziert, wenn der Verdacht auf eine einsetzende oder bevorstehende Transformation in ein Melanom besteht. Empfohlen wird auch die Exzision von Nävi, die einer ständigen Traumatisierung ausgesetzt sind (z. B. Nävi der Fußsohlen oder in der Gürtelregion). Entscheidet man sich zur Therapie, erfolgt diese bei größeren Nävuszellnävi durch (knappe) Exzision. Wichtig ist die nachfolgende histologische Sicherung, da diese den Beweis liefert, dass kein Melanom vorgelegen hat. Aus kosmetischen Gründen

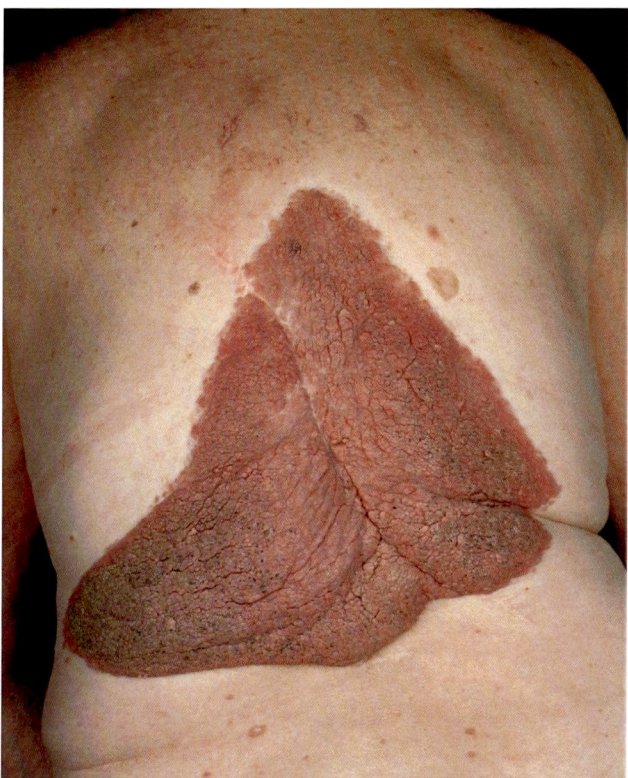

Abb. 12.14 Kongenitaler Riesennävus: sehr ausgedehnter Naevus papillomatosus am Rücken

können besonders störende, papillomatöse Nävuszellnävi auch durch tangentiale Kappung mit dem Skalpell entfernt werden. Die inkomplette Entfernung eines Nävus ist allerdings zu vermeiden, da ein Rezidiv klinisch und histologisch einem Melanom ähnlich sehen kann ("Pseudomelanom").

Klinische Auffälligkeiten

Nävuszellnävi sind klinisch meist unverwechselbar. Bei folgenden klinischen Zeichen sollten Nävuszellnävi dermatoskopisch untersucht und ggf. exzidiert werden (▶ Abschn. 12.6):

- Zunahme der Fläche oder der Erhabenheit
- Zunahme der Pigmentierung, Änderung der Pigmentierung
- Entwicklung eines pigmentierten Hofes um einen Nävus
- Entzündliche Reaktionen an Nävuszellnävi
- Juckreiz
- Erosion und Blutung

12.3.3 Dermale Nävi

■■ **Klinisches Bild**

Dermale Nävi sind hautfarbene, halbkugelige, fibromähnliche Knötchen oder Knoten meist mit glatter Oberfläche, aus

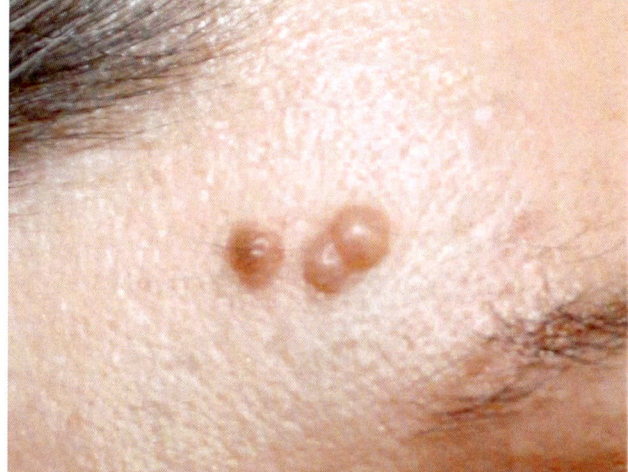

Abb. 12.15 Dermale hautfarbene Nävi, die als halbkugelige Knoten imponieren

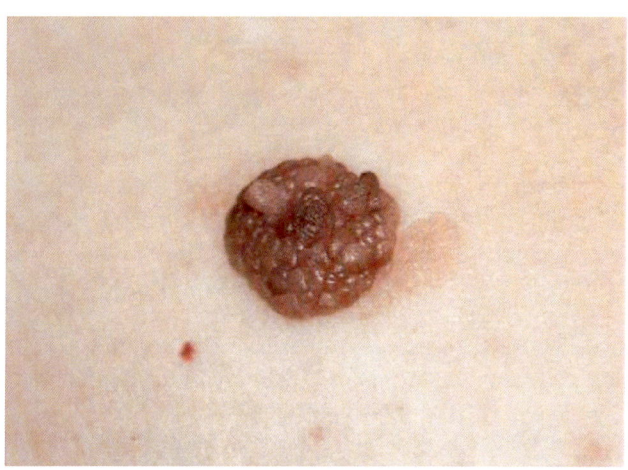

Abb. 12.16 Papillomatöser, pigmentierter, klinisch unauffälliger Nävus

denen gelegentlich borstige Haare ragen (im Volksmund bei Lokalisation an der Nase auch als "Hexenwarze" bezeichnet) (■ Abb. 12.15, ■ Abb. 12.16, ■ Abb. 12.17). Histologisch liegen bei diesem Nävustyp die Nävuszellnester in der Dermis.

■■ **Differenzialdiagnose**

Basalzellkarzinom, Dermatofibrom, Melanom, seborrhoische Keratose.

■■ **Therapie**

Eine Behandlung ist nicht erforderlich. Gelegentlich ist eine Exzision aus kosmetischen Gründen erwünscht. Bei tieferen dermalen Nävi empfiehlt sich die Exzision mittels Stanzbiopsie und anschließender feinster Naht. Bei papillomatösen Läsionen kann eine Abtragung mittels ablativen Lasers versucht werden (hierbei muss die klinische Diagnose absolut sichergestellt sein).

❗ Rezidivgefahr: Bei der Ablation mittels CO_2- oder Erbiumlaser können Rezidive auftreten.

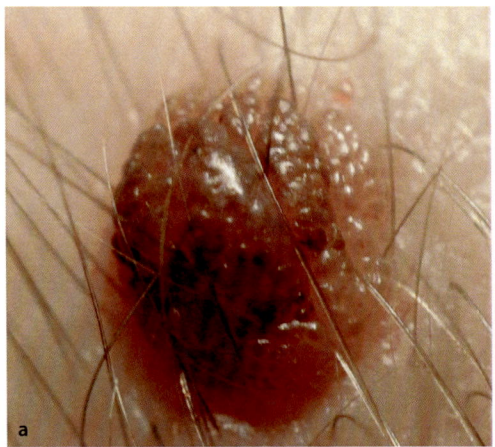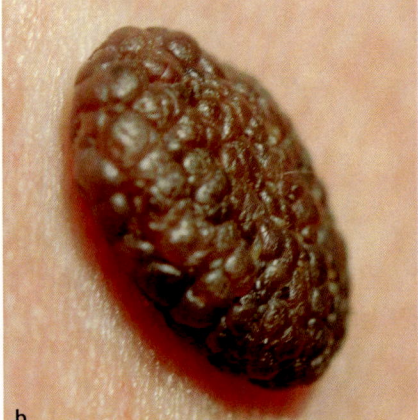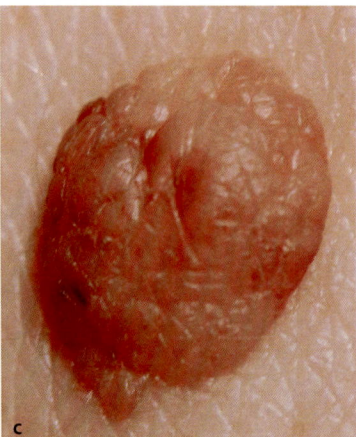

◼ Abb. 12.17a–c   Papillomatöse Nävi

12.3.4   Kongenitale melanozytäre Nävi

Syn.: Angeborene Nävi

Hierbei handelt es sich um angeborene oder kurz nach der Geburt auftretende Nävuszellnävi. Kongenitale Nävi sind seltener als sogenannte erworbene Nävuszellnävi. Etwa 1 % aller Neugeborenen weisen Pigmentläsionen im Sinne kongenitaler Nävuszellnävi auf. Bei großer Ausdehnung oder ungünstiger Lokalisation können sie zu erheblicher ästhetischer Beeinträchtigung führen. Insbesondere aus größeren kongenitalen Nävi können mit höherer Wahrscheinlichkeit Melanome entstehen, deshalb werden sie zu den sogenannten Melanom-Präkursorläsionen gerechnet. Zudem besteht bei großen kongenitalen Nävi das Risiko einer Beteiligung des Zentralnervensystems (neurokutane Melanose).

▪▪ Klinisches Bild

Unterschiedlich große, umschriebene Maculae mit hellbrauner bis schwärzlicher Pigmentierung, die häufig vermehrte Behaarung aufweisen (gelegentlich auch als „Tierfellnävus" bezeichnet). Üblicherweise wird zwischen kleinen (<1,5 cm Durchmesser), mittelgroßen (1,5–19,9 cm) und großen kongenitalen Nävi (>20 cm Durchmesser) unterschieden. Hierbei wird vom Durchmesser ausgegangen, der beim Erwachsenen zu erwarten ist.

Eine neuere Klassifikation unterscheidet zwischen kleinen (<1,5 cm), mittelgroßen (1,5–10 cm) und großen kongenitalen Nävi (>10 cm) und Riesennävus (>20 cm), wobei der Riesennävus in G1 (21–30 cm), G2 (31–40 cm) und G3 (>40 cm) eingeteilt wird, und das Vorliegen von 50 Satellitenläsionen zur Einordnung in die nächsthöhere Kategorie führt. Riesennävi mit zahlreichen Satelliten können Pigmentzellen auch im Zentralnervensystem aufweisen (neurokutane Melanose) und haben ein erhöhtes Entartungsrisiko.

Kongenitale Nävi wachsen proportional zum Größenwachstum der Haut. Ist der Durchmesser eines kongenitalen Nävus am Rumpf 6 cm groß, so wird sich daraus ein großer kongenitaler Nävus entwickeln.

Entartungsrisiko

Von vielen Autoren wurde ein erhöhtes Entartungsrisiko kongenitaler Nävi auch im Kindesalter postuliert. Für kleine und mittelgroße kongenitale Nävi gibt es keine gesicherten Daten über das Entartungsrisiko. Unabhängig von der Größe wird das Entartungsrisiko kongenitaler Nävi mit 0,7 % und ein 465-fach erhöhtes relatives Risiko für die Entwicklung eines malignen Melanoms angegeben. Ein vielfach erhöhtes Entartungsrisiko geht von großen kongenitalen Nävi und Riesennävi aus (5–15 %). Die Melanommortalität ist bei Patienten mit großen kongenitalen Nävi 1046-fach erhöht.

Melanome in kongenitalen Nävi zeichnen sich durch Auftreten in der Kindheit und oft unbemerktem Beginn mit aggressivem Verlauf aus. Unter den großen kongenitalen Nävi penetrieren 75 % in die Subkutis, sodass hier ein Teil der Melanome nicht in der Epidermis, sondern in der Dermis oder tieferen Strukturen entsteht.

▪▪ Therapie

Durch die Leitlinien der Deutschen Dermatologischen Gesellschaft sind abgestufte Empfehlungen festgelegt, die kongenitale Nävi als eine „relative Behandlungsindikation" darstellen. Einige Autoren legten jedoch die Exzision auch kleiner und mittelgroßer kongenitaler Nävi für die Pubertätszeit nahe. Zudem können neben der medizinischen Indikation zur Melanomprophylaxe psychosoziale und ästhetische Aspekte eine Indikation zur Exzision darstellen, insbesondere bei entstellenden Nävi im Gesicht.

In jedem Fall sollten auch kleine und mittelgroße kongenitale Nävi regelmäßig dermatologischen Kontrollen unterzogen werden, eine computergestützte Speicherung und Fotodokumentation des klinischen und auflichtmikroskopischen Bildes kann hilfreich sein.

> **Therapiehinweis:** Bei dermatoskopischen Auffälligkeiten sollten kongenitale Nävi exzidiert werden, wobei stets das Melanomrisiko mit dem Operationsrisiko und den kosmetischen Konsequenzen abgewogen werden sollte.

■■ Prävention

Der Beratung von Eltern mit Kindern, die große kongenitale Nävi oder kongenitale Riesennävi aufweisen, kommt eine außerordentlich große Bedeutung zu. Bereits kurz nach der Geburt sollten Familien von betroffenen Kindern mit kongenitalen Nävi ab einem Durchmesser von 10 cm an spezialisierte Zentren verwiesen werden. Auch über das Internet (www.naevus-netzwerk.de, ww.nevus.org) kann ein Austausch unter Betroffenen und der Kontakt zu spezialisierten Zentren vermittelt werden.

Entschließen sich die Eltern zur Exzision bei ihrem Kind, so wird diese frühzeitig und möglichst im ersten Lebensjahr empfohlen. Oft sind mehrzeitige Operationen (Serienexzisionen) unter großer Hautspannung mit umliegender Hautexpansion notwendig oder Expansion der Haut mit Expandertechnik und plastische Deckung. Hinsichtlich der operativen Entfernung ist dabei anzumerken, dass neben einer Allgemeinanästhesie auch im Kindesalter Tumeszenz-Lokalanästhesien sehr gut möglich sind, Nävi im Säuglingsalter am kleinsten sind und sich gleichzeitig die Haut am besten mobilisieren lässt.

Bei ausgedehntem Befall ist eine Totalentfernung nicht möglich; in diesem Fall sind oberflächlich ablative Behandlungen (Dermabrasio) beschrieben. Hierbei werden die besten kosmetischen Ergebnisse erreicht, wenn die Hautabrasion innerhalb der ersten 2–3 Lebensmonate erfolgt. Da oberflächlich ablative Verfahren (Dermabrasio, Laserbehandlung) die tieferen Anteile nicht erreichen, sind diese Verfahren nur bedingt eine therapeutische Alternative, um das Entartungsrisiko zu minimieren oder um ästhetisch gute Ergebnisse zu erzielen.

12.3.5　Tierfellnävus

Syn.: Naevus pigmentosus et pilosus

Tierfellnävi (Riesennävi) sind große, zumeist behaarte, kongenitale Nävuszellnävi, die gelegentlich auch in Vielzahl vorhanden sind und sich nicht zurückbilden. Sie weisen eine stark pigmentierte, derbe Behaarung auf. Da sie den kongenitalen Nävuszellnävi zugeordnet werden, werden kleine (<1,5 cm), mittelgroße (1,5–20 cm) und große (>20 cm) Nävi unterschieden, die sich in ihrer Prognose hinsichtlich Melanomentwicklung unterscheiden.

Bei der Melanosis neurocutanea (Touraine-Syndrom) liegen ausgedehnte kongenitale pigmentierte und behaarte Nävuszellnävi vor (bei Neugeborenen >9 cm am Kopf und >6 cm am Körper) in Verbindung mit Ansammlung von pigmentbildenden Nävuszellen in den Leptomeningen von Gehirn und Rückenmark. In 64 % der Fälle entwickelt sich ein okklusiver Hydrocephalus internus, in 62 % der Fälle ein malignes Melanom. Gelegentlich nehmen sie große Teile des Rumpfs ein. Entsprechend ihrer Anordnung spricht man von Badehosennävus etc.

Die Entwicklung eines malignen Melanoms in einem großen Tierfellnävus kommt insgesamt häufiger vor als in anderen Nävuszellnävi.

■■ Klinisches Bild

Meist dunkelbraune, abschnittsweise aber oft auch hellere weiche Tumoren, die großflächig sind und an der Oberfläche teilweise glatt oder gefurcht bis papillomatös erscheinen. Dicke, braun-schwarze Haare bedecken häufig den Tumor, wobei sie Wirbel bilden. Die Größe variiert beträchtlich; sie reicht von Münzgröße bis zur Bedeckung größerer Körperareale, z. B. einer gesamten Extremität. Alle Körperpartien können betroffen sein (◘ Abb. 12.18, ◘ Abb. 12.19, ◘ Abb. 12.20, ◘ Abb. 12.21, ◘ Abb. 12.22).

■■ Differenzialdiagnose

Melanom.

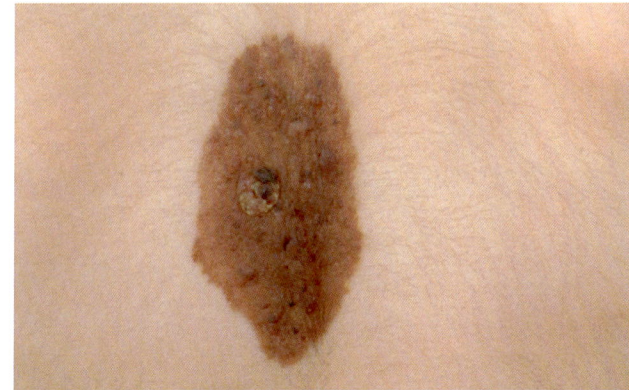

◘ **Abb. 12.18**　Mittelgroßer, hell- bis dunkelbrauner Naevus pigmentosus et pilosus am Rücken

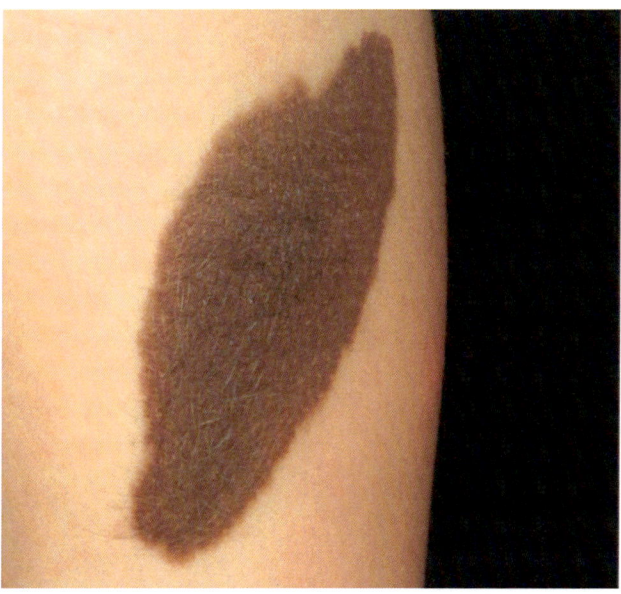

◘ **Abb. 12.19**　Mittelgroßer bis großer, dunkelbrauner Naevus pigmentosus et pilosus am Unterschenkel

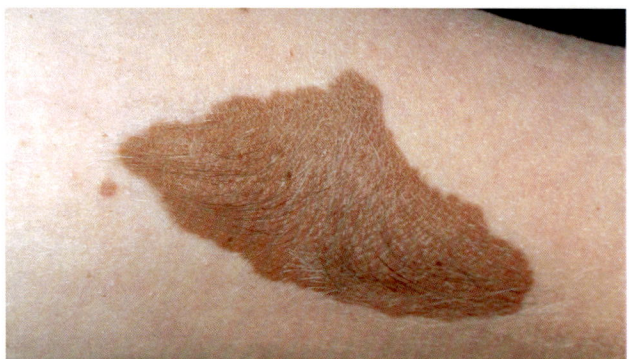

◘ Abb. 12.20   Großer, hellbrauner Naevus pigmentosus et pilosus am Oberschenkel

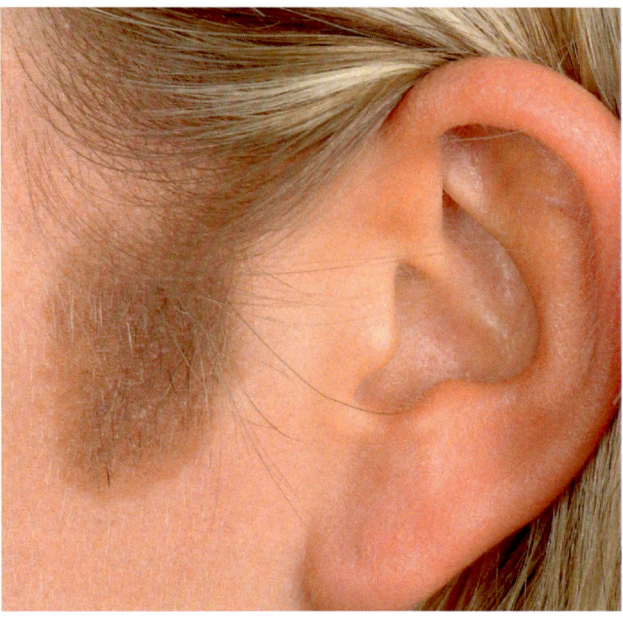

◘ Abb. 12.21   Mittelgroßer, hellbrauner Naevus pigmentosus et pilosus vor dem Tragus links

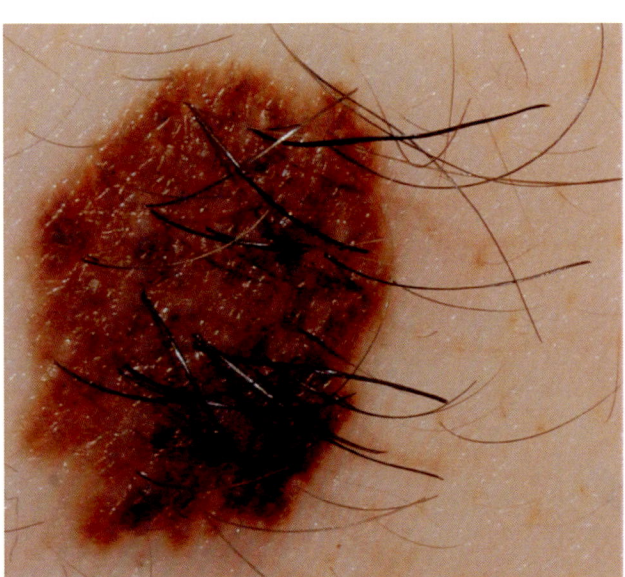

◘ Abb. 12.22   Naevus pigmentosus et pilosus

◾◾ Therapie

Eine operative Entfernung ist, falls möglich, indiziert, v. a. bei großen Nävi. Die Exzision bzw. Serienexzisionen werden auch hier bei großen Nävi möglichst im ersten Lebensjahr empfohlen. Gerade bei den Tierfellnävi kann allerdings die plastisch-chirurgische Therapie wegen der Größe und der Lokalisation der Herde besonders schwierig sein (s. Therapie bei kongenitalen Nävi).

12.4   Sonderformen und Differenzial-diagnosen von Nävi

12.4.1   Schwarzer Nävus

Syn.: „hypermelanotic nevus"
◾◾ Klinisches Bild

Klinisch handelt es sich um dunkelbraune, meist jedoch schwarze Maculae und Papeln, die bevorzugt am Rücken lokalisiert sind (◘ Abb. 12.23). Der Durchmesser der Läsion ist eher klein und erreicht etwa 6 mm. Das Durchschnittsalter der Patienten beträgt 40 Jahre. Diese melanozytären Tumoren können klinisch v. a. mit einem frühen malignen Melanom verwechselt werden. Die homogene schwarze Farbe, der kleine Durchmesser, die Symmetrie und scharfe Begrenzung erlauben jedoch oft die Abgrenzung zum Melanom.

◾◾ Differenzialdiagnose

Melanom, Lentigo simplex, Lentigo solaris, retikuläre Lentigo, dysplastischer Nävus, Naevus coeruleus, pigmentierter Spindelzelltumor, thrombosiertes Angiom, pigmentiertes Basalzellkarzinom (◘ Abb. 12.24, ◘ Abb. 12.25).

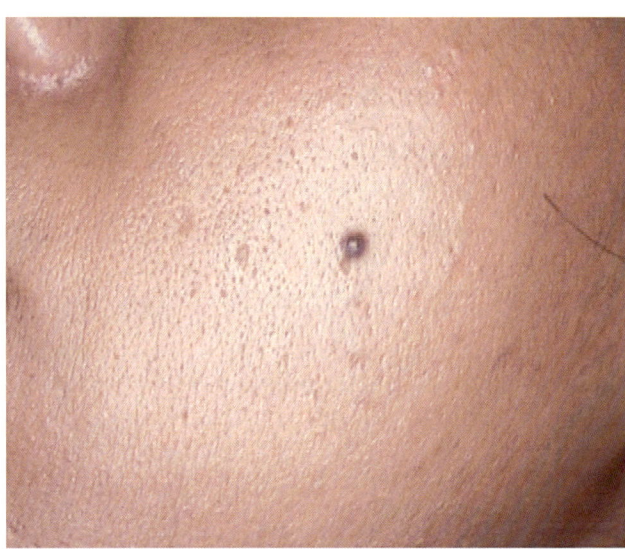

◘ Abb. 12.23   Dunkel-schwärzlicher, leicht papulöser Nävus mit homogener Farbe und Pigmentierung

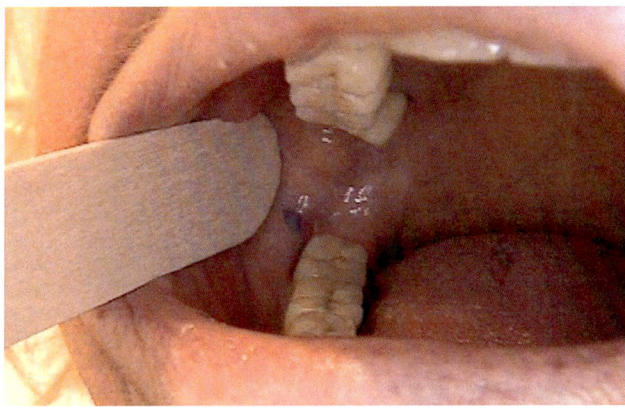

Abb. 12.24 Amalgamtätowierung: schwärzliche Verfärbung als Differenzialdiagnose zu Nävi und dem malignen Melanom

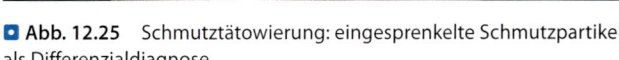

Abb. 12.25 Schmutztätowierung: eingesprenkelte Schmutzpartikel als Differenzialdiagnose

12.4.2 Naevus Spitz

Syn.: Spindelzellnävus, Spitz-Tumor (veraltet auch Benignes juveniles Melanom)

Dieser stets gutartige, häufig pigmentarme, gelegentlich dunkelpigmentierte Tumor kommt hauptsächlich bei Kindern und nur selten bei Erwachsenen vor. Es handelt sich um eine besondere Form eines Pigmentzellnävus, die histologisch spitzoide Melanozyten aufweist.

Klinisches Bild

Meist in früher Kindheit entwickelt sich ein runder, halbkugeliger oder kegelförmig erhabener Tumor. Dieser ist aufgrund seiner starken Durchblutung rot oder rotbraun gefärbt, in seltenen Fällen aber auch braun. Maximal wird eine Größe von 1–2 cm im Durchmesser erreicht. Die Oberfläche ist manchmal verletzlich oder krustös; nach geringer Traumatisierung kann es sogar zu Blutungen kommen. Die häufigste Lokalisation ist das Gesicht, v. a. die Wangen; dann folgen Beine und andere Hautregionen. Gelegentlich kann sich der Spitz-Nävus auch pigmentiert präsentieren.

Differenzialdiagnose

Malignes Melanom.

Therapie

Die Behandlung der Wahl ist die operative totale Entfernung des Tumors. Eine größere Exzision mit einem Sicherheitsabstand ist nicht erforderlich.

12.4.3 Sutton-Nävus

Syn.: Halo-Nävus

Klinisches Bild

Dies ist eine Sonderform eines Nävuszellnävus, die durch einen runden oder rundlichen, depigmentierten Hof um den zentral liegenden, pigmentierten oder nichtpigmentierten Nävuszellnävus gekennzeichnet ist (■ Abb. 12.26, ■ Abb. 12.27, ■ Abb. 12.28). Im Verlauf kann sich der Nävuszellnävus in der

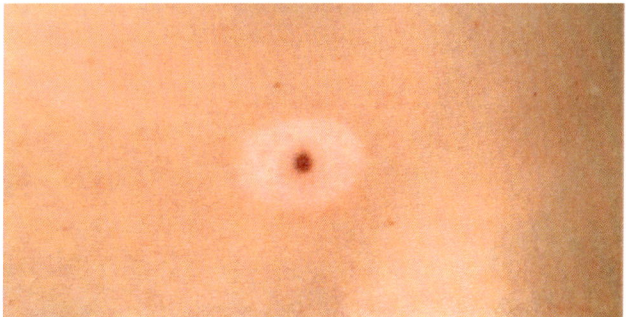

Abb. 12.26 Sutton-Nävus (Halo-Nävus): runder, depigmentierter, weißer Hof um einen pigmentierten Nävuszellnävus

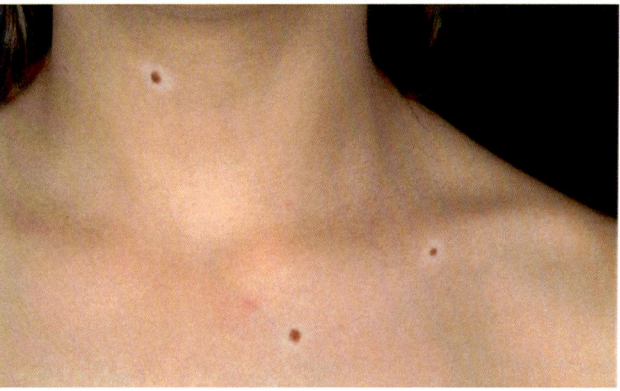

Abb. 12.27 Multiple Halo-Nävi über der Klavikula und am Hals

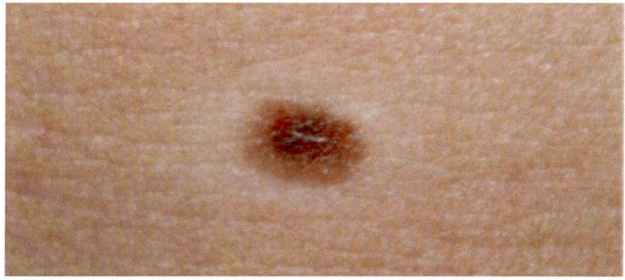

Abb. 12.28 Sutton-Nävus (Halo-Nävus): runder, depigmentierter, weißer Hof um einen pigmentierten Nävuszellnävus

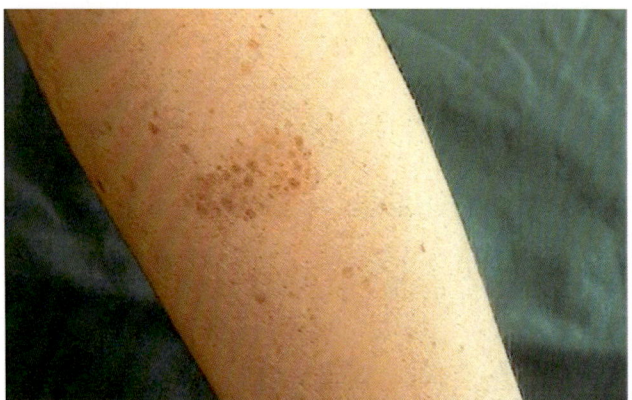

Abb. 12.29 Naevus spilus: Lentigines auf Café-au-lait-Fleck

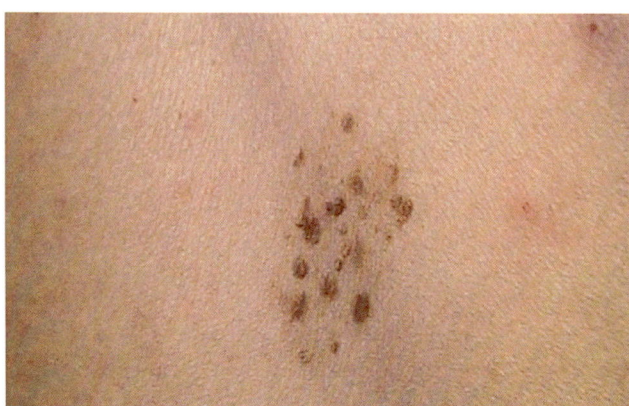

Abb. 12.30 Café-au-lait-Fleck

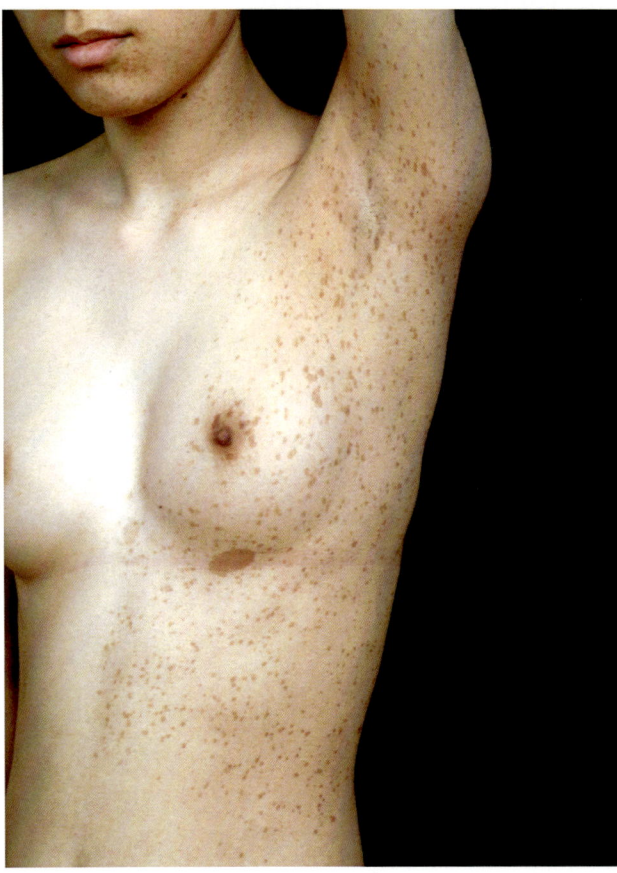

Abb. 12.31 Halbseitiger Naevus spilus

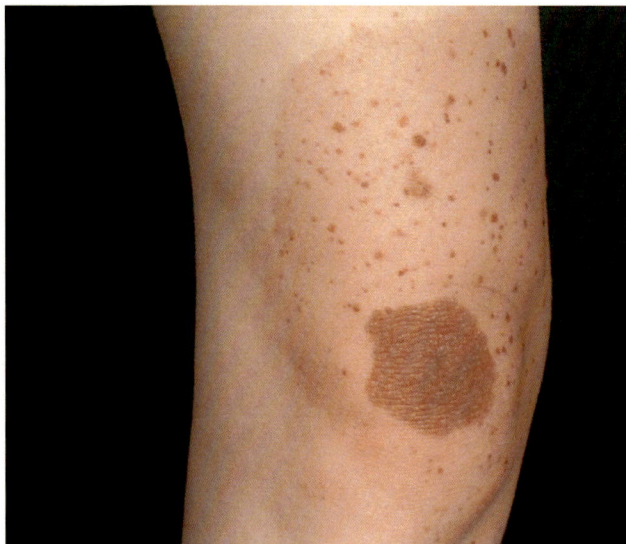

Abb. 12.32 Naevus spilus: scharf begrenzte, hellbraune Macula mit multiplen dunkleren Lentigines

■■ **Differenzialdiagnose**
Regressives Melanom.

12.4.4 Naevus spilus

Syn.: Kiebitznävus
■■ **Klinisches Bild**
Der Naevus spilus ist eine großflächige, unregelmäßig konfigurierte, scharf begrenzte, hellbraune Verfärbung (Café-au-lait-Fleck) mit einliegenden Lentigines und Nävuszellnävi (■ Abb. 12.29, ■ Abb. 12.30, ■ Abb. 12.31, ■ Abb. 12.32). Naevi spili kommen solitär als harmloser Befund häufig vor.

■■ **Therapie**
Die Entfernung eines Naevus spilus ist nicht zwingend erforderlich. Äußerst selten kann sich allerdings in den dunklen Bereichen ein Melanom entwickeln, weshalb regelmäßige Kontrollen empfohlen werden.

Mitte zurückbilden, sodass eine Zeit lang nur noch der nichtpigmentierte weiße Hof sichtbar ist. Schließlich kann auch dieser durch Repigmentierung völlig verschwinden. Sutton-Nävi können einzeln oder in der Vielzahl zwischen anderen unauffälligen Nävuszellnävi auftreten und beunruhigen oft den Patienten, sind jedoch nicht maligne. Eine Exzision ist nicht zwingend erforderlich. Ein weißer Hof kann sich jedoch gelegentlich auch beim Melanom finden, was zu Verwechslungen führen kann. Deshalb ist in nicht eindeutigen Fällen eine Exzision mit histologischer Sicherung anzustreben.

12.4.5   Atypischer Nävus

Syn.: „atypical mole", atypischer melanozytärer Nävus, dysplastischer Nävus, Clark-Nävus

Zur Namensgebung: Der Begriff „dysplastischer Nävus" wird kontrovers diskutiert. 1992 wurde empfohlen, die Bezeichnung dysplastischer Nävus nicht mehr zu verwenden. Es wurde vorgeschlagen, den klinischen Begriff atypischer Nävus („atypical mole") einzuführen. Genaue Definitionen wurden nicht präsentiert. Dieser Vorschlag wurde von einigen anderen Autoren als unverständlich angeführt. Derzeit werden beide Begriffe (teils synonym) verwendet. Auf Vorschlag einer Konsensus-Arbeitsgruppe wird empfohlen, von atypischen Nävi und dem Syndrom atypischer Nävi zu sprechen.

Atypische oder dysplastische Nävi weisen ein „unruhigeres Bild" als normale Nävi auf. Die klinische und auflichtmikroskopische Unterscheidung zwischen einem atypischen Nävus und einem Melanoma in situ ist nicht immer möglich. Der Zusammenhang zwischen atypischen Nävi und einem erhöhten Risiko zur Melanomentstehung ist nicht eindeutig klar. Es besteht jedoch kein Zweifel, dass Personen mit atypischen Nävi in Familien mit familiärem Melanom (dysplastisches Nävus-Syndrom) ein erhöhtes Melanomrisiko aufweisen. Ebenso ist von Bedeutung, dass Personen mit einer großen Anzahl gewöhnlicher Nävi und zusätzlich vielen atypischen Nävi als Patienten mit einem erhöhten Melanomrisiko identifiziert werden können.

■■ Klinisches Bild

Atypische Nävi sind auffällige, meist mehr als 5 mm große Nävuszellnävi mit dunkler Pigmentierung und unregelmäßiger Konfiguration. Sie wirken „wie Fremdkörper" am Hintergrund der Haut und sind auch individuell verschieden. Ihre Kontur ist oft unregelmäßig, die Begrenzung eher unscharf, die Pigmentierung meist unregelmäßig (■ Abb. 12.33, ■ Abb. 12.34).

■■ Differenzialdiagnose

Melanom, seborrhoische Keratosen, Naevus coeruleus.

■■ Therapie

Atypische Nävi, die klinisch nicht eindeutig von einem frühen Melanom unterscheidbar sind, sollten operativ entfernt und histologisch untersucht werden.

> **Melanompräkursoren**
>
> Hierunter werden Nävuszellnävi verstanden, die mit höherer Wahrscheinlichkeit in ein Melanom übergehen. Davon zu unterscheiden sind die Frühformen des Melanoms (Melanoma in situ).
> Zu den Melanompräkursoren zählen kongenitale Nävuszellnävi und die Lentigo maligna. Auch atypische Nävi (dysplastische Nävi) werden als Melanompräkursoren diskutiert.

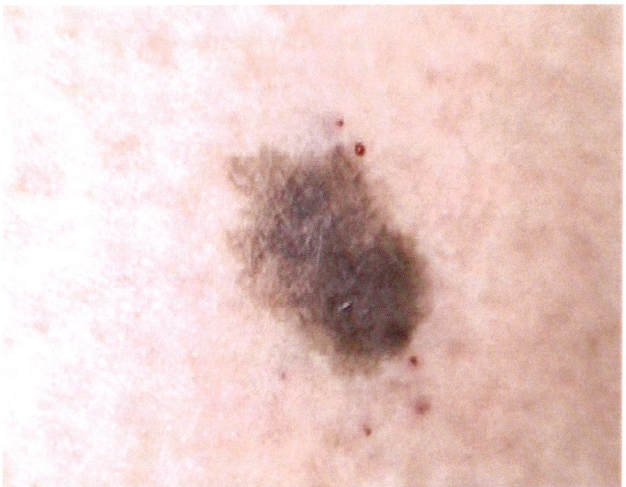

■ **Abb. 12.33**   Atypischer (dysplastischer) Nävus mit beginnender maligner Transformation

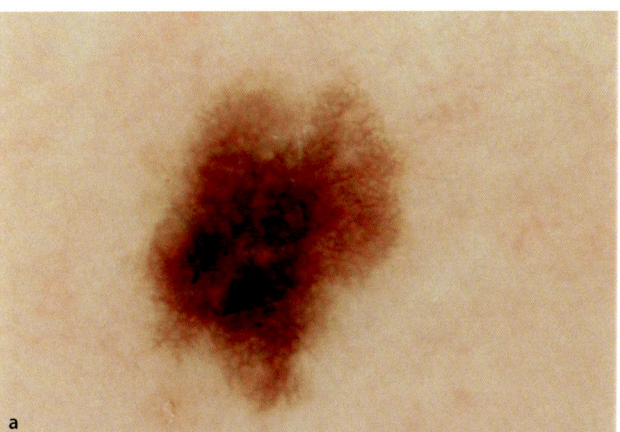

a

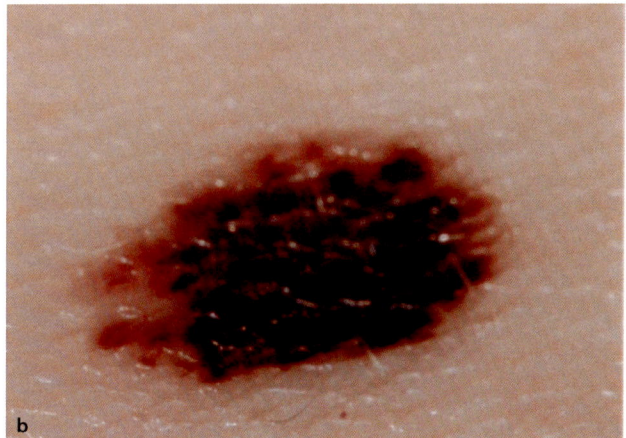

b

■ **Abb. 12.34a,b**   Dysplastische Nävi

◘ Abb. 12.35   Rücken eines Patienten mit multiplen Nävuszellnävi

12.5   Management von Patienten mit multiplen und atypischen Nävi (Syndrom der dysplastischen Nävi)

Neben der Exzision verdächtiger Läsionen müssen bei Patienten mit multiplen oder atypischen (dysplastischen) Nävi regelmäßige Kontrollen durchgeführt werden (alle 6–12 Monate) (◘ Abb. 12.35). Der Patient sollte auf Warnzeichen und auf prompte Wiedervorstellung bei Veränderung der Nävi hingewiesen werden (ABCD-Regel). Vor UV-Exposition müssen Patienten mit multiplen oder atypischen (dysplastischen) Nävi gewarnt werden.

Besonders geeignet sind in diesen Krankheitsfällen die computerassistierte digitale Fotodokumentation der Nävuszellnävi und die Speicherung des dermatoskopischen Bildes einiger auffälliger Nävi. Hierbei wird das Integument regionenweise fotografiert, dies kann mit auflichtmikroskopischen Verfahren kombiniert werden (computergestützte Fotodokumentation und Dermatoskopie). Bei den regelmäßigen Vorstellungen der Patienten werden Nävi kontrolliert, das auflichtmikroskopische Bild mit dem Vorbefund verglichen und aktiv wachsende Nävi aufgespürt. Auf diese Weise wird neben den morphologischen Kriterien das Kriterium „dynamisches Verhalten" miteingebunden.

12.6   Nävus versus Melanom – Differenzialdiagnose

12.6.1   Vorveränderungen und Frühformen

Gerade in der Anfangsphase ist das Melanom besonders schwierig von Nävuszellnävi abzugrenzen, vor allem von den atypischen Nävuszellnävi. Diese gelten neben kongenitalen Nävuszellnävi und der Lentigo maligna nach heutiger Ansicht als fakultative Vorstufe eines malignen Melanoms. In der Regel entsteht ein malignes Melanom auf vorher unveränderter Haut, doch entwickelt sich auch ein geringer Teil innerhalb eines benignen Nävuszellnävus, der längere Zeit vorher

bestanden hat. Verdächtige Anzeichen sind in der folgenden Übersicht aufgeführt.

> **Symptome verdächtiger Nävuszellnävi**
> - Rasche Größenzunahme innerhalb von wenigen Wochen oder Monaten
> - Veränderung der Pigmentierung, v. a. Dunkelfärbung
> - Zentrale Hyper- oder Hypopigmentierung
> - Grau-, Blau- und Rottöne innerhalb des Pigmentmals
> - Entzündlich roter Rand
> - Unscharfe Begrenzung
> - Nässen, Krustenbildung
> - Blutungen, spontan oder durch leichte Verletzungen
> - Juckreiz

Hilfreich für die Untersuchung ist ebenfalls die sogenannte ABCD-Regel, durch die die Früherkennung melanomverdächtiger Pigmentmale erleichtert wird.

> **ABCD-Regel für die Verdachtsdiagnose des kutanen Melanoms**
> - A: Asymmetrie
> - B: Begrenzung unregelmäßig
> - C: Kolorit in der Läsion variierend
> - D: Durchmesser >5 mm

> ❶ Die ABCD-Regel lässt sich nicht auf alle malignen Melanome anwenden. Insbesondere auf noduläre Melanome trifft sie nur eingeschränkt zu.

12.6.2   Melanomsimulatoren und deren Differenzialdiagnose

Bei der klinischen Diagnose maligner Melanome ist ein breites Spektrum von Differenzialdiagnosen zu berücksichtigen. Die Differenzialdiagnose auch der Frühformen umfasst neben den Pigmentnävi zahlreiche weitere Hauttumoren (Angiokeratom, pigmentiertes Basaliom, seborrhoische Warze, pyogenes Granulom etc.). Insbesondere für die Abgrenzung gegenüber den dysplastischen melanozytären Nävi und sogenannten Melanomsimulatoren (Naevus coeruleus, thrombosierte Angiome, Spitznävus, akrale Nävi, genitale Nävi etc.) ist eine spezielle Erfahrung erforderlich.

Die wichtigsten Melanomsimulatoren sind in der folgenden Übersicht aufgeführt.

> **Die wichtigsten klinischen Simulatoren des malignen Melanoms**
> - Spitznävi und Varianten
> - Dysplastische Nävi
> - Kombinierte Nävi
> - Blaue Nävi

- Rezidiv-Nävi
- Halo-Nävi
- Kongenitale Nävi bei Neugeborenen
- Akrale Nävi
- Genitale Nävi
- Thrombosierte Angiome
- Pigmentierte Basaliome

12.6.3 Diagnostische Methoden

Mit der **auflichtmikroskopischen Untersuchung** lässt sich die Sensitivität der Melanomdiagnose auf 70–80 % auf gar 90 % anheben. Insbesondere die Unterscheidung von dysplastischen, melanozytären Nävi und malignen Melanomen ist mit dieser Methode in den meisten Fällen möglich (◘ Abb. 12.36, ◘ Abb. 12.37). Die wichtigsten auflichtmikroskopischen Kriterien für die Melanomdiagnose sind in ◘ Tab. 12.1 zusammengefasst.

Die **hochauflösende Ultraschalluntersuchung** mit 20-MHz-Sonden trägt wenig zur Differenzialdiagnose des Melanoms bei, sie kann allenfalls zur Abgrenzung seborrhoischer Keratosen und zur Abschätzung der Tumordicke herangezogen werden.

> Jeder auf ein Melanom verdächtige Tumor sollte vor einer Therapie unverzüglich von einem Dermatologen beurteilt werden (▸ Abschn. 12.6.2). Zur Abgrenzung und sicheren Diagnosestellung sollten auflichtmikroskopische (dermatoskopische) Untersuchungen erfolgen. Die weitere Diagnostik und Therapie erfolgt in Abhängigkeit von der Tumordicke und anderen Faktoren.

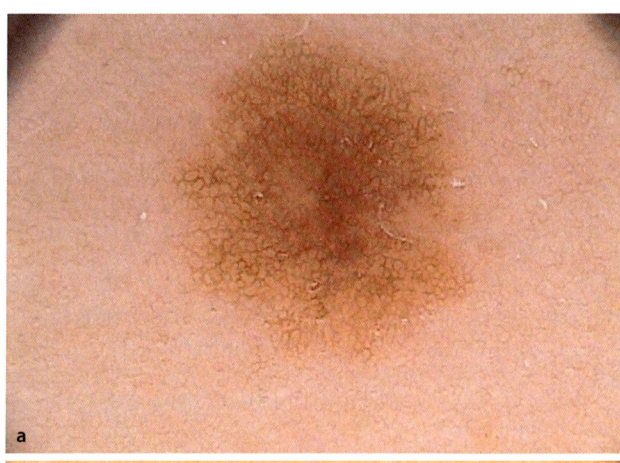
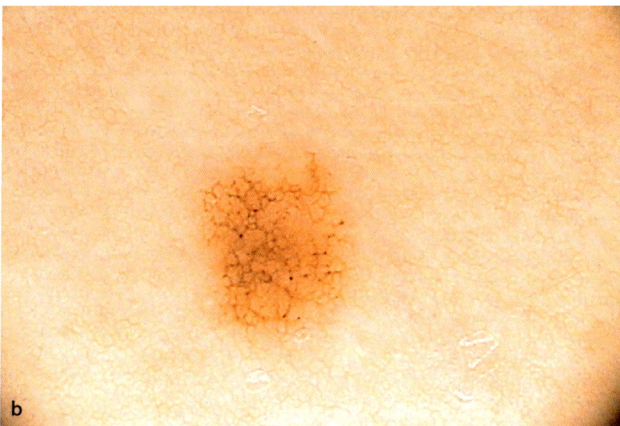

◘ **Abb. 12.36a,b** Dermatoskopische Bilder von Nävuszellnävi: symmetrisches Bild, regelmäßiges Pigmentnetz, homogene Farbe, regelmäßige Begrenzung

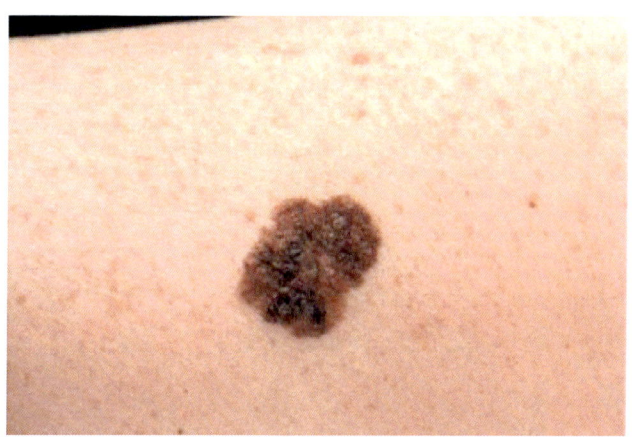

◘ **Abb. 12.37** Beginnendes Melanom (superfiziell spreitend) in einem kongenitalen Nävus: inhomogene, schwärzlich braune Pigmentierung in einigen Arealen des Pigmentmals

◘ **Tab. 12.1** Dermatoskopische Abgrenzung eines Nävus zum Melanom		
Kriterium	**Nävus**	**Melanom**
Pigmentnetz	Regelmäßig, diskret, engmaschig fein	Unregelmäßig, prominent, weitmaschig grob, Abbrüche des Pigmentnetzes, irreguläre Ausläufer
„Braune Tupfer" (Pigmentzellnester)	Regelmäßig	Unregelmäßig
„Schwarze Pünktchen" (Pigmentzellnest der Hornschicht)	–	+
„Schleier"	–	+
Fibrose, Regression	–	+
Grau-blaue Areale	–	+
+ vorhanden/liegt vor, – nicht vorhanden/liegt nicht vor.		

Weiterführende Literatur

Brod C, Schippert W, Breuninger H (2009) Dysplastic nevus syndrome with development of multiple melanomas. A surgical concept for prophylaxis. J Dtsch Dermatol Ges 7: 773–775

Cohan LM, Benjon SD, Johnsen TB, Golit LE (1997) Hypermelanotic naevus. Am J Dermatopatol 19: 23–30

Furuya A, Namiki T, Takayama K, Amano M, Ueno M, Nojima K, Hanafusa T, Miura K, Yokozeki H (2017) Dermal melanoma arising in a congenital large plaque-type blue nevus. J Dtsch Dermatol Ges 15: 842–844

Hauschild A, Garbe C, Bauer J, et al. (2006) Melanozytäre Nävi: J Dtsch Dermtol Ges 4: 686–697

Hein R (1997) Besonderheiten der Wundheilung im Kindesalter zwischen adulter und fetaler Haut. In: Hohenleutner U, Landthaler M (Hrsg) Fortschritte der operativen und onkologischen Dermatologie, Bd 12. Blackwell, Berlin, S 167–172

Kerl H (1992) Das maligne Melanom. Hoffmann La Roche, Wien.

Kerl H, Soja HP, Zeroni L, Wolf (1993) Ancient Naevus: a benign simulator of melanoma. J Cutan Pathol 20: 550

Krengel S, Hauschild A, Schäfer T (2006) Melanoma risk in congenital melanocytic naevi – a systematic review. Br J Dermatol 155: 1–8

Krengel S, Breuninger H, Hauschild A, Höger P, Merl V, Hamm H (2008) Aufbau eines deutschsprachigen Netzwerks für Patienten mit kongenitalen melanozytären Nävi. J Dtsch Dermtol Ges (JDDG) 54: 868–870

Rothfuß M, Schilling M, Breuninger H (2009) Frühzeitige Exzision kongenitaler melanozytärer Nävi in Tumeszenz-Lokalanästhesie mit Hautexpansion durch intrakutane Achter-Schmetterlingsnaht. J Dtsch Dermatol Ges (JDDG) 7: 427–433

Ruiz-Maldonado R (2004) Measuring congenital melanocytic nevi. Pediatr Dermatol 21: 179–179

Sahin S, Levin L, Kopf AW (1998) Risk of melanoma in medium-sized congenital melanocytic nevi: a follow up study. J Am Acad Dermatol 39: 428–433

Swerdlow Aj, English JSC, Qiao Z (1995) The risk of melanoma in patients with congenital nevi. A cohort study. J Am Acad Dermatol 32: 595–599

2

Melanom

Judith Sirokay, Maria Uretzki, Thomas Volz, Sabine G. Plötz,
Rüdiger Hein, Johannes Ring

© Springer-Verlag GmbH Deutschland, ein Teil von Springer Nature 2019
S. G. Plötz et al. (Hrsg.), *Häufige Hauttumoren in der Praxis*
https://doi.org/10.1007/978-3-662-57371-6_13

13.1 Grundlagen

▪▪ Epidemiologie und Pathogenese

Das Melanom ist ein bösartiger Tumor, der von den Melanozyten ausgeht und durch eine frühe Tendenz zu sowohl lymphogener als auch hämatogener Metastasierung gekennzeichnet ist. Derzeit erkranken jährlich weltweit etwa 200.000 Menschen erstmalig an einem Melanom. Damit stellt das Melanom in Deutschland etwa 4 % aller Krebsfälle und 1–2 % aller Todesfälle. Insgesamt kommt es seit Jahrzehnten zu einem kontinuierlichen Anstieg der Inzidenzraten, während sich bei den Mortalitätszahlen zunehmend eine Stabilisierung einstellt. Melanome können in jedem Alter auftreten, sind jedoch im Kindesalter sehr selten. Das mittlere Erkrankungsalter wird bei etwa 57 Jahren gesehen. In Deutschland steigt die Inzidenz von Melanomen stetig an und ist mittlerweile sowohl bei Männern als auch bei Frauen die fünfthäufigste Krebserkrankung. Die geschlechtsspezifische Inzidenz scheint altersabhängig zu sein: Während im Alter bis 40 Jahre mehr Frauen als Männer von Melanomen betroffen sind, ist im Alter von 75 Jahren die Inzidenz bei Männern dreimal höher als bei Frauen. In der folgenden Übersicht sind die Risikofaktoren für die Entwicklung eines Melanoms dargestellt.

> **Risikofaktoren für das Auftreten eines malignen Melanoms**
> - Atypisches (dysplastisches) Nävuszellnävus-Syndrom
> - Hauttyp I oder II (heller Hauttyp)
> - Mehr als 50 Nävuszellnävi, mehr als 5 dysplastische Nävi
> - Kongenitale Nävuszellnävi, falls größer als 20 cm oder unruhig
> - Häufige oder schwere Sonnenbrände in der Kindheit
> - Melanom in der Eigenanamnese
> - Melanom in der Familienanamnese (Verwandte 1. Grades)
> - Immunsuppression

Ätiologisch ist das Melanom eine multifaktoriell bedingte Erkrankung, bei der sowohl genetische Faktoren als auch Umweltfaktoren, insbesondere UV-Licht, eine bedeutende Rolle spielen.

Epidemiologische Daten deuten darauf hin, dass intermittierende hohe Dosen an UVB-Licht vor allem in der Kindheit die Entstehung von Melanomen begünstigen. Anamnestisch sind hier erinnerliche schwere Sonnenbrände zu erfragen, besonders gefährdet sind helle Hauttypen (Fitzpatrick I und II). Melanome können jedoch auch in chronisch sonnengeschädigter Haut entstehen.

Wichtig im Rahmen der Primärprävention ist außerdem die Erkenntnis, dass nicht nur die natürliche UV-Strahlung, sondern auch die gemeinhin in Sonnenstudios verwendete UV-A-reiche Strahlung das Melanomrisiko erhöht.

Eine besondere Neigung zur Entwicklung eines Melanoms liegt weiterhin bei denjenigen Patienten vor, die multiple oder atypische (dysplastische) Nävuszellnävi aufweisen, die früher schon ein Melanom hatten oder bei denjenigen, in deren Familie anamnestisch oder manifest Melanome vorkommen. Eine herabgesetzte Immunität, so wie sie z. B. iatrogen nach Organtransplantation auftritt oder auch im Rahmen anderer chronischer Erkrankungen, die eine kontinuierliche Immunsuppression bedingen (HIV, Leukämien), begünstigt ebenfalls die Entstehung eines Melanoms.

Melanome können de novo oder auf dem Boden von Vorläuferläsionen, wie kongenitalen, atypischen oder blauen Nävi, entstehen. Auf genetischer Ebene konnten mittlerweile eine Vielzahl von Mutationen nachgewiesen werden, die sowohl für die Pathogenese als auch für das therapeutische Eingreifen eine Rolle spielen (z. B. CDKN2A, BRAF, C-Kit).

Eine diagnostische Herausforderung ist folglich die Erkennung des Tumors zum frühestmöglichen Zeitpunkt, da die Prognose sich weitgehend nach der maximalen Dicke des Tumors bzw. nach seiner Eindringtiefe richtet. Dennoch werden aktuell in Deutschland eingerichtete Früherkennungsprogramme im haus- und hautfachärztlichen Bereich kontrovers diskutiert, da es durch sie bislang nicht gelungen ist, Mortalitäts- und Erkrankungsraten deutlich zu senken.

▪▪ Klinisches Bild

Die Klassifikation maligner Melanome in unterschiedliche Subtypen basiert in erster Linie auf histopathologischen sowie klinischen Kriterien. Einige Melanomtypen sind nicht klassifizierbar oder repräsentieren Mischformen:
- das superfiziell spreitende Melanom (SSM),
- das noduläre Melanom (NM),
- das Lentigo-maligna-Melanom (LMM),
- das akrolentiginöse Melanom (ALM),
- klinische Sonderformen, wie das amelanotische Melanom, das desmoplastische Melanom, spitzoide Melanome, nävoide Melanome,
- extrakutane Melanome: Schleimhautmelanom, okuläres Melanom,
- das okkulte Melanom (Melanommetastasen, ohne dass ein zugehöriger Primärtumor detektiert werden kann).

Zunehmend wird heute der Versuch gemacht, auch auf genetischer und molekularbiologischer Ebene Korrelate für diese morphologischen Klassifikationen zu finden. Vor dem Hintergrund einer genaueren Kenntnis der molekularen Prozesse, die zu der Entstehung und Progression eines malignen Melanoms beitragen, sollen neue Perspektiven für zielgerichtete Therapiekonzepte und pharmakologische Angriffspunkte eröffnet werden.

▪ Superfiziell spreitendes Melanom (SSM)

Das oberflächlich spreitende Melanom macht über die Hälfte aller vorkommenden Melanome aus und stellt somit die häufigste Form dar. Bei etwa 30 % der Patienten mit superfiziell

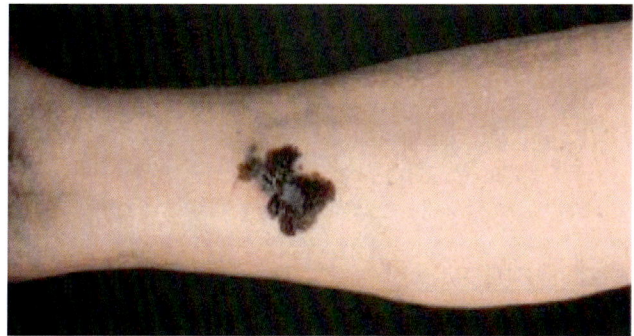

Abb. 13.1 Superfiziell-spreitendes Melanom am Unterarm: unregelmäßige Konfiguration

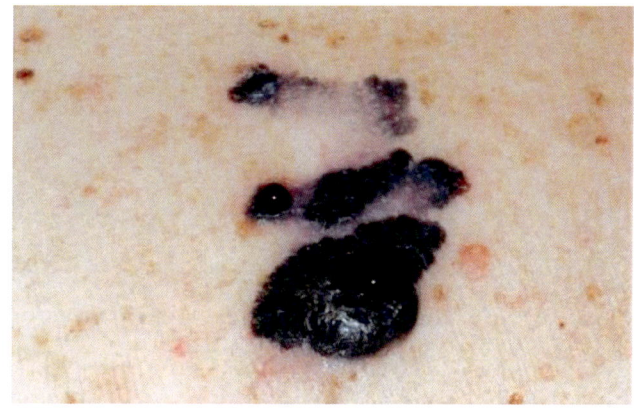

Abb. 13.4 Noduläres Melanom mit partieller Regression: schwarz pigmentierter, erhabener Tumor mit Zeichen der Regression (weißlich-rötliche Areale)

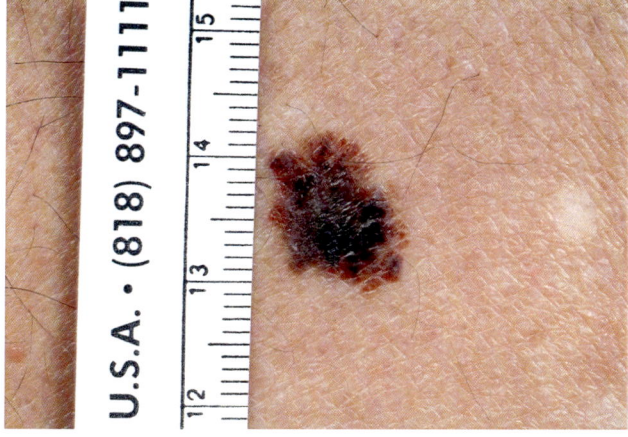

Abb. 13.2 Anfangsstadium eines superfiziell-spreitenden Melanoms

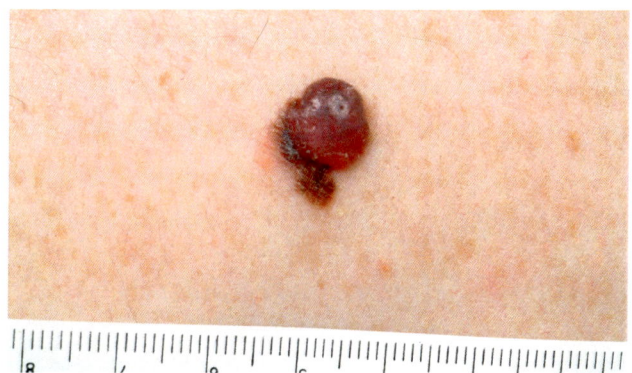

Abb. 13.5 Noduläres Melanom: rötlich-brauner, erhabener Tumor

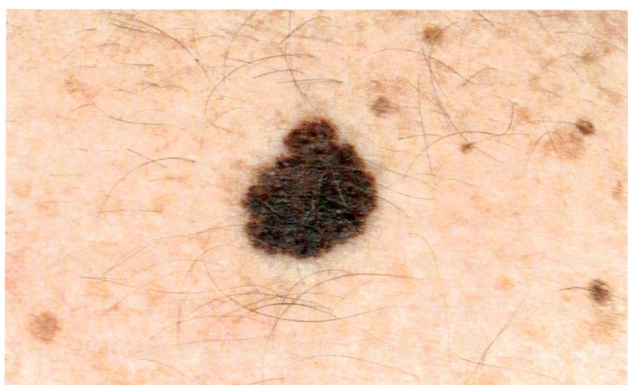

Abb. 13.3 Superfiziell-spreitendes Melanom

spreitendem Melanom wird eine Assoziation mit zuvor bestehenden melanozytären Nävi gefunden, sodass viele Patienten anamnestisch eine Veränderung in Größe und Form eines ihrer Pigmentmale angeben. Generell zeigt sich das superfiziell-spreitende Melanom in der Regel über Monate bis Jahre in seiner oberflächlichen Form mit mehr oder weniger rascher Vergrößerung (■ Abb. 13.1, ■ Abb. 13.2, ■ Abb. 13.3).

Typisch ist die flache, horizontale Ausbreitung und farbliche Vielfalt. Einzelne, zentrale oder randständige Bezirke sind als Zeichen einer spontanen Rückbildung (Regression) hautfarben-rötlich oder wegen des tief liegenden Restpigments bläulich gefärbt. Später entstehen knotige (sekundär knotiges superfiziell spreitendes Melanom) oder auch erosive Anteile, welche die Prognose verschlechtern (höhere Tumordicke). Das SSM findet sich besonders häufig am Stamm und den Extremitäten und hierbei – unter Bevorzugung des Rumpfs – beim männlichen und der (unteren) Extremitäten beim weiblichen Geschlecht.

■ **Noduläres Melanom**

Das noduläre Melanom ist nach dem superfiziell spreitenden die zweithäufigste Form des Melanoms (15–20 %). Da die Ausbreitungstendenz des nodulären Melanoms primär in vertikaler Richtung erfolgt, dringt es bereits frühzeitig in die Dermis und tiefer liegende Strukturen ein. Exophytische Anteile zeigen oftmals eine Tendenz zur Ulzeration sowie zur Blutung nach Bagatelltraumata (■ Abb. 13.4, ■ Abb. 13.5, ■ Abb. 13.6, ■ Abb. 13.7, ■ Abb. 13.8). Aufgrund der höheren Tumordicke mögliche Differentialdiagnosen: haben noduläre Melanome eine schlechtere Prognose.

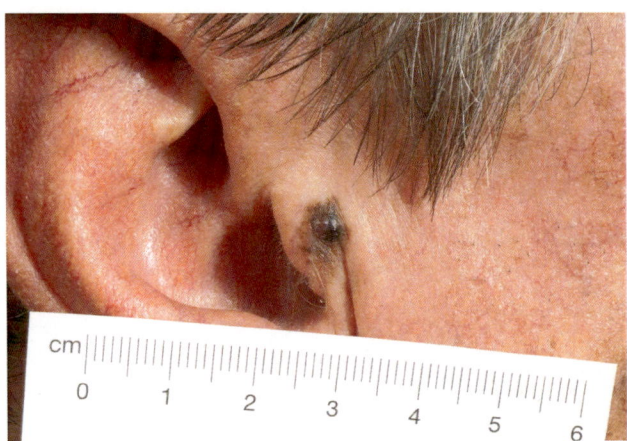

Abb. 13.6 Noduläres Melanom: am Tragus befindet sich auf einer hell- bis dunkelbraunen Macula ein ca. 0,5 cm großer nodulärer Tumor

Lentigo-maligna-Melanom

Dem Lentigo-maligna-Melanom geht oftmals die Lentigo maligna als Vorläuferläsion voraus, auf deren Boden es sich im Verlauf mehrerer Jahre oder gar eines Jahrzehnts entwickelt. Eine Lentigo maligna entsteht auf chronisch aktinisch geschädigter Haut und somit primär an kontinuierlich sonnenexponierten Körperarealen wie dem Gesicht, der unbehaarten Kopfhaut, dem Nacken, an Handrücken sowie den Unterarmen. Das mediane Erkrankungsalter liegt mit 70 Jahren deutlich über dem des superfiziell spreitenden Melanoms. Klinisch ist der Tumor durch eine unscharf begrenzte, inhomogene, unterschiedliche Hell- bis Schwarzbraunfärbung im Niveau der umgebenden Haut charakterisiert (◘ Abb. 13.9, ◘ Abb. 13.10, ◘ Abb. 13.11).

Besondere Vorsicht ist bei (Laser-)chirurgischer Behandlung scheinbar unauffälliger Hautveränderungen im Gesicht geboten. Ein Lentigo-maligna-Melanom kann unauffällig wirken und nicht durch starke Pigmentierung auffallen.

❶ Ein umsichtiges Vorgehen ist bei der Behandlung von Lentigo-Formen im Gesicht geboten, da sich aus diesen Formen eine Lentigo maligna und ein Lentigo-maligna-Melanom entwickeln kann. Im Zweifel sollte einer operativen histologischen Sicherung der Vorzug vor laserchirurgischen Verfahren gegeben werden.

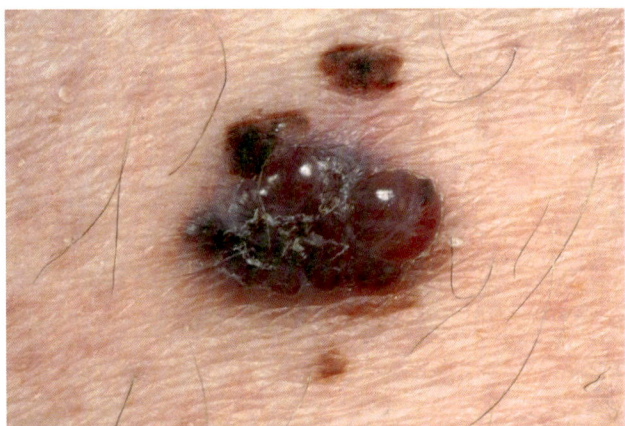

Abb. 13.7 **Cave:** Dieser Tumor ist kein noduläres Melanom, sondern ein Hämangiom, das auf einem (vermutlich) superfiziell spreitenden malignen Melanom wächst

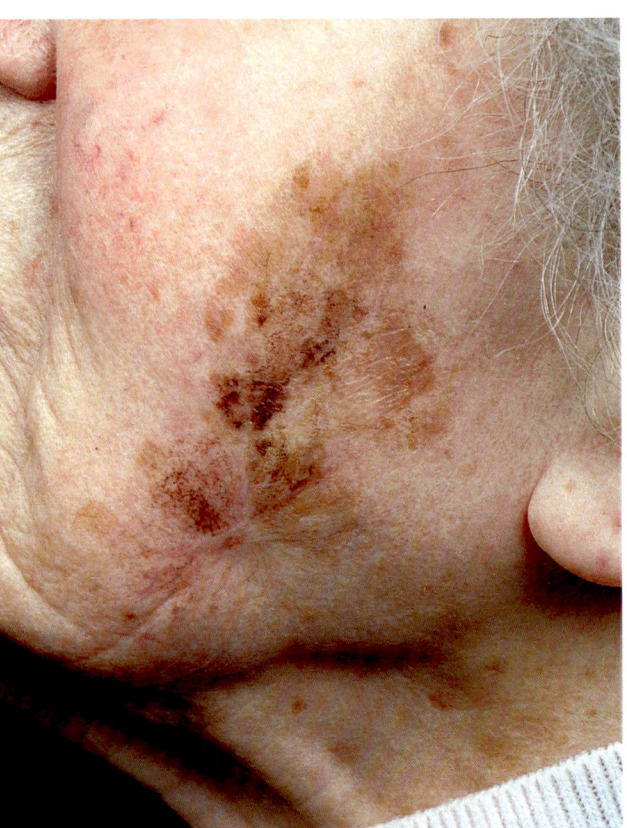

Abb. 13.9 Lentigo-maligna-Melanom, das sich hier schon fortgeschritten präsentiert. An der Wange entwickelten sich aus einer vorbestehenden braunen Macula knotig-schwärzliche Läsionen, die sich im Laufe der Zeit ausbreiteten

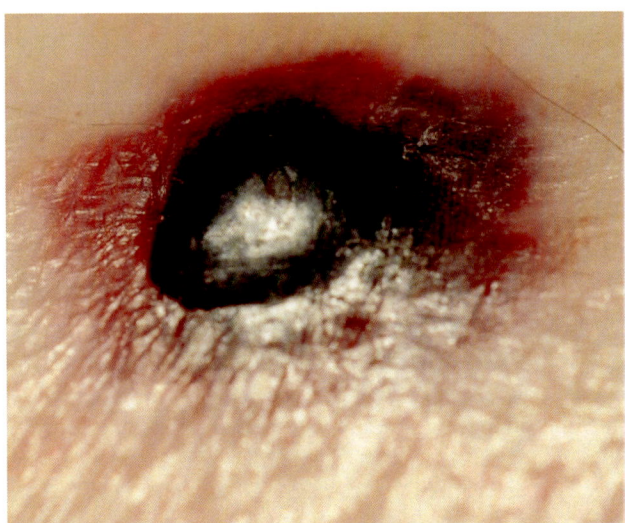

Abb. 13.8 **Cave:** Dies ist kein noduläres Melanom, sondern eine Blutblase

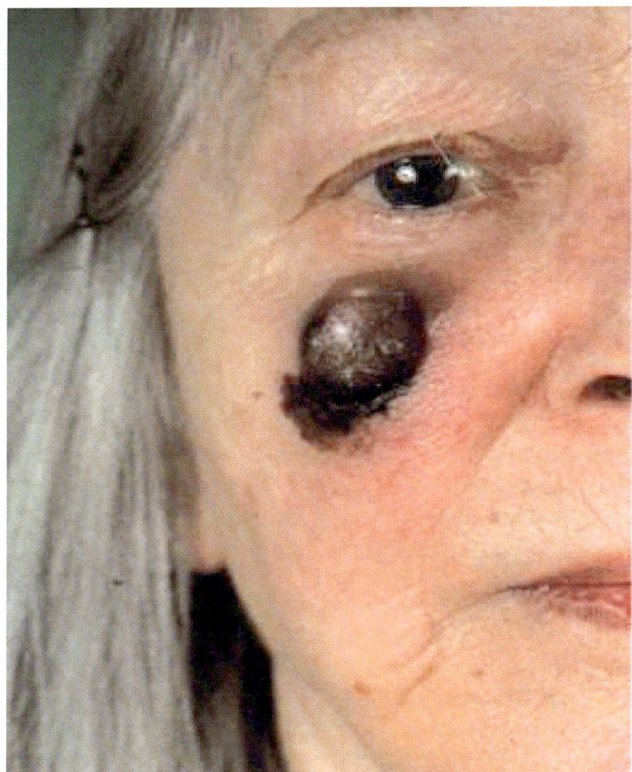

Abb. 13.10 Lentigo-maligna-Melanom an der rechten Wange: disseminierte hellbraune Maculae

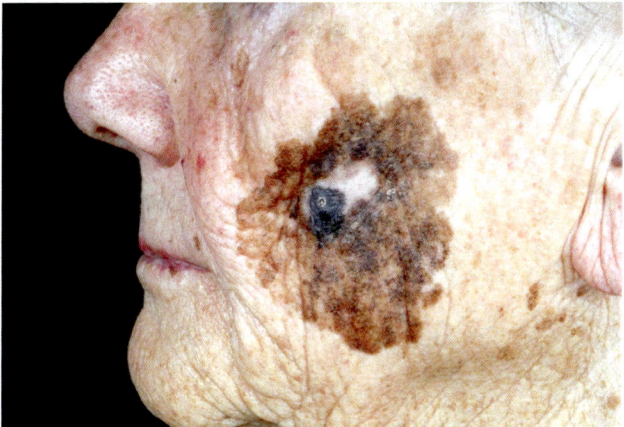

Abb. 13.11 Lentigo-maligna-Melanom an der Wange: hell- und dunkelbraune Maculae mit einem nodulären schwarzen Bereich in der Mitte

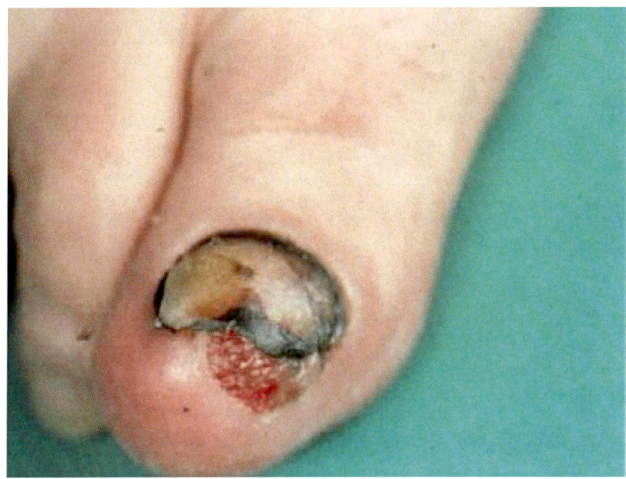

Abb. 13.12 Akrolentiginöses Melanom am Großzehennagel: An der Großzehe zunächst subunguale dunkle Verfärbung, im Laufe der Zeit zudem erosive rötliche Anteile unter dem distalen Nagel

Akrolentiginöses Melanom

Das akrolentiginöse Melanom ist in hiesigen Breiten die am seltensten vorkommende Melanomvariante (ca. 5 %). Es tritt überproportional häufig in der asiatischen und afroamerikanischen Bevölkerung auf, unter der das Melanom insgesamt eine rare Erkrankung darstellt. Seiner Bezeichnung entsprechend, tritt das akrolentiginöse Melanom vor allem akral auf: an Palmae, Plantae, an deren seitlichen Rändern sowie an den Phalangen – hier v. a. im peri– und subungualen Bereich. Trotz der typischen Lokalisation wird die Diagnose des akrolentiginösen Melanoms häufig erst in weit fortgeschrittenen Stadien gestellt, sodass dieser Melanomsubtyp mit schlechteren Prognoseraten einhergeht. Befindet sich das akrolentiginöse Melanom im peri- oder subungualen Bereich, kann das Vorliegen des sogenannten Hutchinson-Zeichens – einer fortlaufenden periungualen Pigmentierung unter Einschluss der Nagelfalz – ein wichtiger diagnostischer Hinweis sein. Auch chronische Entzündungen (z. B. Paronychien) oder therapieresistente Ulzera und vermeintliche Warzen können durch ein akrolentiginöses Melanom imitiert werden (Abb. 13.12, Abb. 13.13, Abb. 13.14, Abb. 13.15, Abb. 13.16, Abb. 13.17, Abb. 13.18).

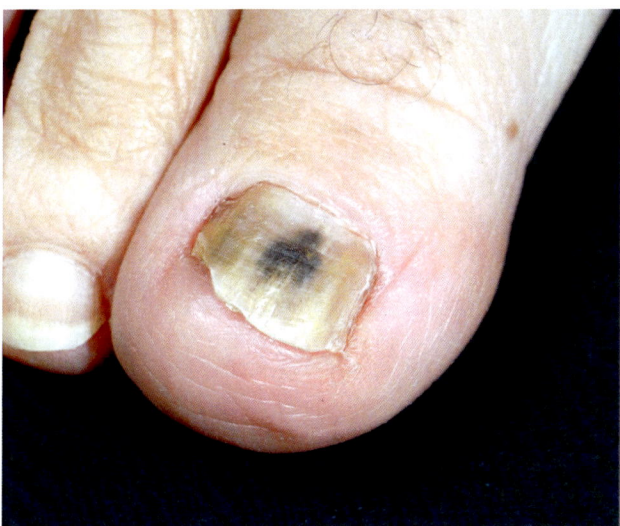

Abb. 13.13 Bei jeder subungualen dunklen Verfärbung sollte differenzialdiagnostisch ein Melanom ausgeschlossen werden!

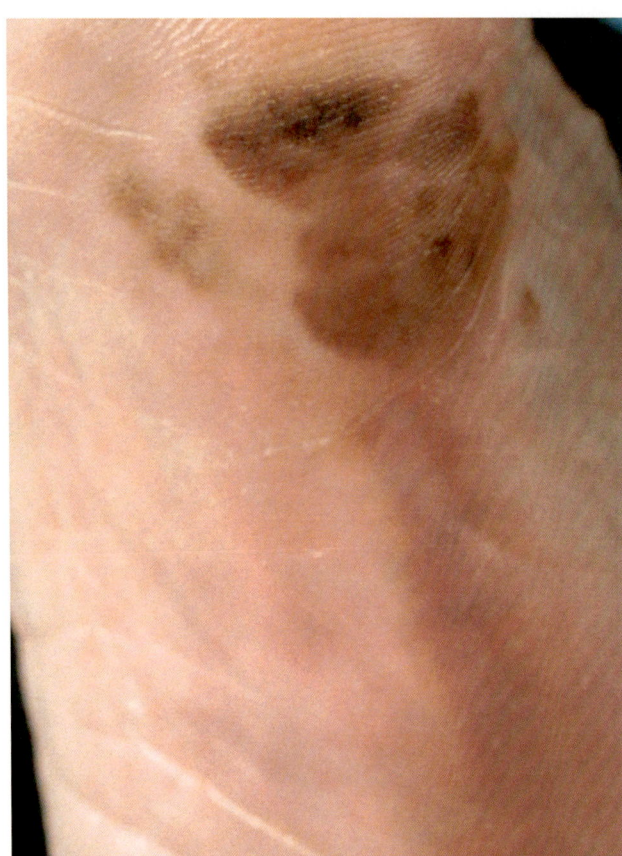

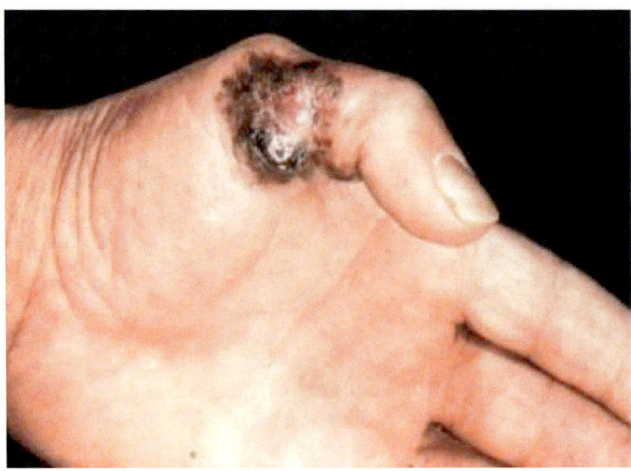

Abb. 13.15 Akrolentiginöses Melanom am Daumen: unscharf begrenzte, inhomogene Pigmentierung mit hellbraunen, dunkelbraunen und schwärzlichen Farbanteilen, zudem erosive rötliche Areale

Abb. 13.14 Akrolentiginöses Melanom an der Fußkante: unregelmäßig konfigurierte, unregelmäßig begrenzte und unregelmäßig hell- bis dunkelbraun pigmentierte Macula

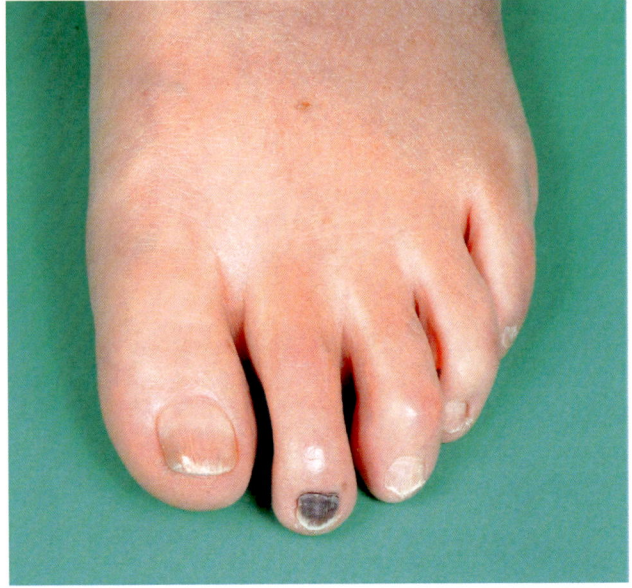

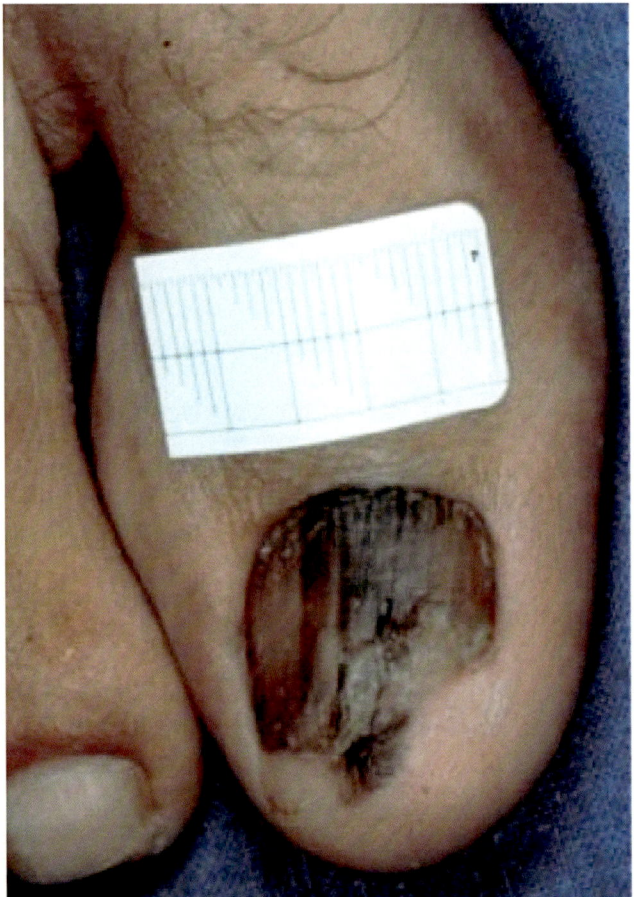

Abb. 13.16 Subunguales Hämatom nach Trauma. **Wichtig:** nicht jede subunguale Verfärbung ist ein Hämatom. Differenzialdiagnostisch muss immer an einen Nävus und ein Melanom gedacht werden

Abb. 13.17 Subunguales Melanom als Variante des akrolentiginösen Melanoms: subunguale, schwärzliche, teils hell- und dunkelbraune Pigmentierung, die hier schon die gesamte subunguale Region betrifft. Zudem schwärzliche Pigmentierung über das distale Nagelbett hinausgehend

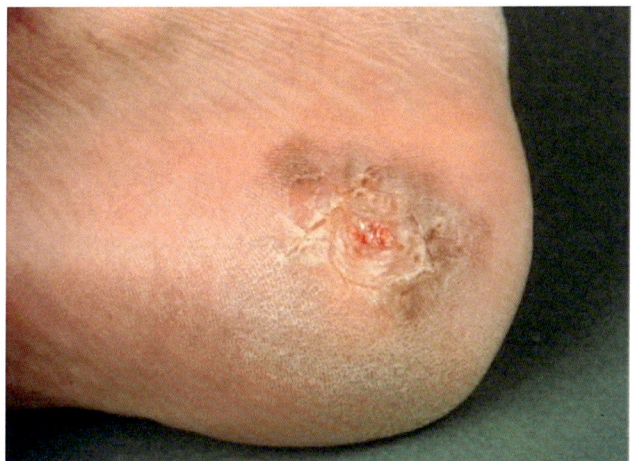

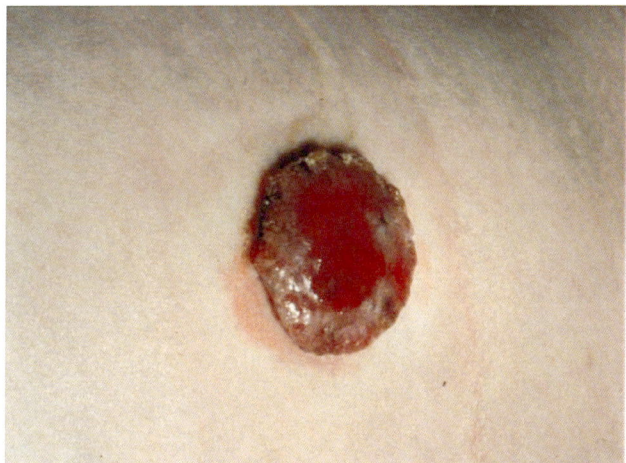

◘ **Abb. 13.18**   Akrolentiginöses Melanom an der Ferse: In einer unregelmäßig konfigurierten, unregelmäßigen begrenzten und inhomogen hell- bis dunkelbrauen pigmentierten Macula entwickelten sich
erosive, rötliche Areale

◘ **Abb. 13.20**   Amelanotisches Melanom: rötlicher, knotiger, halbkugeliger Tumor mit zentraler Erosion

13.2   Sonderformen des Melanoms

13.2.1   Amelanotische Melanome

Melanome können unabhängig von ihrem Subtyp klinisch
auch als amelanotische Läsionen in Erscheinung treten – dann,
wenn die neoplastischen Melanozyten infolge von Entdifferenzierung ihre Fähigkeit zur Pigmentbildung eingebüßt
haben. Aufgrund ihrer klinischen Heterogenität sind amelanotische Melanome besonders schwer zu diagnostizieren und
bei Diagnosestellung oftmals weit fortgeschritten, sodass die
Prognose ungünstig ist. Insbesondere das noduläre Melanom
zeigt in Form heller, weiß-rötlicher Knötchen mit erosiven
Anteilen die Tendenz zu amelanotischem Auftreten und ist
von einem spinozellulärem Karzinom oder Granuloma pyogenicum klinisch oft nur schwer zu unterscheiden (◘ Abb.
13.19, ◘ Abb. 13.20).

13.2.2   Desmoplastische Melanome

Das desmoplastische Melanom ist eine selten vorkommende
Form des Melanoms, welche histologisch durch spindel-
förmig gelagerte Zellen gekennzeichnet ist und teils nur
schwer von anderen spindelzelligen Tumoren (z. B. malignen
peripheren Nervenscheidentumoren) abgegrenzt werden
kann. Sein klinisches Erscheinungsbild kann aufgrund der
meist geringen Pigmentierung dem von Dermatofibromen,
Basaliomen oder aktinischen Keratosen ähneln. Lokalrezidive sind aufgrund des invasiven Wachstums entlang von
Perineuralscheiden häufig. Prädilektionsstellen von desmoplastischen Melanomen sind Gesicht und Akren.

13.2.3   Schleimhautmelanome und okuläres Melanom

Bei diesen Formen lässt sich aufgrund der speziellen Lokalisationen kaum ein kausaler Zusammenhang zu einer Sonnenexposition nachvollziehen, sodass die Ätiologie weitgehend
ungeklärt bleibt. Schleimhautmelanome können an der Binde-
haut, Mundschleimhaut (◘ Abb. 13.21), im Nasopharynx
sowie im gesamten Gastrointestinal- und Anogenitalbereich
gefunden werden. Da sie im Initialstadium wenig Symptome
bereiten, werden sie in der Regel erst in fortgeschrittenen
Stadien diagnostiziert und gehen dementsprechend mit einer
schlechten Prognose einher. Das intraokuläre Melanom ist
das häufigste extrakutane Melanom. Da das Auge nicht lym-
phatisch drainiert wird, metastasiert das okuläre Melanom
primär hämatogen in die Leber und birgt damit einen besonderen Pathogenitätsfaktor. Seltene Manifestationsorte eines
Melanoms können zudem Innenohr und Meningen sein.

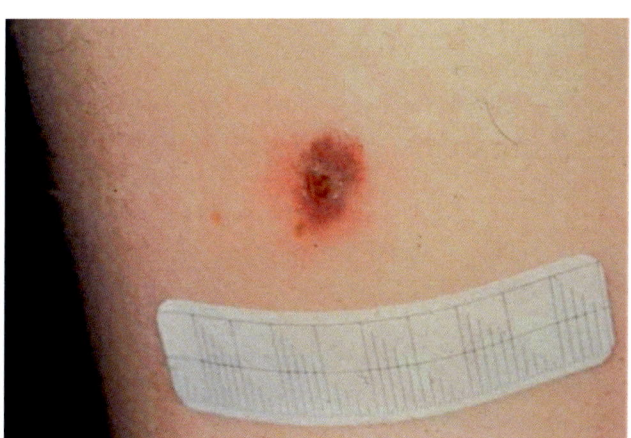

◘ **Abb. 13.19**   Amelanotisches Melanom. Hier präsentiert sich das
Melanom als unscharf begrenzte und unregelmäßig figurierte rötliche
Macula mit zentraler Erosion

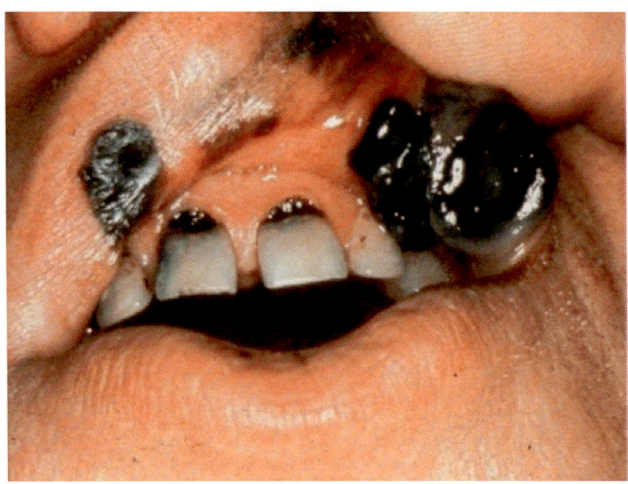

◘ Abb. 13.21 Melanom der Mundschleimhaut, fortgeschritten mit Metastasierung

13.3 Diagnostik

13.3.1 Diagnose des Primärtumors

Die Verdachtsdiagnose eines Melanoms der Haut wird zunächst klinisch gestellt. In jedem Fall sollte eine auflichtmikroskopische Untersuchung durchgeführt werden. Der dermatoskopische Untersuchungsgang orientiert sich an den zwei grundlegenden Fragen bei klinischem Verdacht auf ein malignes Melanom:
1. Handelt es sich um eine melanozytäre oder eine nicht-melanozytäre Läsion?
2. Handelt es sich um eine benigne oder maligne Läsion?

Eine weitere Orientierung liefert die ABCD-Regel:
- A = Asymmetrie: in keiner, einer oder zwei Achsen,
- B = Begrenzung: abrupter Abbruch des Pigmentnetzes zu den Seiten hin,
- C = Colorit: weiß, rot, hellbraun, dunkelbraun, blaugrau, schwarz,
- D = Differenzialstruktur: Pigmentnetz, strukturlose Areale, Punkte, Schollen, Streifen.

Anschließend ist die Durchführung einer histologischen Untersuchung unabdingbar. Die Voraussetzung dafür ist eine Exzision des gesamten Tumors. Behandlungsverfahren ohne histologische Beurteilungsmöglichkeit, z. B. eine Laser- oder Kryotherapie, sind bei Melanomverdacht kontraindiziert.

> ❯ Inzisionsbiopsien sind in der Regel nicht geeignet, um eine vollständige histologische Diagnose zu ermöglichen. Eine Ausnahme besteht bei Verdacht auf ein Lentigo-maligna-Melanom oder bei schwer operablen, ausgedehnten akralen Melanomen, bei denen zur Diagnosestellung eine Inzisionsbiopsie erwogen werden kann.

13.3.2 Präoperative Diagnostik

Jeder auf ein Melanom verdächtige Tumor sollte vor einer Therapie unverzüglich von einem erfahrenen Spezialisten beurteilt werden, da auch andere Hauttumoren differenzialdiagnostisch in Betracht kommen. Eine diagnostische Probebiopsie oder Shave-Exzision ist nicht indiziert, da dadurch die für die weitere Therapie und Prognose essenzielle Tumordicke nicht mehr eindeutig histologisch beurteilt werden kann. Zur Diagnosesicherung bei großflächigen Lentigo-maligna-Melanomen, Schleimhauthautmelanomen oder ausgedehnten akralen Melanomen kann von diesem Vorgehen abgewichen werden. Dabei sollten eine oder mehrere Inzisionsbiopsien aus klinisch suspekten Arealen gewonnen werden. Eine prognostische Verschlechterung für den Patienten ergibt sich dadurch nicht.

13.3.3 Ausbreitungsdiagnostik

Das Ausmaß der Ausbreitungsdiagnostik richtet sich nach den histologischen Eigenschaften des Primärtumors sowie nach dem individuellen Risikoprofil des Patienten.

Tumormarker Die serologische Bestimmung der Tumormarker S100B sowie LDH wird routinemäßig ab dem klinischen Stadium IB empfohlen. Diese haben vor allem Relevanz als Parameter für den Verlauf bzw. ein Rezidiv der Erkrankung nach tumorfreien Intervallen, sowie zum Therapiemonitoring. Es konnte gezeigt werden, dass ein erhöhter LDH-Wert im Stadium der Fernmetastasierung als unabhängiger Faktor für eine ungünstigere Prognose herangezogen werden kann. Die Bestimmung von MIA („melanoma inhibitory activity") als Marker für das maligne Melanom hat aufgrund uneinheitlicher Datenlage bislang keinen Eingang in die Routinediagnostik gefunden.

Sonographie Eine Ultraschalluntersuchung des lokoregionären Lymphabflussgebietes wird für alle malignen Melanome ab dem Stadium IB der AJCC-Klassifikation empfohlen. Sie spielt nicht nur für die Detektion von Satelliten-, In-transit- und Lymphknotenmetastasen eine wichtige Rolle, sondern sollte auch bei der initialen Diagnostik der Lymphabflussszintigraphie vor einer geplanten Sentinel-Lymphonodektomie erfolgen.

CT, PET und cMRT Von weiterführender apparativer Bildgebung im Rahmen der Ausbreitungsdiagnostik (Computertomographie, Positronenemissionstomographie, Magnetresonanztomographie) wird bei lokal begrenzten Melanomen in der Regel abgesehen. Ab dem Stadium IIC – obwohl per definitionem noch ein lokal begrenztes Melanom, jedoch mit Tumordicken größer als 4 mm und Ulzeration – wird eine umfangreiche Bildgebung mittels PET/CT bzw. CT von Thorax/Abdomen und MRT des Schädels zum Ausgangs- sowie Verlaufsstaging empfohlen, da die Prognose in diesem Stadium ähnlich dem Stadium bei bereits stattgehabter lokoregionärer Mikrometastasierung (Stadium III) ist. Im loko-regionär oder fernmetastasierten Stadium ist eine ausführliche Bildgebung mit o. g. Verfahren unerlässlich.

13.4 Operative Therapie

13.4.1 Operative Therapie des Primärtumors

Die operative Exzision mit initial geringem Sicherheitsabstand hat Vorrang vor allen anderen Verfahren. Bei Verdacht auf das Vorliegen eines Melanoms sollte die Hautveränderung zunächst knapp in toto mit einem Sicherheitsabstand von ca. 2 mm exzidiert werden. Größere Sicherheitsabstände sollten aufgrund der ggf. durchzuführenden Wächterlymphknotenbiopsie (Sentinel-Lymphknoten-Biopsie) vermieden werden (▶ Abschn. 13.4.2), um eine Veränderung der Lymphabflusswege und verfälschte Identifikation des Sentinel-Lymhpknotens zu vermeiden. Die Wahl des endgültigen Sicherheitsabstandes bei der Nachexzision hängt von der Tumordicke ab (◘ Tab. 13.1). Die Exzision sollte in der Tiefe bis ins subkutane Fettgewebe erfolgen, wobei an Lokalisationen ohne kontinuierliche Faszienstruktur, wie z. B. im Gesichtsbereich, die Tiefe der Exzision der lokalen Anatomie anzupassen ist.

Ein prognostischer Nachteil eines zweizeitigen Vorgehens (Exzision zur Diagnosesicherung und Nachexzision mit entsprechendem Sicherheitsabstand) gegenüber einem einzeitigen Vorgehen (Exzision bei klinisch sehr sicherem Melanomverdacht mit Sicherheitsabstand) hat sich nicht ergeben.

Die überwiegende Anzahl der Melanome kann in lokaler Anästhesie exzidiert und der resultierende Defekt mittels lokaler Lappenplastik verschlossen werden. Sollte dies aufgrund anatomischer Gegebenheiten (z. B. Tibiavorderkante) nicht möglich sein, kann der Verschluss mittels Spalthauttransplantation erfolgen.

Beim Lentigo-maligna-Melanom kann bei Anwendung mikroskopisch kontrollierter Chirurgie mit lückenloser Darstellung des Schnittrandes (3D-Histologie) ein reduzierter Sicherheitsabstand verwendet werden, was insbesondere bei Tumoren im Gesichtsbereich hinsichtlich der Defektdeckung von Vorteil ist. Dieses Vorgehen kann ebenfalls bei akrolentiginösen Melanomen und subungualen Melanomen zum Einsatz kommen. Dadurch lässt sich die Defektgröße minimieren bzw. das Endglied und die damit verbundene Greif- oder Gehfunktion erhalten. Retrospektive Studien konnten kein erhöhtes Lokalrezidivrisiko oder reduziertes Gesamtüberleben im Vergleich zu konventionellem Vorgehen ermitteln.

◘ **Tab. 13.1** Sicherheitsabstand bei der Exzision eines Melanoms

Tumordicke	Sicherheitsabstand
Melanoma in situ	komplette Exzision mit histopathologischer Kontrolle
bis 2 mm	1 cm
>2 mm	2 cm

13.4.2 Wächterlymphknotenbiopsie

Bei Melanomen mit Tumordicken ab 1 mm und ohne Hinweis auf lokoregionäre oder Fernmetastasierung sollte zur Abklärung eines Lymphknotenbefalls eine **Wächterlymphknotenbiopsie (Sentinel-Lymphknoten-Biopsie)** durchgeführt werden. Bei Vorliegen eines oder mehrerer weiterer Risikofaktoren für einen Befall des Wächterlymphknotens (erhöhte Mitoserate, Ulzeration des Primärtumors, Patientenalter <40 Jahre) sollte auch bei einer Tumordicke zwischen 0,75 und 1 mm eine Wächterlymphknotenbiopsie durchgeführt werden.

Der Eingriff sollte vorrangig in einem in dieser Operationstechnik sowie in nuklearmedizinischer Darstellungstechnik versierten Zentrum durchgeführt werden. Das Ziel dieses Eingriffs besteht darin, den/die ersten drainierenden Wächter-(Sentinel-)Lymphknoten der Region mittels Szintigraphie und/oder Farbstoffmarkierung nach Unterspritzung des Primärtumors oder der Exzisionsnarbe zu detektieren, selektiv zu exzidieren und histologisch mit sensitiven **immunhistochemischen Verfahren** auf das Vorliegen von Melanomzellen und/oder Mikrometastasen zu untersuchen. Durch die selektive Exzision des/der drainierenden Lymphknoten und die histopathologische Aufarbeitung ist es möglich, einen Lymphknotenbefall ohne radikale Dissektion zu diagnostizieren.

Bei fehlendem Nachweis einer Mikrometastasierung sind keine weiteren operativen Maßnahmen an den regionalen Lymphknotenstationen indiziert. Gemäß der aktuellen S3-Leitlinie sollte die Indikation zur radikalen Lymphadenektomie anhand des histologischen Befundes des/der entnommenen Wächterlymphknoten gestellt werden. Bei Nachweis einer Mikrometastasierung mit einem maximalen Metastasendurchmesser <0,1 mm oder Einzelzellnachweis kann auf eine Lymphknotendissektion verzichtet werden. Finden sich Lymphknotenmetastasen mit einem Durchmesser von 0,1–1 mm, *kann*, ab >1 mm Metastasendurchmesser *sollte* eine Lymphknotendissektion angeboten werden angeboten werden. Der Einfluss einer Dissektion auf das tumorspezifische Gesamtüberleben ist nach heutiger Datenlage unklar.

Die Wächterlymphknotenbiopsie dient nicht nur dem korrekten Staging und somit der Zuführung des Patienten zu weiteren adjuvanten Therapien. Es konnte bei Patienten mit Melanomen der Tumordicken 1,2–3,5 mm auch gezeigt werden, dass eine zeitnahe Lymphadenektomie bei positivem Wächterlymphknotenbefall das krankheitsspezifische Überleben im Vergleich zu Patienten, bei denen eine Lymphadenektomie erst nach klinischem Nachweis eines Lymphknotenbefalls vorgenommen wurde, signifikant verbessert.

13.5 Stadieneinteilung und Klassifikation

Kürzlich erfolgte eine Modifizierung der Stadieneinteilung des malignen Melanoms anhand von klinischen und histopathologischen Parametern (◘ Tab. 13.2, ◘ Tab. 13.3). Die in der Klassifikation von 2009 eingeführte Mitoserate bei dünnen Primärtumoren wurde wieder verlassen, stattdessen wird

◘ Tab. 13.2 TNM-Klassifikation des malignen Melanoms. (Modifiziert nach AJCC Staging Manual 8th Edition)

T-Klassifikation		Tumordicke	Ulzerationsstatus
TX		Dicke des Primärtumors kann nicht bewertet werden	
T0		Primärtumor kann nicht nachgewiesen werden	
Tis		Melanoma in situ, keine Tumorinvasion	
T1 (≤1,0 mm)	T1a	<0,8 mm	Ohne Ulzeration
	T1b	<0,8 mm	Mit Ulzeration
		0,8–1,0 mm	Mit oder ohne Ulzeration
T2		>1,0–2,0 mm	a: Ohne Ulzeration
			b: Mit Ulzeration
T3		>2,0–4,0 mm	a: Ohne Ulzeration
			b: Mit Ulzeration
T4		>4,0 mm	a: Ohne Ulzeration
			b: Mit Ulzeration
N-Klassifikation		**Anzahl metastasierter Lymphknoten (LK)**	**In-Transit-, Satelliten- und/oder Mikrosatellitenmetastasen**
NX		Lokale LK nicht bewertet	
N0		Keiner	Nein
N1	N1a	1 klinisch okkult	Nein
	N1b	1 klinisch detektiert	Nein
	N1c	Keiner	Ja
N2	N2a	2 oder 3, klinisch okkult	Nein
	N2b	2 oder 3, mind. 1 klinisch detektiert	Nein
	N2c	1 klinisch okkult oder detektiert	Ja
N3	N3a	4 oder mehr klinisch okkulte	Nein
	N3b	4 oder mehr, mind. 1 klinisch detektiert oder verbackene LK	Nein
	N3c	2 oder mehr klinisch okkulte oder detektierte und/oder beliebig viele verbackene LK	Ja
M-Klassifikation		**Lokalisation der Fernmetastasierung**	**LDH**
M0		Keine Fernmetastasen	
M1a	M1a(0)	Haut, subkutan und/ oder nicht regionale Lymphknoten	Nicht erhöht
	M1a(1)		Erhöht
M1b	M1b(0)	Lungenmetastase(n) mit oder ohne Erkrankungen aus M1a	Nicht erhöht
	M1b(1)		Erhöht
M1c	M1c(0)	Fernmetastasen der viszeralen Lokalisationen außerhalb des ZNS mit oder ohne Erkrankungen aus M1a und M1b	Nicht erhöht
	M1c(1)		Erhöht
M1d	M1d(0)	Fernmetastasen innerhalb des ZNS mit oder ohne Erkrankungen aus M1a, M1b oder M1c	Nicht erhöht
	M1d(1)		Erhöht

3

◘ Tab. 13.3 Stadieneinteilung des malignen Melanoms. (Modifiziert nach AJCC Staging Manual 8th Edition)

Stadium	Primärtumor (pT)	Regionäre Lymphknoten-metastasen (N)	Fernmetas-tasen (M)
0	In-situ-Tumoren	N0	M0
IA	T1a	N0	M0
IB	T1b T2a	N0	M0
IIA	T2b T3a	N0	M0
IIB	T3b T4a	N0	M0
IIC	T4b	N0	M0
IIIA	T1a/b – T2a	N1a oder N2a	M0
IIIB	T0 T1a/b – T2a T2b/T3a	N1b, N1c N1b/c oder N2b N1a – N2b	M0
IIIC	T0 T1a – T3a T3b/T4a T4b	N2b, N2c, N3b oder N3c N2c oder N3a/b/c Jedes N ≥ N1 N1a – N2c	M0
IIID	T4b	N3a/b/c	M0
IV	Jedes T	Jedes N	M1 a–d

◘ Tab. 13.4 Prognose in Abhängigkeit von der Tumordicke nach Breslow und Ulzeration (T-Klassifikation). (Modifiziert nach AJCC Staging Manual 8th Edition)

pT	5-Jahres-Überlebensrate	10-Jahres-Überlebensrate
1a	99 %	98 %
1b	99 %	96 %
2a	96 %	92 %
2b	93 %	88 %
3a	94 %	88 %
3b	86 %	81 %
4a	90 %	83 %
4b	82 %	75 %

pT Primärtumor.

Das Risiko zur Progression ist bei Primärmelanomen überwiegend von der Eindringtiefe (Tumordicke nach Breslow) und dem Vorhandensein einer Ulzeration abhängig (◘ Tab. 13.4). Die Tumordicke wird bei der histologischen Begutachtung mittels eines Messokulars bestimmt (Distanz vom Stratum granulosum bis zum unteren Tumorrand). Weiterhin ist die Prognose weniger stark mit anderen klinischen Kriterien assoziiert. Die wichtigsten prognostischen Faktoren bei Melanomen ohne Metastasen sind folgende:
- vertikale Tumordicke nach Breslow,
- klinisch histologischer Subtyp,
- Tumorlokalisation,
- Vorhandensein einer Ulzeration,
- Mitoseanzahl.

13.7 Metastasierung des Melanoms

Das Melanom kann aufgrund seines aggressiven Wachstums frühzeitig sowohl lymphogen als auch hämatogen metastasieren. Das Metastasierungsrisiko steigt mit höherer Tumordicke. Etwa zwei Drittel aller Erstmetastasen sind zunächst auf das regionäre Lymphabflussgebiet beschränkt. Eine lokoregionäre Metastasierung kann sich als Satellitenmetastase (bis zu 2 cm um den Primärtumor), Lokalrezidive (◘ Abb. 13.22) oder In-transit-Metastasen (mehr als 2 cm vom Primärtumor entfernt zum drainierenden Lymphknoten gelegene kutane, subkutane oder lymphogene Metastase) (◘ Abb. 13.23, ◘ Abb. 13.24) und als lokoregionäre Lymphknotenmetastase zeigen. Eine über die Lymphknotenstation hinausgehende Metastasierung wird als Fernmetastasierung eingeordnet.

Satelliten- und/oder In-transit-Metastasen können nach Möglichkeit operativ entfernt werden. Hier wird die vollständige Entfernung ohne größere Sicherheitsabstände angestrebt. Alternativ stehen intraläsionale Verfahren (z.B. Talimogene laherparepvec) zur Verfügung.

das T1-Stadium nun anhand der Tumordicke bis 0,8 mm und/oder Vorhandensein einer Ulzeration unterteilt. Bei der Klassifikation des Nodalstadiums werden sowohl die Anzahl der befallenen Lymphknoten als auch Parameter des Primärtumors berücksichtigt. Zudem wurde das klinische Stadium IIID neu eingeführt, das sich durch einen ulzerierten Primarius großer Tumordicke mit extensivem Lymphknotenbefall und/oder Intransit- bzw. Satellitenfiliae auszeichnet. Im fernmetastasierten Stadium wird die zerebrale Metastasierung (M1d) aufgrund der ernsten Prognose erstmalig separat ausgewiesen. Dem Tumormarker LDH wird durch den Index 0 (LDH normwertig) bzw. 1 (LDH erhöht) bei Fernmetastasen Rechnung getragen. Für eine vollständige Übersicht sei hier auf das AJCC Staging Manual (8. Auflage) verwiesen.

13.6 Prognoseeinschätzung des Primärtumors

Die Prognose des Melanoms hat sich aufgrund der Früherkennungsmaßnahmen, der Aufklärung der Bevölkerung und Prophylaxe (Hautkrebsvorsorge, ▶ Kap. 2) drastisch verbessert. Melanome werden heute häufiger in frühen, prognostisch günstigen Stadien diagnostiziert und sachgerechter therapiert. In frühen Stadien erkannt, ist die Prognose des Melanoms sehr günstig.

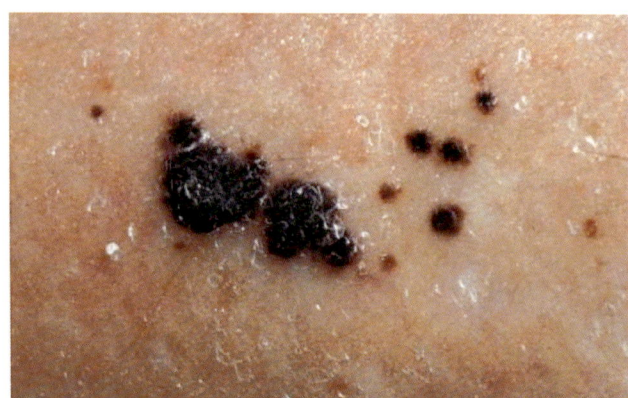

◘ Abb. 13.22   Satellitenmetastasen beim Melanom. Metastatische Absiedlungen des Melanoms mit kleinen, dunkel pigmentierten Maculae befinden sich bis zu 2 cm um den Primärtumor

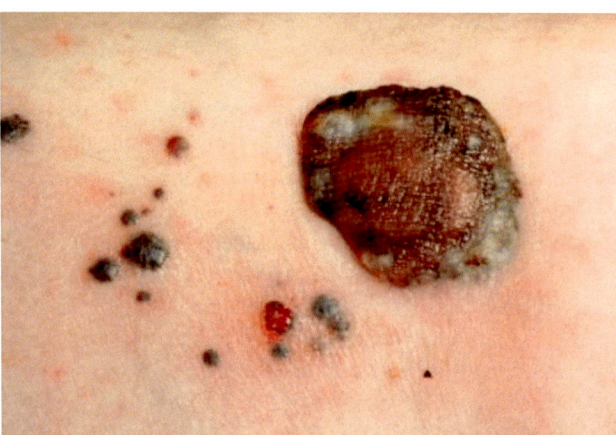

◘ Abb. 13.23   Melanom mit Satelliten- und In-transit-Metastasen. Der Primärtumor präsentiert sich als inhomogen pigmentierter Knoten. Kleine noduläre, schwärzlich pigmentierte Maculae, die Metastasen des Primärtumors darstellen, befinden sich bis zu 2 cm um den Primärtumor (Satellitenmetastasen) sowie mehr als 2 cm entfernt entlang der Lymphbahnen (In-transit-Metastasen)

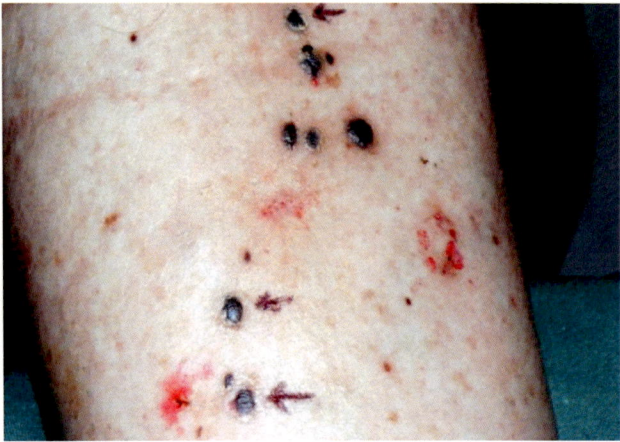

◘ Abb. 13.24   In-transit-Metastasen bei Melanom: Ausbreitung der Metastasen entlang der Lymphbahnen bis zur regionären Lymphknotenstation

Beim Vorliegen regionärer Lymphknotenmetastasen oder bei Verdacht auf eine regionale Lymphknotenmetastasierung kann eine radikale Lymphadenektomie unter kurativer Intention vorgenommen werden.

Fernmetastasen des Melanoms können sich in fast allen Organsystemen manifestieren. Neben der Haut sind häufig Lunge, Leber, Skelettsystem und das Hirn betroffen. Nachsorgeuntersuchungen (► Abschn. 13.10) bei Hochrisikopatienten sollten daher auch immer bildgebende Verfahren einschließen.

13.8   Adjuvante Therapie des Melanoms

Adjuvante Therapieansätze zielen auf eine Verlängerung des tumorfreien Überlebens und wünschenswerterweise auch auf eine Verlängerung des Gesamtüberlebens ab. Neben älteren Therapieformen wie Bestrahlung und adjuvanter Interferontherapie finden zur Zeit neue Therapiestrategien (zielgerichtete Therapien, Immuncheckpoint-Blockade) ihren Weg in die klinische Routine. Eine adjuvante Chemotherapie ist beim malignen Melanom nicht indiziert.

Strahlentherapie   Eine adjuvante Strahlentherapie des Lymphabflussgebiets nach Lymphknotendissektion wird zum jetzigen Zeitpunkt nach Entfernung von großen Lymphknotenmetastsen (> 3 cm), bei Befall von mehr als drei Lymphknoten, bei verbackenen Lymphknoten oder bei Kapseldurchbruch der Metastase empfohlen. In Studien zeigte sich ein Einfluss auf das lokoregionäre rezidivfreie Überleben, nicht aber auf das Gesamtüberleben.

Adjuvante Interferontherapie   Eine adjuvante Interferontherapie wurde bislang Patienten in den Stadien IIb–IIIc empfohlen. Metaanalysen haben für eine adjuvante Interferontherapei eine Verbesserung des rezidivfreien Überlebens zeigen können, allerdings bestand kein Unterschied zwischen Hochdosisregimes und Interferon in Niedrigdosis (3×3 Mio IE/Woche), sodass eine Hochdosistherapie aufgrund der teils erheblichen Nebenwirkungen nicht mehr zur Anwendung kommen sollte. Auswirkungen einer Interferontherapie auf das Gesamtüberleben scheinen bei ulzerierten Melanomen einen geringen Vorteil gegenüber reiner Nachbeobachtung zu zeigen. Im tumorfreien Stadium IV (i. e. nach Resektion von Fernmetastasen in kurativer Intention) kann in Anbetracht der neuen Immun- und zielgerichteten Therapien Interferon nicht empfohlen werden.

Immuncheckpoint-Inhibitoren und zielgerichtete Therapie   Die Immuncheckpoint-Inhibitoren Ipilimumab (CTLA4-Antiköper), Nivolumab und Pembrolizumab (PD-1-Antikörper) sowie die zielgerichteten Therapeutika Dabrafenib und Trametinib für die adjuvante Therapie des Melanoms in Deutschland zugelassen. In verschiedenen Phase-III-Studien konnte eine signifikante Verbesserung des rezidivfreien Überlebens demonstriert werden. Auf dieser Grundlage wurden sowohl Nivolumab als auch die Kombination von Dabrafenib und

3

Trametinib (beim BRAF-mutierten Melanom) im tumorfreien Stadium III (bzw. IV für Nivolumab) zugelassen. Für Pembrolizumab ist mit einer Zulassung in Kürze zu rechnen.

13.9 Therapie des metastasierten Melanoms

In der Therapie des fernmetastasierten Melanoms hat seit 2012 ein Paradigmenwechsel stattgefunden: Der Einsatz bislang etablierter Chemotherapien (z. B. Dacarbazin [DTIC], Cisplatin) ist bei unzureichender Wirksamkeit und gleichzeitig unerwünschter Toxizität in den Hintergrund gerückt. Stattdessen haben – immer mehr auch im Sinne einer personalisierten Medizin – die medikametöse Tumortherapie mit zielgerichteten Therapeutika und die sogenannten Immuncheckpoint-Inhibitoren ihren Eingang in die klinische Versorgung gefunden.

Immuncheckpoint-Inhibitoren Die Immuncheckpoint-Inhibitoren Ipilimumab, Nivolumab und Pembrolizumab sind monoklonale Antikörper, die im Wesentlichen die Interaktion zwischen Tumorzellen und T-Zellen beeinflussen und die Erkennung und Zerstörung von Tumorzellen durch vorwiegend zytotoxische T-Zellen erleichtern. Durch die Blockierung des CTLA-4-Rezeptors durch Ipilimumab bzw des PD-1-Rezeptors durch Pembrolizumab oder Nivolumab werden rezeptorvermittelte, hemmende Signale in der T-Zelle ausgeschaltet und die Erkennung und Zerstörung der Melanomzellen durch Immunzellen erleichtert. In klinischen Studien konnte eine Verlängerung des Gesamtüberlebens für alle drei Einzelsubstanzen belegt werden, sodass auf dieser Grundlage eine Zulassung zur Therapie des metastasierten Melanoms erfolgte. In Kombination konnten Ipilimumab und Nivolumab eindrucksvolle Ansprechraten von bis zu 58 % erreichen, auch Komplettremissionen konnten verzeichnet werden. Demgegenüber steht ein teils ausgeprägtes Nebenwirkungsprofil mit hauptsächlich immun-vermittelten Manifestationen, wie Hautausschlägen, Kolitiden, Pneumonitis oder auch Hypophysitis, die ein engmaschiges Monitoring der Patienten sowie ein effektives Nebenwirkungsmanagement erfordern. Die Verabreichung erfolgt intravenös.

Zielgerichtete Therapie („targeted therapy") Auf genetischer Ebene konnten in Melanomzellen mutationsbedingt aktivierte Signalwege identifiziert werden, die durch spezifische Inhibitoren gehemmt und somit therapeutisch beeinflusst werden können. In etwa 50 % aller Melanome kommen aktivierende Mutationen im wachstumsfördernden MAP-Kinase-Signalweg vor, die durch spezifische Inhibitoren, sogenannte BRAF- und MEK-Inhibitoren, blockiert werden können. Aktuell sind in Kombination die BRAF- und MEK-Inhibitoren Vemurafenib/Cobimetinib, Encorafenib/Binimetinib und Dabrafenib/Trametinib zugelassen. In klinischen Studien konnten für die Kombination von BRAF- und MEK-Inhibitoren hohe (bis zu 70 %) und rapide Ansprechraten sowie Vollremissionen beobachtet werden. Neben einem spezifischen Nebenwirkungsprofil, das ein klinisches Moni-

toring sowie effektives Nebenwirkungsmanagement erfordert, stellt die Resistenzentwicklung gegenüber den BRAF- und MEK-Inhibitoren ein bedeutendes klinisches Problem dar.

Neben der Aktivierung des BRAF-/MEK-Signalwegs sind in Melanomzellen aktivierende Mutationen in zahlreichen anderen Signalkaskaden bekannt, die teils auch therapeutisch beeinflusst werden können. Aktivierende RAS-Mutationen sind durch MEK-Inhibitoren beeinflussbar; die bei Schleimhaut oder akrolentiginören Melanomen vorkommende c-KIT-Mutation kann z. B. durch Imatinib gehemmt werden. Eine offizielle Zulassung in dieser Indikation besteht aktuell nicht, sodass der – wenn auch begründete Einsatz – dieser Substanzen zur Zeit in den Off-label-Bereich fällt.

Therapie von Hirnmetastasen Hirnmetastasen des Melanoms stellen nach wie vor aufgrund der schlechten Prognose quoad vitam eine außerordentliche klinische Herausforderung dar und sollten multidisziplinär unter Hinzuziehung von Neuroonkologen, Neurochirurgen und Strahlentherapeuten behandelt werden. Solitäre oder vereinzelte Hirnmetastasen können je nach Manifestationsort und klinischer Symptomatik neurochirurgisch und/oder radiochirurgisch angegangen werden. Auch für die bereits beschriebenen Immuncheckpoint-Inhibitoren – insbesondere die Kombination von Ipilimumab und Nivolumab – sowie die BRAF- und MEK-Inhibitoren konnte eine Wirksamkeit auf Hirnmetastasen nachgewiesen werden. Die Bestrahlung des Ganzhirns bei multiplen Hirnmetastasen scheint unter diesen Aspekten mehr und mehr in den Hintergrund zu rücken.

Trotz der vielversprechenden Neuerungen in der Therapie des metastasierten Melanoms sind Resistenzentwicklung und Rezidive nach wie vor häufig und langanhaltende Remissionen selten. Neue innovative Therapieansätze, die beispielsweise auf das Tumormikromilieu abzielen sowie rationale Kombinationsstrategien sollen der nach wie vor zumeist infausten Prognose beim metastasierten Melanom entgegentreten. Des Weiteren gilt das aktuelle Augenmerk der Identifizierung von Biomarkern, die idealerweise nicht nur prognoseweisend sind, sondern auch prädiktiv das Ansprechen auf jeweilige Therapiestrategien sowie mögliche Neigungen zu unerwünschten Arzneimittelwirkungen stratifizieren können. Unter diesen Aspekten sollten Patienten mit metastasiertem Melanom möglichst in klinische Studien eingeschlossen und an spezialisierten Hauttumorzentren behandelt werden.

13.10 Nachsorge

Mit der Tumornachsorge werden beim Melanom mehrere Ziele verfolgt:
- Früherkennung von Melanomrezidiven durch klinische und technische Untersuchungen,
- Früherkennung sich neu entwickelnder Zweitmelanome,
- Aufklärung und Anleitung der Patienten zur Selbstuntersuchung,
- Dokumentation des Krankheitsverlaufs.

▣ Tab. 13.5 Empfehlungen für die Nachsorge kutaner maligner Melanome (Intervalle in Monaten). (Aus Leitlinienprogramm Onkologie; Deutsche Krebsgesellschaft, Deutsche Krebshilfe, AWMF 2018)

Stadium	Körperliche Untersuchung			Lymphknoten-Sonographie			Labor S100B			Bildgebende Untersuchungen		
Lebensjahr	1–3	4–5	6–10	1–3	4–5	6–10	1–3	4–5	6–10	1–3	4–5	6–10
IA	6-mtl.	12-mtl.	12-mtl.	–	–	–	–	–	–	–	–	–
IB–IIB	3-mtl.	6-mtl.	6- bis 12-mtl.	6-mtl.[a]	–	–	3-mtl.	–	–	–	–	–
IIC–IV[b]	3-mtl.	3-mtl.	6-mtl.	3-mtl.	6-mtl.	–	3-mtl.	6-mtl.	–	6-mtl.	–	–

– nicht vorgesehen.
[a] Bei korrektem pathologischen Staging, sonst wie IIc.
[b] Bei vollständig reseziertem Tumor.

Die deutsche S3-Leitlinie (federführend u. a. die Deutsche Dermatologische Gesellschaft [DDG], die Arbeitsgemeinschaft Dermatologische Onkologie [ADO] der Deutschen Dermatologischen Gesellschaft [DDG] und die Deutschen Krebsgesellschaft) beinhaltet neben evidenzbasierten Empfehlungen zu Diagnostik und Therapie des Melanoms auch Empfehlungen zur Nachsorge, an denen sich die ▣ Tab. 13.5 orientiert. In Abhängigkeit von der Tumordicke, dem Nodalstatus und dem Vorhandensein von Metastasen werden Patienten in definierten Abständen regelmäßig klinisch untersucht. Häufigkeit und Art der apparativen Untersuchungen richten sich ebenfalls nach dem Stadium. Die Nachsorge ist in den ersten 3 Jahren postoperativ intensiv zu gestalten, da hier Rezidive am häufigsten auftreten. Generell wird eine Nachsorge über 10 Jahre empfohlen.

Weiterführende Literatur

Davies MA, Saiag P, Robert C, et al. (2017) Dabrafenib plus trametinib in patients with BRAFV600-mutant melanoma brain metastases (COMBI-MB): a multicentre, multicohort, open-label, phase 2 trial. Lancet Oncol 18: 863–873. http://dx.doi.org/10.1016/S1470–2045(17)30429–1.

Deutsche Krebsgesellschaft, Deutsche Krebshilfe, AWMF (Hrsg) (2018) Leitlinienprogramm Onkologie: Diagnostik, Therapie und Nachsorge des Melanoms, Langversion 3.0. AWMF Registernummer: 032/024OL, http://www.leitlinienprogramm-onkologie.de/leit-linien/melanom/ (Zugegriffen: 06.05.2018)

Gershenwald, JE, Scolyer RA, Hess KR, Sondak VK, Long GV, Ross MI, Lazar AJ, Faries MB, Kirkwood JM, McArthur GA, Haydu LE, Eggermont AMM, Flaherty KT, Balch CM, Thompson JF and for members of the American Joint Committee on Cancer Melanoma Expert Panel and the International Melanoma Database and Discovery Platform (2017) Melanoma staging: Evidence-based changes in the American Joint Committee on Cancer eighth edition cancer staging manual. CA Cancer J Clin 67: 472–492. doi:10.3322/caac.21409

Larkin J, Ascierto PA, Dréno B, et al. (2014) Combined vemurafenib and cobimetinib in BRAF-mutated melanoma. N Engl J Med 371: 1867–1876. doi: 10.1056/NEJMoa1408868

Long GV, Flaherty KT, Stroyakovskiy D, et al. (2017) Dabrafenib plus trametinib versus dabrafenib monotherapy in patients with metastatic BRAF V600E/K-mutant melanoma: long-term survival and safety analysis of a phase 3 study. Ann Oncol 28: 1631–1639

Long GV, Hauschild A, Santinami M, et al. (2017) Adjuvant dabrafenib plus trametinib in stage III BRAFmutated melanoma. N Engl J Med 377:1813–1823. doi: 10.1056/NEJMoa1708539

Möhrle M, Dietz K, Garbe C, Breuninger H (2006) Conventional histology vs. three-dimensional histology in lentigo maligna melanoma. Br J Dermatol 154: 453–459. doi:10.1111/j.1365–2133.2005.07068.x

Möhrle M, Lichte V, Breuninger H (2011) Operative Therapie von akral lokalisierten Melanomen. Hautarzt 62: 362–367. doi:10.1007/s00105–010–2084–7

Morton DL, Thompson JF, Cochran AJ, Mozzillo N, Nieweg OE, Roses DF, Hoekstra HJ, Karakousis CP, Puleo CA, Coventry BJ, Kashani-Sabet M, Smithers BM, Paul E, Kraybill WG, McKinnon JG, Wang HJ, Elashoff R, Faries MB, Group M (2014) Final trial report of sentinel-node biopsy versus nodal observation in melanoma. N Engl J Med 370: 599–609. doi:10.1056/NEJMoa1310460

Schulz C, Häfner H-M, Breuninger H, Leiter U (2014) Lokalrezidivraten und Überlebenswahrscheinlichkeit nach 3D-Histologie und konventioneller Histologie beim akrolentiginösen Melanom. JDDG 12: 881–889. doi:10.1111/ddg.12448

Weber J, Mandala M, Del Vecchio M, et al. (2017) Adjuvant nivolumab versus ipilimumab in resected stage III or IV melanoma. N Engl J Med 377:1824–1835. doi: 10.1056/NEJMoa1709030

Wolchok JD, Chiarion-Sileni V, Gonzalez R, et al. (2017) Overall survival with combined nivolumab and ipilimumab in advanced melanoma. N Engl J Med 377: 1345–1356. doi: 10.1056/NEJMoa1709684

3

Epitheliale maligne Hauttumoren („Weißer Hautkrebs")

Thomas Volz, Sabine G. Plötz, Lina-Sophie Volz, Verena Ullmann, Daniel Kneißl, Rüdiger Hein, Johannes Ring, Tilo Biedermann

© Springer-Verlag GmbH Deutschland, ein Teil von Springer Nature 2019
S. G. Plötz et al. (Hrsg.), *Häufige Hauttumoren in der Praxis*
https://doi.org/10.1007/978-3-662-57371-6_14

14.1 Einteilung

Weltweit ist eine Zunahme der Inzidenz der epithelialen Hauttumoren – im Jargon als „weiße Hautkrebsformen" bezeichnet – um 8 % jährlich zu vermerken. Die häufigsten Vertreter stellen die aktinische Keratose, das Basalzellkarzinom (Basaliom) und das spinozelluläre Karzinom (Plattenepithelkarzinom) dar. Epitheliale Hauttumoren entwickeln sich aus den Keratinozyten der Epidermis und der Adnexstrukturen.

> **Häufige epitheliale Tumoren**
> - Aktinische Keratosen (In-situ-Karzinome)
> - Spinozelluläres Karzinom (Plattenepithelkarzinom der Haut)
> - Morbus Bowen (in situ)
> - Bowen-Karzinom
> - Basalzellkarzinom
>   - Noduläres Basalzellkarzinom
>   - Superfizielles Basalzellkarzinom
>   - Sklerodermiformes Basalzellkarzinom
>   - Pigmentiertes Basalzellkarzinom

14.2 Risikofaktoren für die Entwicklung kutaner epithelialer Karzinome

UV-Exposition gilt als der wichtigste Risikofaktor für die Entstehung von malignen Hauttumoren, so entstehen epitheliale maligne Tumoren meist auf chronisch sonnenexponierter Haut (Gesicht, Kopfhaut, Handrücken) als Folge kumulativer UV-Schädigung (▸ Kap. 17). Daneben stellen heller Hauttyp (I, II), aber auch genetische Faktoren weitere Risikofaktoren dar. Weiterhin gibt es Erkrankungen/Syndrome, die mit der Entwicklung vieler kutaner epithelialer Neoplasien assoziiert sind, wie das Xeroderma pigmentosum oder das Basalzellnävussyndrom. Neben Karzinogenen wie Teer (Straßenarbeiter), Arsen (welches früher von Winzern im Weinbau verwendet wurde) oder Polyvinylchlorid können auch infektiöse Faktoren eine Rolle spielen, etwa humane Papillomviren, insbesondere im Genitalbereich. Bekannt ist die überproportional häufigere Entwicklung epithelialer Hauttumoren bei Patienten mit längerfristiger Immunsuppression.

> **Risikofaktoren für das Auftreten von aktinischen Keratosen, spinozellulären Karzinomen und Basalzellkarzinomen (epitheliale Hauttumoren)**
> - Kumulative UV-Exposition
> - Hauttyp I oder II (heller Hauttyp)
> - Längerfristige Immunsuppression
> - Assoziierte Syndrome (z. B. Xeroderma pigmentosum, Albinismus, Basalzellnävussyndrom)

> - Chronische Entzündung, lange andauernde Infektionen mit humanen Papillomviren (Genitalbereich)
> - Karzinogene (Teer, Arsen, Polyvinylchlorid)
> - Ionisierende Strahlen
> - Narben

Neben einer vermehrten Sonnenexposition ist die demografische Überalterung der Bevölkerung ein weiterer Grund für die steigende Inzidenz epithelialer Tumoren. Epitheliale Tumoren stellen somit durch eine Steigerung der Kosten im Gesundheitswesen ein großes medizinisches Problem dar.

Ebenso wie eine frühe Diagnosestellung ist der präventive, intensive Sonnenschutz mit spezifischen Verhaltensänderungen, textilem Schutz und der Verwendung von UV-Schutzpräparaten eine wichtige dermatologische Intervention (▸ Kap. 17).

14.3 Tumortypen

14.3.1 Aktinische Keratose

Sabine G. Plötz, Thomas Volz, Lina-Sophie Volz, Verena Ullmann, Daniel Kneißl, Rüdiger Hein, Johannes Ring, Tilo Biedermann

Syn.: Solare Keratose, Lichtwarze, aktinische Präkanzerose, keratinozytäre intraepitheliale Neoplasie

Die aktinischen Keratosen (solare Keratosen) gehören zu den häufigsten kutanen In-situ-Neoplasien.

Ganz überwiegend entstehen aktinische Keratosen durch kumulative UV-Exposition an chronisch-lichtexponierten Arealen. In Regionen mit hoher Sonnenexposition zeigen aktinische Keratosen eine hohe Prävalenz in der hellhäutigen Bevölkerung.

Risikofaktoren sind – neben hoher UV-Exposition in Freizeit und Beruf – heller Hauttyp und höheres Lebensalter. Auch Röntgenstrahlung und Radioisotope sowie HPV-assoziierte Viruserkrankungen, aber vor allem die Einnahme von immunsupprimierenden Medikamenten heben die Inzidenz von aktinischen Keratosen an.

Die aktinische Keratose ist ein Carcinoma in situ und somit eine Frühform des invasiven Plattenepithelkarzinoms. Es erfüllt alle Kriterien eines Plattenepithelkarzinoms, bleibt jedoch auf die Epidermis beschränkt, ohne die Basalmembran zu durchbrechen.

Die Häufigkeit der Entstehung von Plattenepithelkarzinomen aus aktinischen Keratosen wird auf etwa 10 % geschätzt. Bei immunsupprimierten Patienten, v. a. Transplantatempfängern, liegt eine höhere Progressionsrate (30 %) von aktinischen Keratosen zu invasiven Plattenepithelkarzinomen vor.

Durch adäquate Behandlung und adäquaten Lichtschutz kann das Risiko einer Progression weit niedriger gehalten werden. Bisher sind keine eindeutigen Kriterien definiert, mit deren Hilfe man vorhersagen könnte, welche aktinische Keratose invasiv wachsen wird. Werden aktinische Keratosen in flächiger Ausdehnung z. B. am Capillitium nicht behandelt,

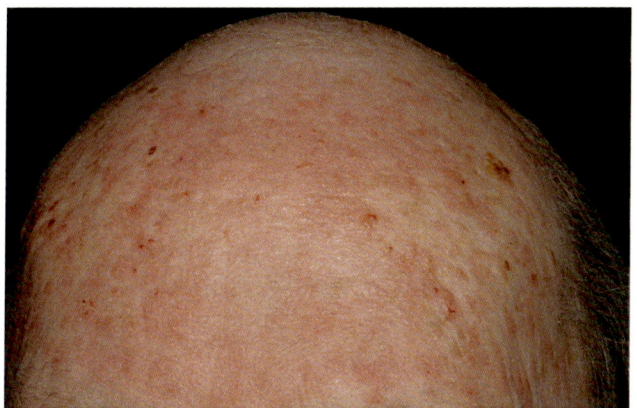

◘ **Abb. 14.1** Flächige Aussaat von aktinischen Keratosen am Capillitium

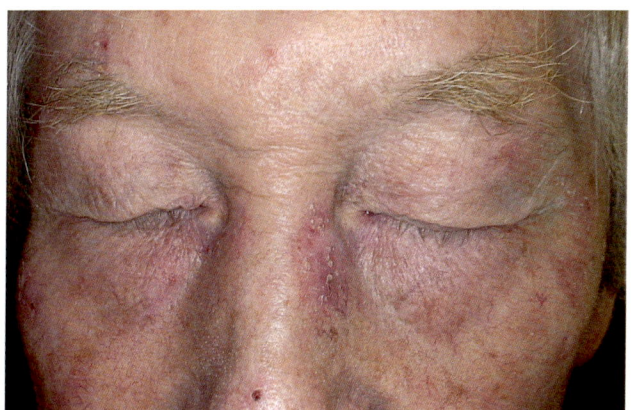

◘ **Abb. 14.2** Aktinische Keratosen im Gesicht: Es liegen zahlreiche Rötungen vor. An der Nase kranial links zeigt sich ein scharf begrenztes keratotisches Erythem

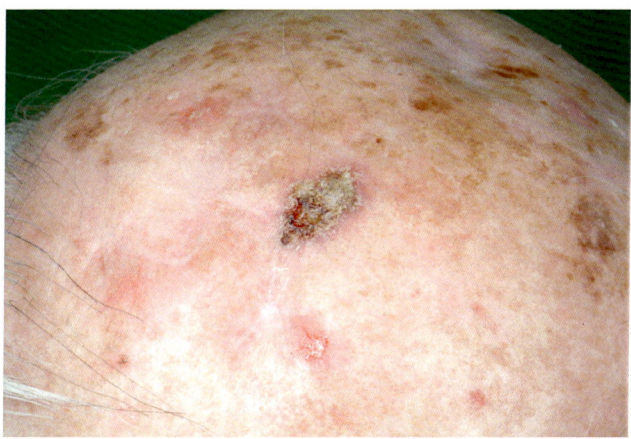

◘ **Abb. 14.3** Chronisch lichtgeschädigte Kopfhaut mit multiplen aktinischen Keratosen

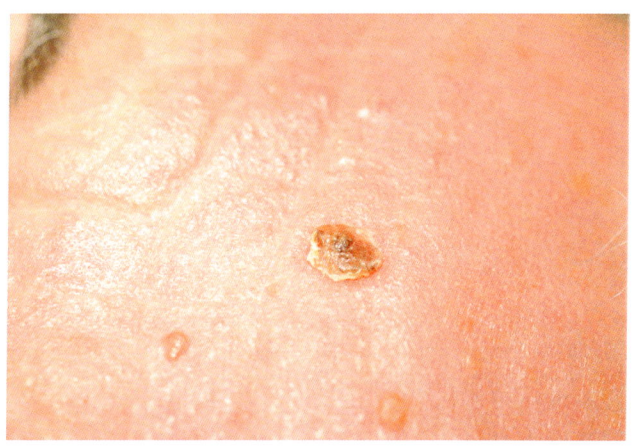

◘ **Abb. 14.4** Singuläre hypertrophe aktinische Keratose

droht das Phänomen der sogenannten Feldkanzerisierung, deren Bild sich als mehrere dicht beieinanderliegende, disseminierte, aktinische Keratosen in unterschiedlichen Stadien äußert (◘ Abb. 14.1). Um Progression und Feldkanzerisierung zu vermeiden, gilt es, aktinische Keratosen frühzeitig zu behandeln.

■ ■ **Klinisches Bild**
Aktinische Keratosen treten ungefähr ab dem 50. Lebensjahr typischerweise auf durch kumulative Sonnenexposititon geschädigter Haut und vermehrt bei Männern auf. Prädilektionsstellen sind Gesicht, Capillitium (insbesondere der Glatzenbereich bei Männern) sowie Ohren, Dekolleté, Unterarme und Handrücken. Häufig sind multiple Läsionen in einer Region vorhanden, die sich klinisch als asymptomatische, schuppende, persistierende, hautfarbene bis rötlich-braune, gelegentlich pigmentierte Herde präsentieren (◘ Abb. 14.2, ◘ Abb. 14.3, ◘ Abb. 14.4, ◘ Abb. 14.5, ◘ Abb. 14.6, ◘ Abb. 14.7, ◘ Abb. 14.8, ◘ Abb. 14.9). Der Durchmesser variiert von einigen Millimetern bis zu ca. 2–3 cm. Bei starker keratotischer Auflagerung bzw. Keratose spricht man von hypertrophen aktinischen Keratosen. Diese sind gelegentlich klinisch kaum von einem infiltrativ wachsenden spinozellulären Karzinom zu unterscheiden.

Weitere Subtypen sind atrophe, bowenoide, akantholytische, pigmentierte und lichenoide aktinische Keratosen.

> **Nach ihrem klinischen Aspekt werden aktinische Keratosen nach der Klassifikation nach Olsen (Olsen-Grad I bis III) eingeteilt:**
> — Olsen-Grad I: leichte aktinische Keratose; einzelne oder wenige, sehr flache Läsionen, welche besser zu ertasten als zu sehen sind
> — Olsen-Grad II: fortgeschrittene aktinische Keratose; deutlich sichtbare und tastbare, flache und unregelmäßig erhabene Läsionen mit erythematöser, rauer, verhornender Oberfläche
> — Olsen-Grad III: schwere (hypertrophe) aktinische Keratose; längerzeitig bestehende, auf der Unterfläche fest verankerte Läsionen mit unregelmäßighöckriger Oberfläche

Die Entwicklung von der aktinischen Keratose zum Plattenepithelkarzinom ist fließend und zeichnet sich durch eine zunehmende Verhärtung und Keratosenbildung, Blutungen, Größenzunahme, Rötung und Ulzeration aus.

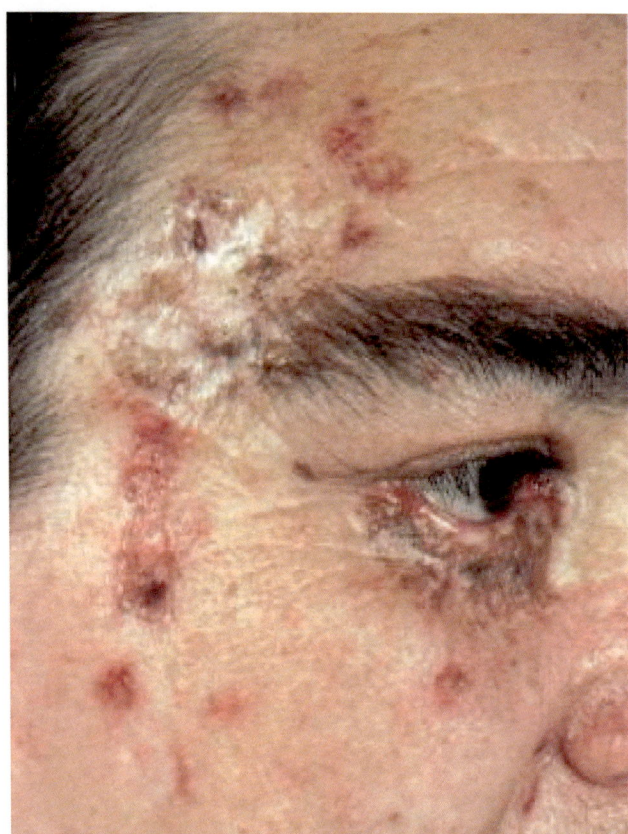

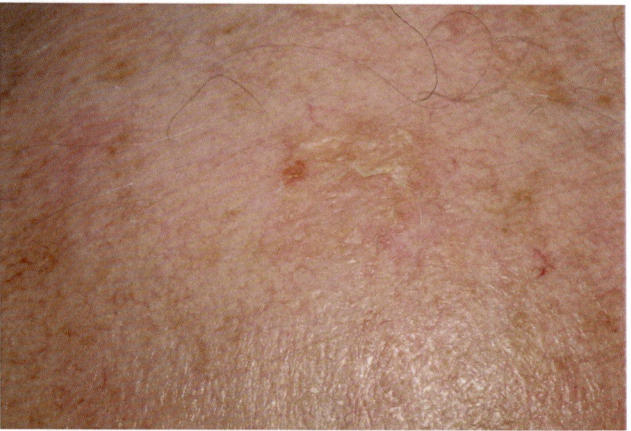

Abb. 14.7 Singuläre aktinische Keratose. Infiltriertes Erythem mit schuppender, teils keratotischer Oberfläche

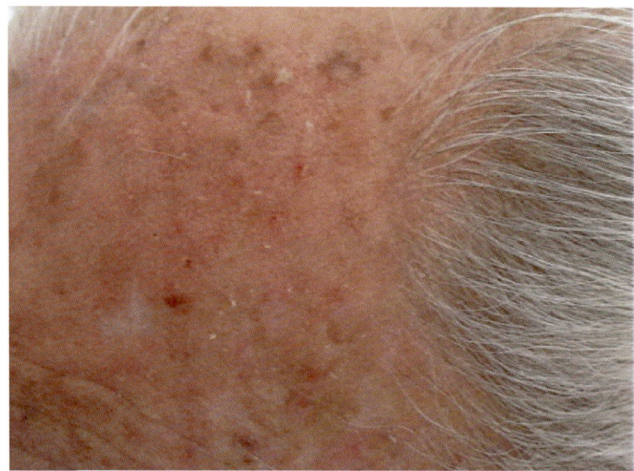

Abb. 14.5 Multiple aktinische Keratosen an den Wangen und periorbital. Zudem findet sich an der Schläfe temporal rechts ein großes Basalzellkarzinom mit angedeutetem Randsaum und weißlich-atrophischer Haut

4

Abb. 14.8 Multiple aktinische Keratosen (hier gelb-graue, keratotische Läsionen) auf aktinisch geschädigter Haut

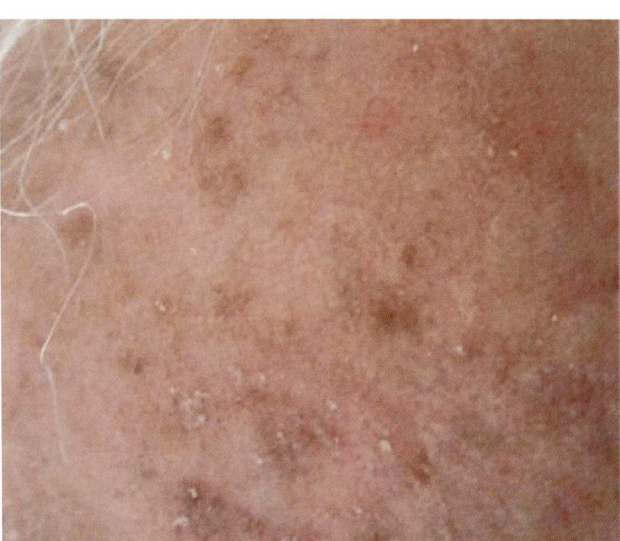

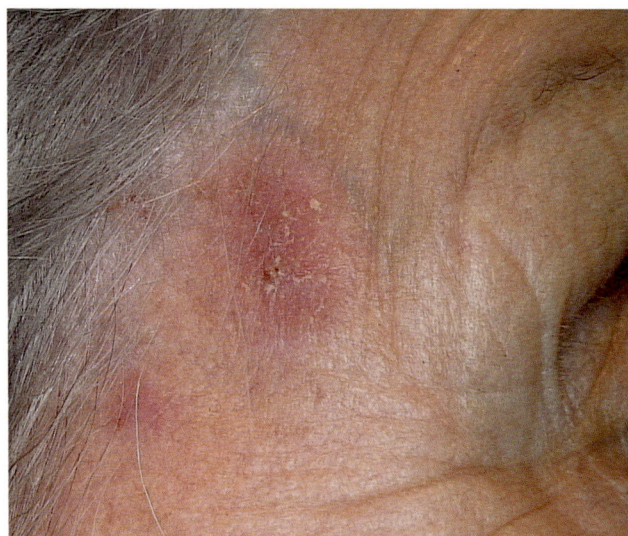

Abb. 14.6 Aktinische Keratosen (erythematöse, teils gelb-graue, keratotische Läsionen) auf aktinisch geschädigter Haut

Abb. 14.9 Klinisches Bild einer bowenoiden aktinischen Keratose an der Schläfe. Wichtigste Differenzialdiagnose stellt hier der Morbus Bowen dar

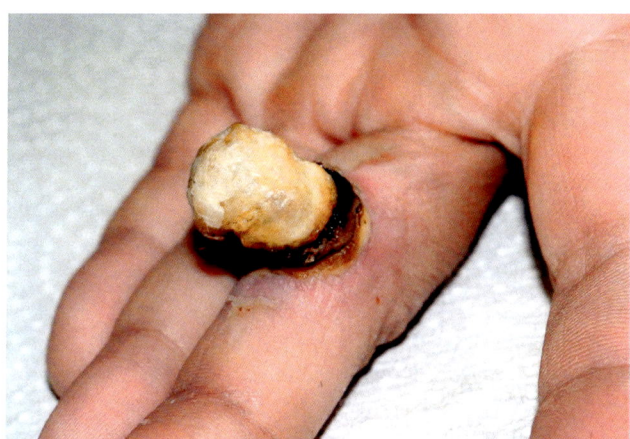

Abb. 14.10 Spinozelluläres Karzinom auf dem Boden eines Cornu cutaneum

> Cornu cutaneum: Aktinische Keratosen können in dorn- oder hornartige gelbgraue derbe Höcker auswachsen. An der Basis solcher invasiv wachsender Höcker infiltrieren gewöhnlich schon Tumorzapfen die Epidermis (beginnendes Plattenepithelkarzinom). Hier ist die operative Entfernung angebracht (**Abb. 14.10**).

Differenzialdiagnose

Verrucae seborrhoicae, Verrucae vulgares, Tinea, Ekzem, Psoriasis vulgaris, Lupus-erythematodes-Läsionen, Basalzellkarzinom, Morbus Bowen, Lentigines, Lentigo maligna.

In der Regel können aktinische Keratosen bei typischem Erscheinungsbild eindeutig diagnostiziert werden. Dennoch ist eine breite Differenzialdiagnostik zu bedenken. Bei ungewisser Diagnosestellung kann die Verwendung eines Dermatoskops hilfreich sein. So können Hautläsionen mit ähnlichem Erscheinungsbild wie z. B. Verrucae seborrhoicae, Basalzellkarzinome oder melanozytäre Tumoren besser von den aktinischen Keratosen unterschieden werden. Im Zweifelsfall ist die bioptische Sicherung notwendig.

Therapie

In Abhängigkeit der klinischen Manifestation (Lokalisation, Ausdehnung und Dicke der Läsion) und unter Berücksich-

tigung von Alter und Komorbidität steht eine Vielzahl unterschiedlicher Behandlungsverfahren zur Verfügung. Es kann sinnvoll sein, Läsionen zu exzidieren, zu kürettieren oder mit einer Hautbiopsie zu untersuchen, um die Diagnose zu sichern und z. B. ein Plattenepithelkarzinom auszuschließen. Auch topische Behandlungsmethoden bieten vielseitige Möglichkeiten zur Therapie aktinischer Keratosen. **Tab. 14.1** fasst die wichtigsten Therapiemöglichkeiten zusammen.

Die Exzision ist bei singulären, hypertrophen Läsionen angezeigt, um ein invasives Wachstum auszuschließen. Bei flächiger Ausdehnung ist eine Exzision des befallenen Areals häufig nicht praktikabel. Hier erfolgen Shave-Exzisionen in Kombination mit anderen Verfahren.

Die Kürettage ist ein häufig verwendetes Verfahren zur mechanischen Abtragung von aktinischen Keratosen mittels scharfem Löffel oder Einmal-Ringkürette. Zudem können oberflächliche Hautschichten gewonnen und das Kürettagenmaterial histopathologisch untersucht werden. Da tiefere Gewebsschichten bei oberflächlicher Abtragung fehlen, ist die Histologie nur eingeschränkt beurteilbar. Durch dieses Verfahren können jedoch z. B. lichenoide Keratosen oder auch Basalzellkarzinome von aktinischen Keratosen abgegrenzt werden.

Die Kryotherapie (Vereisung mit flüssigem Stickstoff) ist ein häufig eingesetztes, einfaches, schnell durchzuführendes und kosteneffektives Behandlungsverfahren, das seit mehreren Jahrzehnten mit einer großen Verbreitung im praktischen Einsatz durchgeführt wird. Im häufig angewendeten, offenen Sprayverfahren wird flüssiger Stickstoff mit einer Temperatur von −196 °C auf die Läsion aufgesprüht. Durch oberflächliches Einfrieren der Läsion mit flüssigem Stickstoff kommt es zur Nekrose der Epidermis mit potenziell blasiger Abhebung der Haut. Bei ausreichender Erfahrung lassen sich gute Ergebnisse in der Behandlung aktinischer Keratosen sowie sehr gute bis exzellente Ergebnisse in kosmetischer Hinsicht erzielen. Die Kryotherapie ist bezüglich Dauer, Intensität und Häufigkeit nicht standardisiert, und so ist der Therapieerfolg mehr als bei anderen Verfahren von der Erfahrung des Therapeuten abhängig. Komplikationen sind selten (Pigmentverschiebung, Narben).

Aktinische Keratosen können mit ablativer Lasertherapie mittels CO_2- oder Erbium-YAG-Laser abgetragen werden. Hierbei entstehen Erosionen, die in der Regel nach 2–4 Wo-

Tab. 14.1 Therapiemöglichkeiten von aktinischen Keratosen

Invasiv	Topisch
Kürettage	Chemical Peeling
Kryotherapie	Isotretinoin
Elektrodissekation	Diclofenac (Solaraze®) 2-mal täglich für 3–4 Monate
Ablative Laser (CO_2-/Erbiumlaser)	5 %iges 5-Fluorouracil (Efudix®) 2-mal täglich für 3–6 Wochen
Fraktionierte Laser (CO_2-/Erbiumlaser)	0,5 %iges 5-Fluorouracil in Kombination mit 10 %iger Salicylsäure (Actikerall®)
Photodynamische Therapie (PDT)	1-mal täglich für 6–12 Wochen
Tageslicht-PDT	Imiquimod (Aldara®) 3-mal die Woche über 4 Wochen
Kombination fraktionierte Laser/PDT (AFXL-PDT)	Ingenolmebutat (Picato®) am Capillitium 0,015%iges Gel 1-mal täglich für 3 Tage;
Exzision	an den Extremitäten 0,05%iges Gel 1-mal täglich für 2 Tage

chen abheilen. Mögliche Begleiterscheinungen sind Schmerzen, lokale Entzündung, Pigmentierungsstörungen und Narbenbildung. Auch eine Therapie mittels fraktioniertem Laser kommt als Behandlungsmethode von aktinischen Keratosen in Frage. Da die Strahlen nur punktuell rasterförmig in die Haut eindringen, wird diese Methode als weniger schmerzhaft empfunden und die Haut regeneriert sich zügiger. In der Heilungsphase kann es zu Rötung, Schwellung und Erosionen kommen. Eine Wiederholung der Behandlung wird nach ca. 4 Wochen empfohlen; das betroffene Areal muss vor direkter Sonnenexposition bewahrt werden. Bevorzugt sollte die Behandlung von aktinischen Keratosen mit ablativen Lasersystemen erst nach histologischer Sicherung erfolgen.

> ❶ Wichtig ist bei beiden Verfahren Augenschutz und Aufklärung des Patienten: Es kommt zu einer schmerzhaft erosiven Hautentzündung der behandelten Areale mit nachfolgender Abheilung.

Nichtinvasive lokale topische Behandlungen kommen hauptsächlich für oberflächliche aktinische Keratosen infrage. Zur lokalen (topischen) Therapie der aktinischen Keratosen steht Diclofenac als 3%iges Gel zur Verfügung (Solaraze Gel®), es sollte vom Patienten 2-mal täglich über 3–4 Monate aufgetragen werden. Wenn zahlreiche aktinische Keratosen zu behandeln sind, so hat sich auch die örtliche Behandlung mit 5-Fluorouracil (Efudix®) oder Imiquimod (Aldara®) bewährt. Die 5%ige 5-Fluorouracil-Salbe wird 2-mal täglich üblicherweise über 2–4 Wochen, die Imiquimod-Creme wird 3-mal pro Woche über 4 Wochen auf die betroffenen Areale aufgetragen.

Starke Irritationen und Hautentzündungen sind regelmäßige Nebenwirkungen, weiterhin kann es neben Rötung, Erosion und Krustenbildung zu Juckreiz, Schmerzen, Brennen und Pigmentverschiebung kommen. Alternativ kann extern 0,5%iges 5-Fluorouracil in Kombination mit 10 %iger Salicylsäure (Aktikerall®) verwendet werden. Die Anwendung erfolgt 1-mal täglich über 6–12 Wochen. Durch die Salicylsäure wird die Wirkung des 5-Fluorouracil intensiviert und die Hyperkeratosen der aktinischen Keratosen werden reduziert. Zudem besteht die Möglichkeit, aktinische Keratosen mit Ingenolmebutat in Form von Picato® zu behandeln. An den Extremitäten wird ein 0,05%iges Gel 1-mal täglich an 2 aufeinanderfolgenden Tagen aufgetragen. Am Capillitium oder im Gesicht verwendet man ein 0,015%iges Gel, welches 1-mal täglich an 3 aufeinanderfolgenden Tagen angewendet wird. Zu den häufigsten Nebenwirkungen zählen Entzündungsreaktionen in Form von Erosionen, Blasenbildung, Schuppung, Ulzeration, Erythemen und lokalem Schmerz. Eine mögliche Komplikation stellt in seltenen Fällen eine Pigmentverschiebung dar.

Ein Abtragen betroffener Hautschichten kann durch kaustisch wirkende Substanzen („Chemical Peelings") wie Trichloressigsäure, hochprozentige Alpha-Hydroxysäure oder Phenolzubereitungen erreicht werden. Nebenwirkungen sind Rötungen, erosive Hautveränderung oder Krustenbildung. Komplikationen können in Form von Pigmentverschiebungen und sehr selten Narbenbildung auftreten. In der Hand des erfahrenen Anwenders sind Chemical Peelings sehr wirksame, wenig aufwendige Verfahren.

Bei der photodynamischen Therapie, die zur Behandlung von aktinischen Keratosen, von oberflächlichen und (mit Einschränkung soliden) Basalzellkarzinomen wie auch von Morbus Bowen zugelassen ist, wird eine photosensibilisierende Substanz optional nach Kürettage auf die befallene Haut aufgetragen und licht- und luftdicht (z. B. durch Verband mit Aluminiumfolie) abgeklebt. Als Wirkstoff wird 5-Aminolävulinsäure (ALA) als Gel (Ameluz®), Pflaster (Alcare®) oder ALA-haltige Nanoemulsion (Nanoxosan®) bzw. das ebenfalls photosensibilisierend wirkende Methyl-5-amino-4-oxopentanoat (MAL) (Metvix®) auf die Hautläsion aufgetragen. Durch die Metabolisierung des Photosensibilisators in den neoplastischen Zellen ist die Wirkung weitestgehend selektiv auf das betroffene erkrankte Gewebe beschränkt. 4–6 h nach Auftragen der Substanz wird das Areal mit hochenergetischem Licht einer geeigneten Lichtquelle bestrahlt. Alternativ kann das Areal bei der Tageslicht-PDT nach Behandlung mit Methyl-5-amino-4-oxopentanoat (MAL) (Luxerm®-Creme) auch für 2–3 h dem Tageslicht oder speziellen Tageslicht-PDT-Lichtquellen ausgesetzt werden. Diese Methode wird als weniger schmerzhaft empfunden.

Durch die physikalische Penetration des Lichts ist die Tiefenwirkung der PDT beschränkt. Eine Verbesserung der Tiefenwirksamkeit kann durch vorhergehende superfizielle Abtragung mittels Kürettage oder Keratolyse mit Salicylvaseline erreicht werden. Auch die vorhergehende Behandlung mittels fraktioniertem Laser im Rahmen der AFXL-PDT („ablative fractional laser therapy"-PDT) steigert die Tiefenwirksamkeit und Intensität der Behandlung.

Die Wirkungsweise ist in ▢ Abb. 14.11 bildlich zusammengefasst.

Die wesentlichen Vorteile der PDT sind die einfache Durchführung auch bei flächenhaften Läsionen, die hohe Selektivität und die guten kosmetischen Resultate. Die klinischen Daten zeigen eine komplette Abheilung von 70–78 % nach einer Anwendung, 90 % Abheilung nach einer wiederholten Anwendung 1 Woche später.

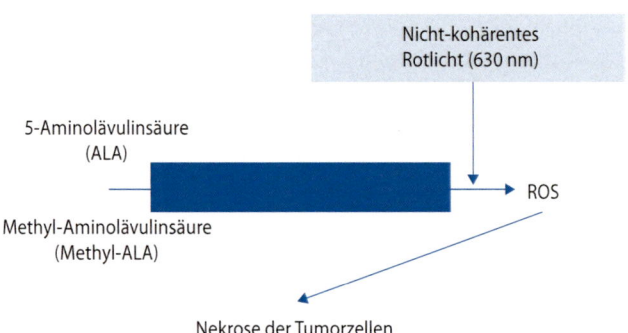

▢ **Abb. 14.11** Wirkmechanismus der photodynamischen Therapie (n. Szeimes): Die photosensibilisierende Substanz wird auf die befallenen Stellen topisch appliziert und akkumuliert in den erkrankten Zellen. Nach Bestrahlung mit Rotlicht bilden sich reaktive Sauerstoffspezies (ROS) mit zytotoxischen Effekten, welche zu einer Nekrose der Tumorzellen führen

Auch bei diesem Verfahren kommt es zu einer schmerzhaften Rötung der Haut, die nach etwa 2–4 Wochen abheilt. Zudem sind auch hier Schmerzen, Brennen, Erosionen und Krustenbildung mögliche Begleiterscheinungen. Hauptnebenwirkung der PDT ist der lokale Schmerz, der oft den systemischen Einsatz von Analgetika während und nach der Therapie erforderlich macht, und die massive entzündliche Reaktion der Haut. Auf den erosiven Arealen können sich bakterielle Superinfektionen entwickeln, die den Einsatz prophylaktischer antiseptischer Externa rechtfertigen.

Das Langzeitergebnis ist in kosmetischer Hinsicht sehr gut (◘ Abb. 14.12). Die Gefahr der Pigmentverschiebung oder Narbenbildung ist gering, Rezidive sind auch bei diesem Verfahren nicht auszuschließen.

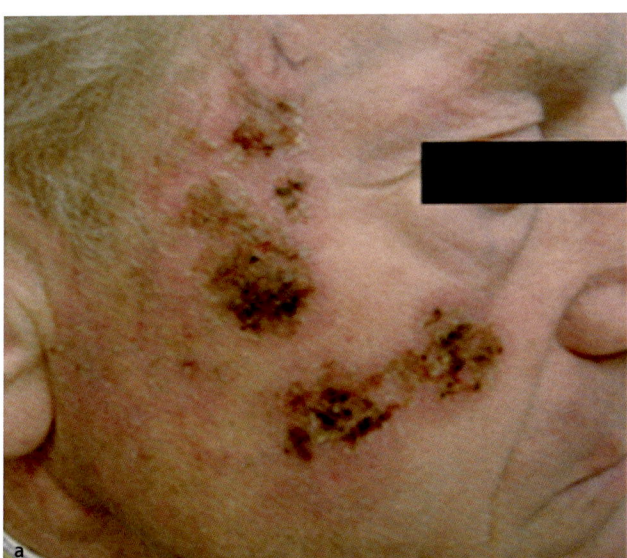

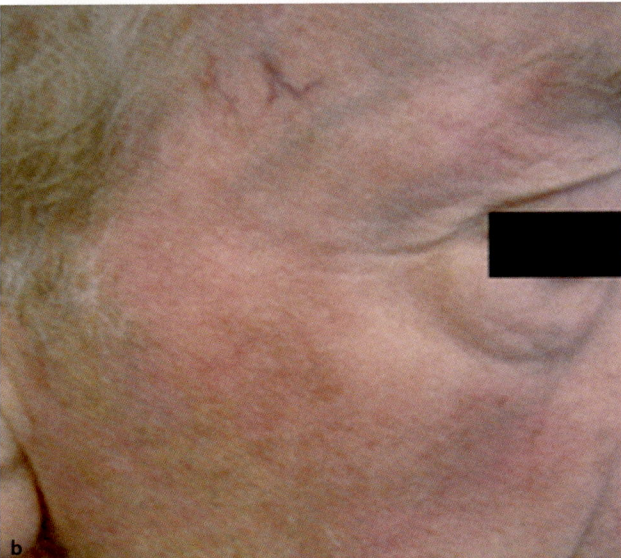

◘ **Abb. 14.12a,b** Photodynamische Therapie (PDT) von aktinischen Keratosen. Eine Woche nach Durchführung der Therapie zur Behandlung von aktinischen Keratosen ist die entzündliche Reaktion mit Rötung, Krustenbildung etc. noch sichtbar. In der Regel bilden sich diese Veränderungen nach einigen Tagen bis Wochen mit gutem kosmetischem Ergebnis zurück

■ ■ **Prävention**

Konsequenter Lichtschutz ist bei Patienten mit aktinischen Keratosen von grundlegender Bedeutung. Patienten mit aktinischen Keratosen müssen über Meidung hoher Sonnenexposition, intensiven Lichtschutz, Verwendung von Lichtschutzpräparaten und textilem Lichtschutz aufgeklärt werden (► Kap. 17).

14.3.2 Morbus Bowen

Sabine G. Plötz, Thomas Volz, Lina-Sophie Volz, Verena Ullmann, Rüdiger Hein, Johannes Ring, Tilo Biedermann

Syn.: Bowen-Krankheit, Dermatosis praecancerosa Bowen, Dyskeratosis maligna

Der Morbus Bowen ist eine besondere Form des Plattenepithelkarzinoms in situ, die entsprechende Veränderung der Schleimhaut wird als Erythroplasie Queyrat bezeichnet. Zytologisch bowenoid transformierte, atypische Keratinozyten durchsetzen hier die gesamte Epidermis. Unbehandelt kann beides in ein invasives Karzinom, ein Plattenepithelkarzinom vom Bowen-Typ, übergehen. Hierbei ist nach Übergang in ein Bowen-Karzinom lymphogene Metastasierung möglich. Im Vergleich zu aktinischen Keratosen wird dem Morbus Bowen ein höherer Malignitätsgrad mit häufigerem Übergang in ein Plattenepithelkarzinom zugeschrieben.

■ ■ **Klinisches Bild**

Morbus Bowen tritt überwiegend ab dem 60. Lebensjahr an nicht lichtexponierten Arealen als scharf begrenztes, unregelmäßig geformtes, gelegentlich eleviertes Erythem mit silbrigglänzender Schuppung („psoriasiformer Aspekt") mit Prädilektion an Rumpf und distalen Extremitäten auf (◘ Abb. 14.13, ◘ Abb. 14.14). Eine Neigung zur Regression besteht nicht.

■ ■ **Differenzialdiagnose**

Psoriasis, Ekzem, lichenoide (seborrhoische) Keratose, aktinische Keratose, Basalzellkarzinom, spinozelluläres Karzinom, Tinea, Lupus vulgaris, Lupus erythematodes.

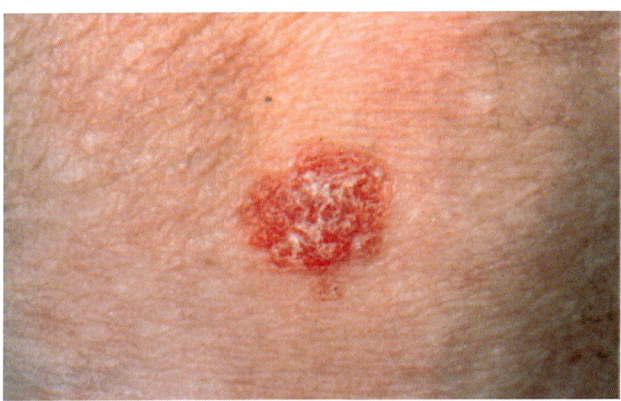

◘ **Abb. 14.13** Morbus Bowen: psoriasiforme, ekzemähnliche Läsion

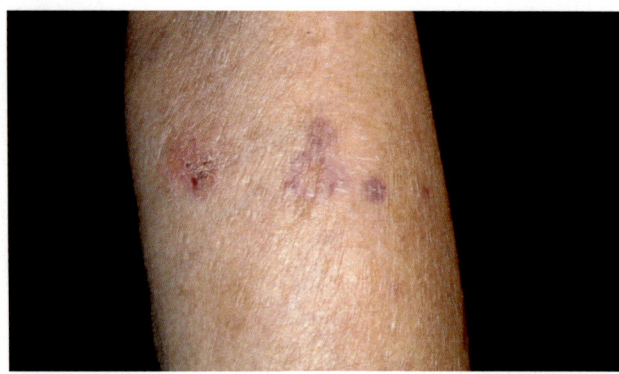

Abb. 14.14 Klinisches Bild eines Morbus Bowen am rechten Unterarm. Das Krankheitsbild kann als Ekzem oder chronisch stationäre Psoriasis verkannt werden

■■ **Therapie**

Die Diagnose wird bioptisch gesichert. Neben der chirurgischen Entfernung kommen zur Behandlung des Morbus Bowen auch die Kryotherapie, die ablative Lasertherapie und die photodynamische Therapie (▶ Abschn. 14.3.1) in Betracht.

> ❯ Der Morbus Bowen kann über lange Jahre unerkannt bleiben, da er klinisch ein Ekzem, Tinea oder Psoriasis imitieren kann. Deshalb ist es wichtig, lokalisierte „Ekzemherde" bei mangelnder Rückbildung und langer Bestandsdauer histologisch zu sichern.

14.3.3 Keratoakanthom

Thomas Volz, Sabine G. Plötz, Rüdiger Hein, Johannes Ring, Tilo Biedermann

Akanthome sind rasch wachsende, häufige Tumoren des Haarfollikels von charakteristischer Klinik und Histologie. Keratoakanthome bilden sich innerhalb weniger Wochen (wichtiger differenzialdiagnostischer Hinweis zur Abgrenzung eines spinozellulären Karzinoms/Basalzellkarzinoms) ohne Vorveränderung meist solitär an sonnenexponierten

Arealen. Keratoakanthome können sich nach einer Bestandsdauer von wenigen Wochen oder Monaten spontan unter Hinterlassung einer schüsselförmigen Narbe zurückbilden. Allerdings kann der Zeitpunkt der Rückbildung nicht vorhergesagt werden, sodass eine frühzeitige Therapie das Auftreten einer entstellenden Narbenbildung verhindert. Des Weiteren ist in seltenen Fällen ein Übergang eines Keratoakanthoms in ein Plattenepithelkarzinom beschrieben worden, was ebenfalls für eine frühe Intervention spricht.

■■ **Klinisches Bild**

Erbs- bis münzgroßer, halbkugeliger, hautfarbener bis rötlicher Knoten mit zentralem, horngefülltem Krater und guter Abgrenzung gegenüber der umliegenden Epidermis (■ Abb. 14.15, ■ Abb. 14.16, ■ Abb. 14.17).

■■ **Differenzialdiagnose**

Initial Molluscum contagiosum, Verruca vulgaris, Plattenepithelkarzinom und Basalzellkarzinom.

■■ **Therapie**

Wegen der oft schwierigen klinischen und histologischen Abgrenzung eines spinozellulären Karzinoms/Basalzellkarzinoms ist die Exzision mit anschließender histologischer Überprüfung angezeigt. Dabei ist zu beachten, dass die histologische Diagnose eines Keratoakanthoms nur am Gesamtpräparat mit seiner charakteristischen Morphologie gestellt werden kann. Stanzbiopsien sind hierfür nicht ausreichend.

14.3.4 Spinozelluläres Karzinom (Plattenepithelzellkarzinom der Haut)

Thomas Volz, Sabine G. Plötz, Rüdiger Hein, Johannes Ring, Tilo Biedermann

Syn.: Weißer Hautkrebs, Squamous Cell Carcinoma (SCC), Stachelzellkarzinom, Spinaliom

Plattenepithelkarzinome (spinozelluläre Karzinome) gehörten nach den Basalzellkarzinomen zu den zweithäufigsten

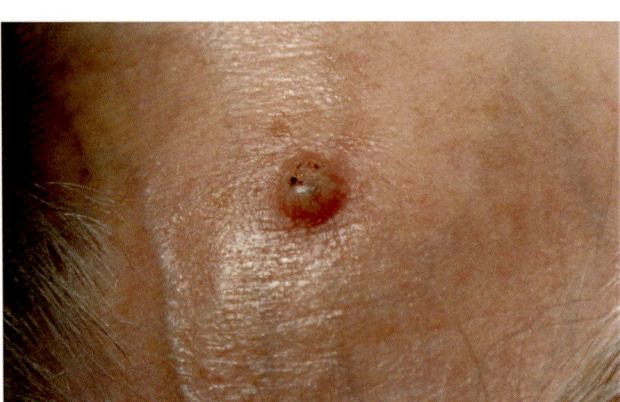

Abb. 14.15 Keratoakanthom an der Stirn: schnellwachsender, symptomloser, halbkugeliger Tumor mit zentralem Hornpfropf

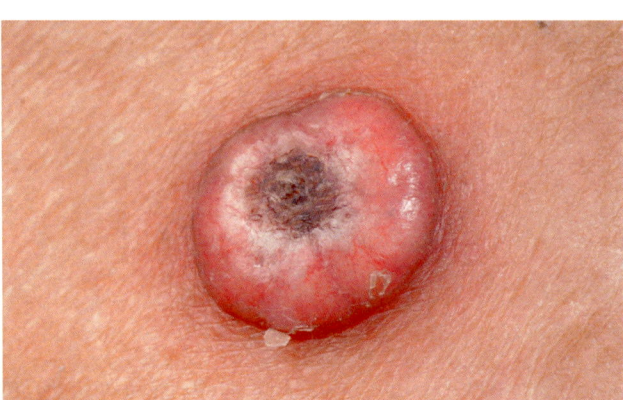

Abb. 14.16 Typischer Befund eines Keratoakanthoms: halbkugeliger Tumor mit zentralem Hornpfropf

■ **Abb. 14.17a–d**   Keratoakanthome

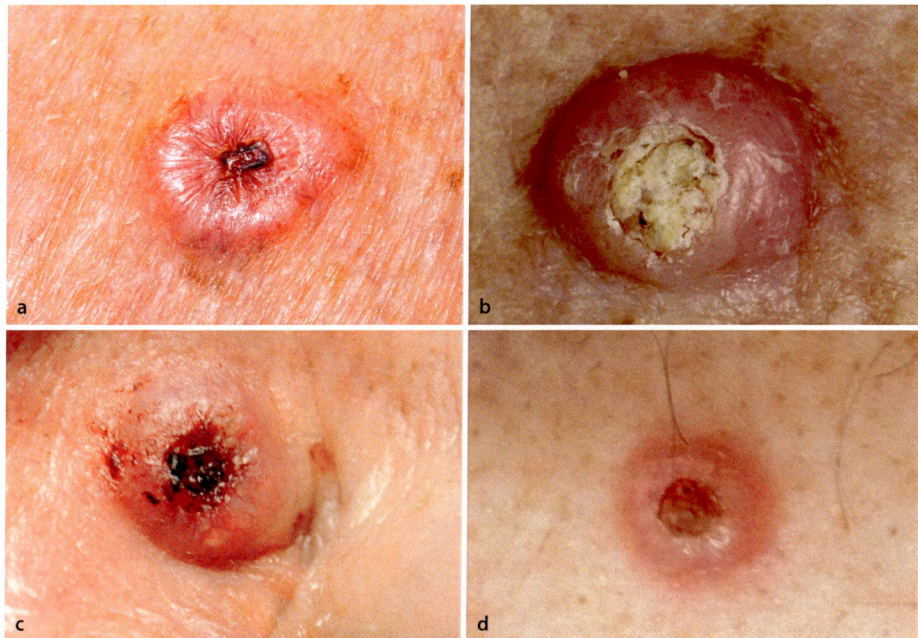

Tumoren der Haut. Chronische UV-Exposition bei genetischer Disposition (heller Hauttyp) spielt bei der Entstehung die wichtigste Rolle. Das spinozelluläre Karzinom kann sich auf lichtgeschädigter Haut aus verhornenden epithelialen Zellen auf aktinischen Keratosen oder de novo entwickeln. Bevorzugte Lokalisationen sind Capillitum, Gesichtsbereich und Handrücken. Des Weiteren entstehen sie durch Einwirkung von ionisierender Strahlung, UV-Strahlung auf strahlengeschädigter Haut (in „Radiodermen"), nach Karzinogenen (Teer im Straßenbau, Arsen im Weinbau) und selten auf dem Boden chronischer Entzündungen (Ulcus cruris, Lupus vulgaris) sowie HPV-Infektion und Immunsuppression. Bei jedem nicht heilendem, persistierendem Ulkus sollte deshalb eine Probebiopsie mit feingeweblicher Untersuchung veranlasst werden.

❶ Hinter schlecht heilenden Wunden können sich ulzerierende Basalzellkarzinome oder spinozelluläre Karzinome verbergen!

Spinozelluläre Karzinome können, wenn frühzeitig erfasst, kurativ behandelt werden. Da die Entwicklung von spinozellulären Karzinomen z. B. aus aktinischen Keratosen sehr langsam vonstattengeht, werden sie allerdings oft längere Zeit nicht beachtet.

Die Prognose hängt neben dem Grad der Differenzierung – analog zum Melanom – von der der Tumordicke ab. So konnte gezeigt werden, dass mit zunehmender Tumordicke (TD) das Risiko einer Metastasierung ansteigt und bei Patienten mit Hochriskotumoren mit einer TD >6 mm in 16 % der Fälle ein Lymphknotenbefall vorliegt. Gesichert ist die erhöhte Wahrscheinlichkeit zur Metastasierung bei Patienten unter Immunsuppression, Entdifferenzierung der Tumorzellen oder Vorliegen eines desmoplastischen Subtyps. Einen ungünstigeren Krankheitsverlauf zeigen außerdem Lokalisationen wie Zunge, Lippe, Vulva und Penis.

■ ■ **Klinisches Bild**

Typischerweise entsteht aus einer hautfarbenen bis gelbgrau-bräunlichen, keratotischen Plaque ein hyperkeratotischer Knoten, der häufig Krusten aufweist und ulzerieren kann (◘ Abb. 14.18, ◘ Abb. 14.19, ◘ Abb. 14.20, ◘ Abb. 14.21, ◘ Abb. 14.22, ◘ Abb. 14.23, ◘ Abb. 14.24, ◘ Abb. 14.25, ◘ Abb. 14.26, ◘ Abb. 14.27, ◘ Abb. 14.28). Die umgebende Haut weist als Zeichen der Lichtschädigung meist aktinische Keratosen auf. Histologisch lassen sich akantholytische, spindelzellige, verruköse und andere Plattenepithelkarzinome unterscheiden.

■ ■ **Differenzialdiagnose**

Aktinische Keratose, Keratoakanthom, Verruca vulgaris, Morbus Bowen, Basalzellkarziom, seborrhoische Keratose, amelanotisches Melanom, seltene Adnextumoren.

■ ■ **Therapie**

Erste Wahl ist die operative Entfernung des Tumors mit lückenloser histologischer Schnittrandkontrolle (3D-Histologie) auf Tumorfreiheit. Die mikroskopisch kontrollierte Chirurgie führt zu Rezidivfreiheit von bis zu 97 %. Durch die Vermeidung unnötig großer Sicherheitsabstände kann zudem die Defektgröße minimiert werden und der Defektverschluss der v. a. im Gesichtsbereich lokalisierten Tumoren mit besserem ästhetischen Resultat erfolgen. Bei Vorliegen eines desmoplastischen spinozellulären Karzinoms sind zusätzliche 0,5–1 cm Sicherheitsabstand über den tumorfreien Schnittrand indiziert, um die Wahrscheinlichkeit eines Lokalrezidivs zu minimieren.

Steht die Methode der 3D-Histologie nicht zur Verfügung, müssen bei der Exzision des spinozellulären Karzinoms größere Sicherheitsabstände gewählt werden, um eine Rezidivfreiheit von >90 % zu erreichen.

Da das spinozelluläre Karzinom der Haut primär lymphogen metastasieren kann, wird empfohlen, bei Patienten mit

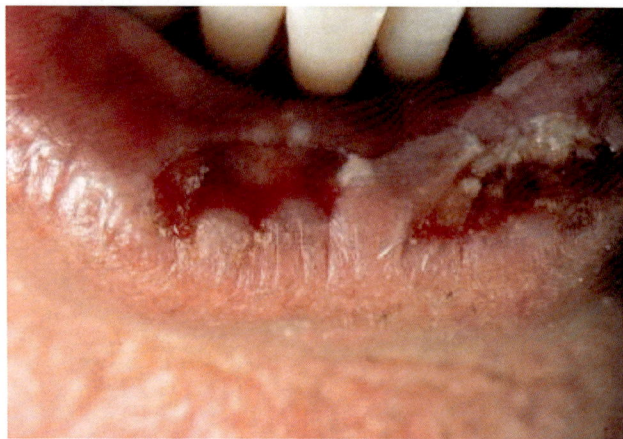

Abb. 14.18 Plattenepithelkarzinom an der Lippe: ulzerierende Läsionen an der Unterlippe

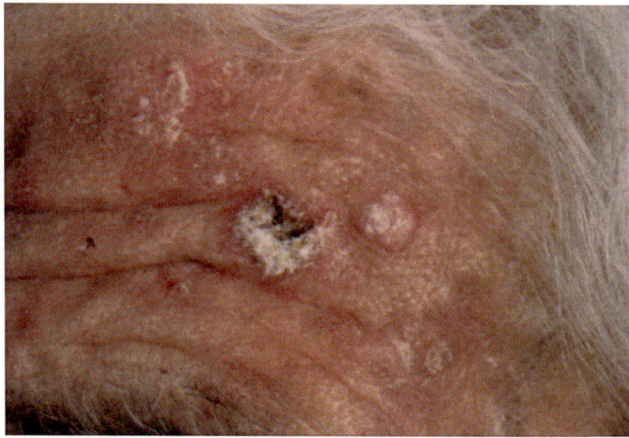

Abb. 14.19 Spinozelluläres Karzinom an der Stirn, Entstehung auf dem Boden einer aktinischen Keratose. Im Bereich von vorbestehenden aktinischen Keratosen kann es zur Entwicklung von initialen spinozellulären Karzinomen kommen

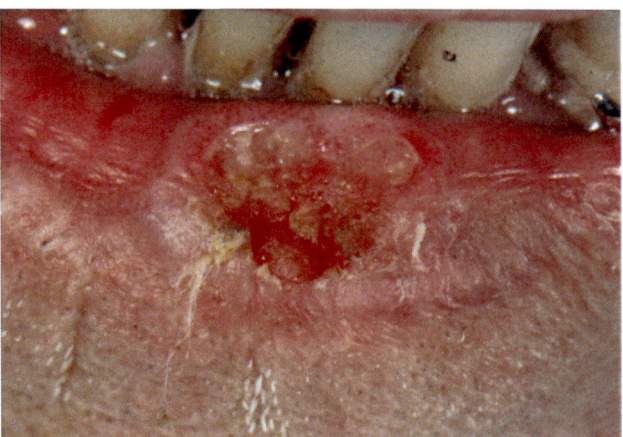

Abb. 14.20 Plattenepithelkarzinom (spinozelluläres Karzinom) an der Unterlippe mit scharf begrenzter, derber Ulzeration

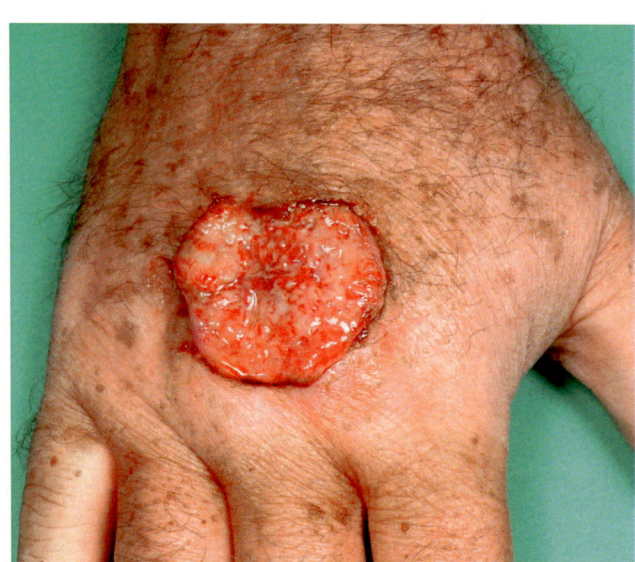

Abb. 14.21 Spinozelluläres Karzinom an der rechten Hand

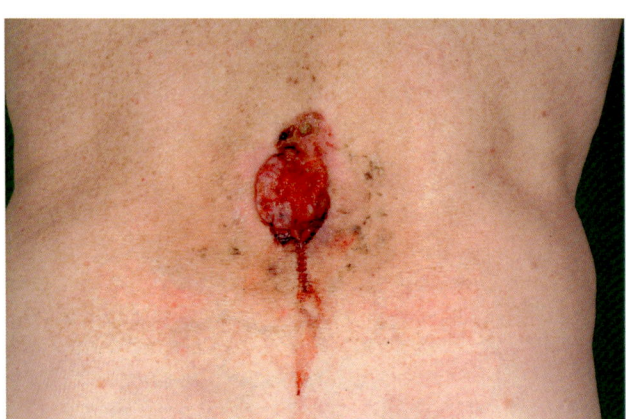

Abb. 14.22 Spinozelluläres Karzinom am Rücken

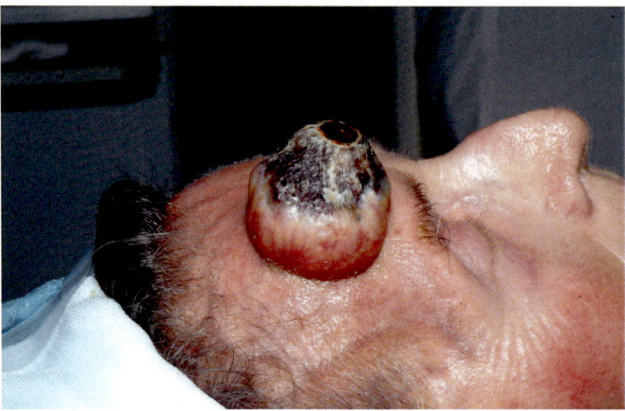

Abb. 14.23 Expansiv wachsendes spinozelluläres Karzinom an der Stirn

4

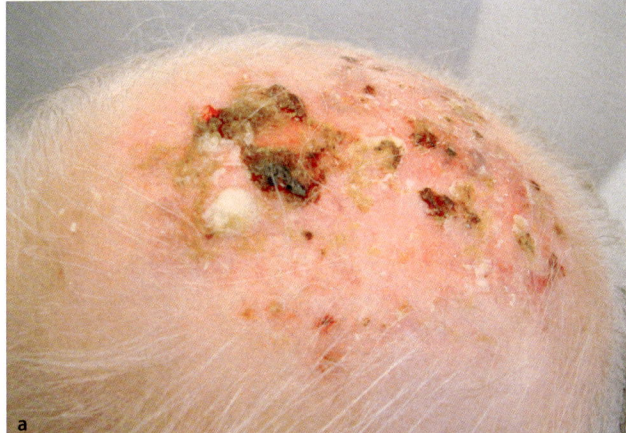

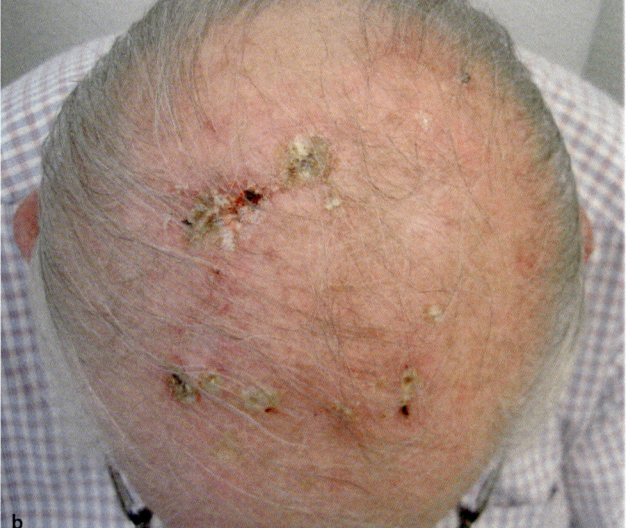

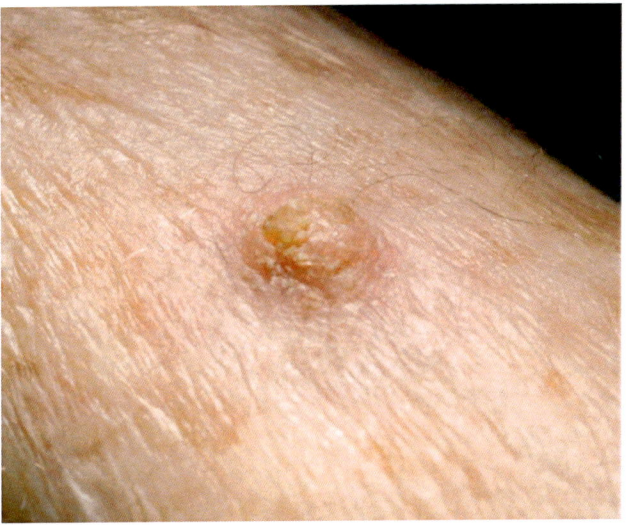

🔲 **Abb. 14.25** Initiales spinozelluläres Karzinom auf dem Boden einer hypertrophen aktinischen Keratose am Unterarm

🔲 **Abb. 14.24a,b** Spinozelluläre Karzinome neben aktinischen Keratosen am Capillitium in flächiger Ausdehnung bei organtransplantiertem Patienten. Auch bei niereninsuffizienten Patienten, die dialysepflichtig sind, kann es zur Entwicklung multipler epithelialer Hauttumoren kommen

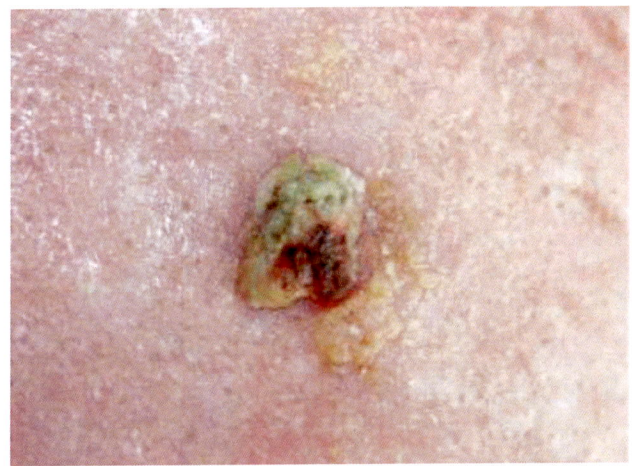

🔲 **Abb. 14.26** Initiales spinozelluläres Karzinom auf sonnengeschädigter Haut

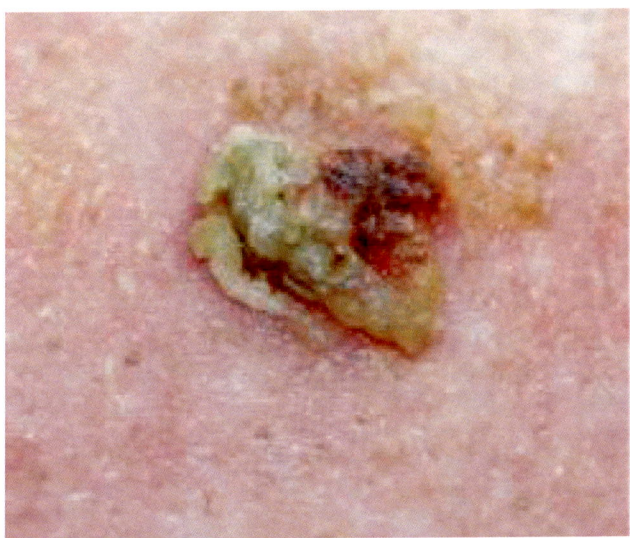

🔲 **Abb. 14.27** Initiales spinozelluläres Karzinom auf dem Boden einer hypertrophen aktinischen Keratose

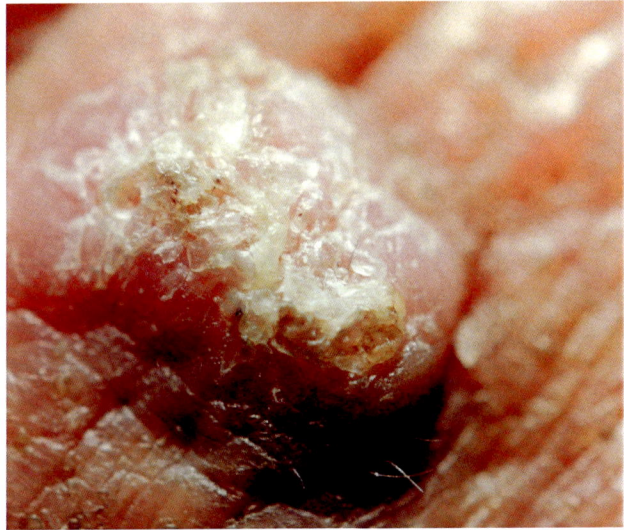

🔲 **Abb. 14.28** Spinozelluläres Karzinom

Hochrisikotumoren (Tumordicke >6 mm, desmoplast. Subtyp, perineurale Invasion) oder einer höheren Wahrscheinlichkeit zur Metastasierung durch Immunsuppression, z. B. nach Organtransplantation, eine Sentinel-Lymphknoten-Biopsie (SLNB) durchzuführen. Allerdings ist die Wertigkeit der SLNB beim spinozellulären Karzinom hinsichtlich Prognose noch nicht abschließend geklärt.

Hier sollten zudem eine Lymphknotensonographie und ggf. weiterführende bildgebende Diagnostiken (CT, NMR) durchgeführt werden.

Eine Radiotherapie des spinozellulären Karzinoms sollte Tumoren vorbehalten sein, die inoperabel sind oder bei denen eine Non-in-sano-Resektion vorliegt. Bei R1-/R2-Resektion mit nicht mehr gegebener Möglichkeit der weiteren chirurgischen Therapie ist ebenfalls eine adjuvante Radiotherapie durchzuführen. Bei Tumoren auf Radiodermen oder dem Vorliegen einer Immunsuppression ist die Indikationsstellung zur Radiotherapie kritisch zu stellen.

Sondersituationen wie Feldkanzerisierung oder zahlreiche frühinvasive Tumoren bei alten oder multimorbiden Patienten erlauben den Einsatz operativer destruktiver Verfahren wie Kürettage, Shave-Exzision, Kryotherapie, photodynamische Therapie sowie lasertherapeutischer Verfahren.

Eine regelmäßige Tumornachsorge zur frühzeitigen Erfassung von Rezidiven, Metastasen oder neu entstandenen Tumoren ist erforderlich (▶ Abschn. 14.4).

Eine medikamentöse Systemtherapie ist beim metastasierten Plattenepithelkarzinom bislang nicht etabliert. Vorzugsweise sollten deshalb Patienten im Stadium III oder IV klinischen Studien zugeführt werden.

14.3.5 Basalzellkarzinom

Thomas Volz, Sabine G. Plötz, Verena Ullmann, Rüdiger Hein, Johannes Ring, Tilo Biedermann

Syn.: „basal cell carcinoma" (BCC), Basalzellenkrebs, Epithelioma basocellulare

Basalzellkarzinome sind langsam wachsende, lokal infiltrierende, destruierende, maligne, epitheliale Hauttumoren mit bevorzugtem Auftreten in lichtexponierten Arealen. Das Basalzellkarzinom ist weltweit der häufigste maligne kutane Tumor der weißen Bevölkerung und tritt an haarfollikeltragenden Körperregionen auf. Es besitzt eine ausgeprägte Fähigkeit zur lokalen Invasion und Destruktion mit konsekutiver Zerstörung von Haut, Knorpel und Knochen. Dennoch ist die Metastasierungstendenz dieses erstmals 1894 von Beadles beschriebenen Tumors extrem gering.

Histogenetisch leiten sich Basalzellkarzinome von den Basalzellen der Epidermis und der äußeren Wurzelscheide der Haarfollikel ab.

Basalzellkarzinome entstehen an Körperstellen, die dem Sonnenlicht ausgesetzt sind: bevorzugt im Gesicht, an Ohren, Kopfhaut und Hals. Blonde oder rothaarige Patienten mit hellem, lichtempfindlichem Hauttyp zählen zu den Hauptrisikogruppen für die Entwicklung eines Basalzellkarzinoms.

▪▪ Epidemiologie

Das Basalzellkarzinom ist der häufigste maligne Tumor der Haut. Die Morbidität schwankt zwischen 20–50 (Mitteleuropa) und 250 (Australien) Erkrankungen pro 100.000 Einwohner. In Deutschland liegt die Inzidenz bei 170 Neuerkrankungen pro 100.000 Einwohner pro Jahr. Selten sind letale Verläufe bei ungehemmten Wachstum in gefährlichen Strukturen (z. B. an der A. carotis) möglich. Weltweit wird in den letzten Jahrzehnten eine Verdopplung der Inzidenz für Basalzellkarzinome ca. alle 10 Jahre beschrieben. Männer und Frauen sind gleichermaßen betroffen. Das durchschnittliche Alter beim Auftreten eines Basalzellkarzinom liegt derzeit bei ca. 60 Jahren, wobei eine Tendenz zu jüngerem Manifestationsalter vorliegt. Die höchste Prävalenz ist in der hellhäutigen Bevölkerung in sonnenreichen Gebieten wie Australien und den USA zu verzeichnen. Je näher hellhäutige Personen in der Nähe des Äquators leben, desto größer ist deren Risiko für die Entstehung von Basalzellkarzinomen.

Die Prognose der Patienten mit Basalzellkarzinomen ist quoad vitam bei einer Mortalitätsrate von 0,1:100.000 Einwohnern gut und maßgeblich von der lokalen Destruktion und dem Auftreten einer Metastasierung abhängig. Die Häufigkeit der Entstehung von Metastasen wird mit 1:50.000 angegeben. Vor allem die seltene Variante eines metatypischen Basalzellkarzinoms sowie große, infiltrierende und insuffizient therapierte Tumoren scheinen mit dem Auftreten von Metastasen assoziiert zu sein. In der medizinischen Literatur sind nach Erstbeschreibung bisher etwa 300 Patienten mit – teilweise fraglich objektivierter – Metastasierung von Basalzellkarzinomen publiziert worden.

▪▪ Ätiologie

Zu den Risikofaktoren zählen eine genetische Disposition mit geringer Hautpigmentierung und langjährige kumulative Sonnenexposition. Äußere Einflüsse, die ein Basalzellkarzinom hervorrufen können, sind – heutzutage in seltenen Fällen – Arsen (früher bei Winzern im Weinbau verwendet) und radioaktive Bestrahlung. Basalzellkarzinome findet sich gehäuft auch bei Patienten mit gestörter Immunität (Malignome, Immunsuppression, Dialyse). Das Basalzellkarzinom tritt bevorzugt im höheren Lebensalter (um das 60. Lebensjahr), selten auch bei jüngeren Menschen mit familiärer Belastung ab dem 30. Lebensjahr auf. Auch bei Syndromen, die mit der Entwicklung von Hauttumoren assoziiert sind, wie dem Basalzellnävussyndrom (Gorlin-Goltz-Syndrom), bei Albinismus oder bei Xeroderma pigmentosum, kann es zur Entwicklung von vielen Basalzellkarzinomen bereits in jüngerem Lebensalter kommen. Auch aus einem Naevus sebaceus (▶ Kap. 12) oder nach Radiatio kann sich ein Basalzellkarzinom entwickeln.

Bei etwa 30 % aller Patienten findet sich bereits zum Zeitpunkt der Erstdiagnose mindestens ein weiteres Basalzellkarzinom, bei weiteren 30 % wird im weiteren Verlauf ihres Lebens mindestens ein zweites Basalzellkarzinom diagnostiziert. Die Entstehung von Basalzellkarzinomen erfolgt de novo, ohne eine vorhergehende Präkanzerose.

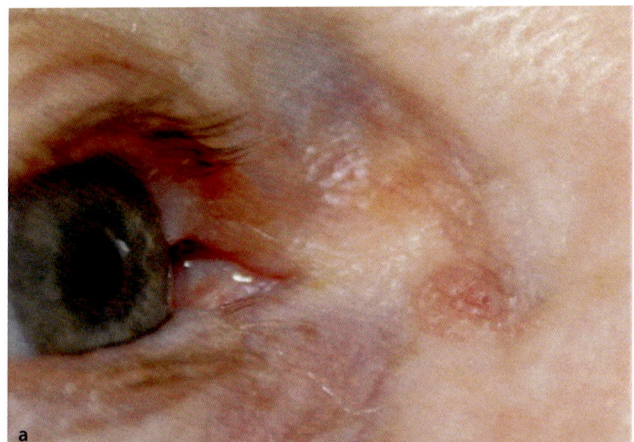

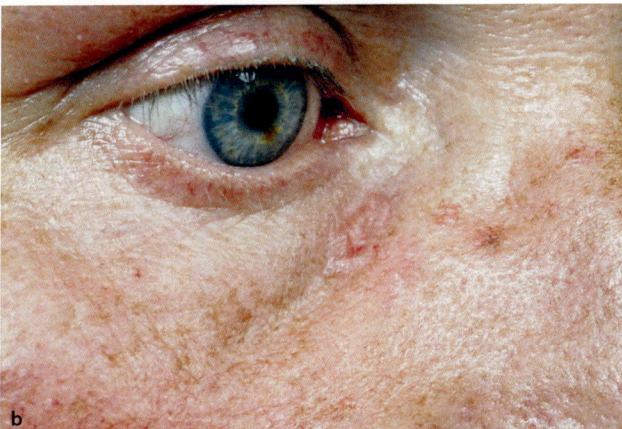

Abb. 14.29a,b Basalzellkarzinom am Augeninnenwinkel/nasal. An dieser Lokalisation werden Basalzellkarzinome häufig beobachtet. Wichtig ist gerade in dieser Lokalisation das frühzeitige Erkennen des Basalzellkarzinoms, da hier Schwierigkeiten im Hinblick auf die Entfernung in toto entstehen können

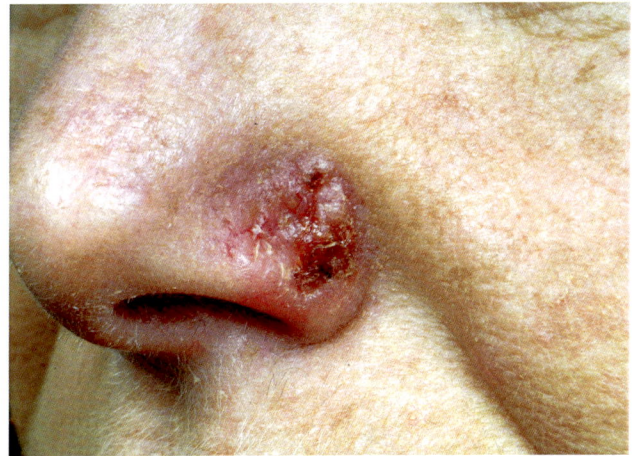

Abb. 14.30 Basalzellkarzinom am Nasenflügel links, erythematöser Tumor mit Teleangiektasien

▪▪ Klinisches Bild

Der weitaus größte Teil der Basalzellkarzinome findet sich im sogenannten zentrofazialen Bereich. Etwa 15 % der Basalzellkarzinome sind an der Ohrmuschel, an der behaarten Kopfhaut und im unteren Gesichtsdrittel zu finden. 5 % der Basalzellkarzinome finden sich am Rumpf oder an den Extremitäten.

Basalzellkarzinome wachsen sehr langsam über einige Monate oder Jahre (wichtige Differenzialdiagnose zum innerhalb von Wochen entstehenden Keratoakanthom). Den Beginn stellt meist ein kleiner, harter Knoten oder eine umschriebene Induration der Haut dar. Oft finden sich am Rand der Läsion feine, rötliche Teleangiektasien sowie perlschnurartige Verdickungen am Rand des Tumors.

Lange Zeit findet ein Wachstum in horizontaler und vertikaler Richtung statt. Ulzerationen und Destruktionen kennzeichnen späte Stadien und sind je nach Basalzellkarzinomtyp unterschiedlich stark ausgeprägt. Nach langen Verläufen können sich ulzerierende Läsionen (Ulcus rodens) bilden, die auch tiefere Gewebsstrukturen zerstören (Ulcus terebrans). Größere Basalzellkarzinome neigen dazu, zentral einzuschmelzen. Es entsteht eine nässende, manchmal blutende

Wunde. Gelegentlich werden ulzerierende Basalzellkarzinome v. a. am Unterschenkel als arterielle oder venöse Ulcus cruris verkannt. Bei schlechter Heilungstendenz chronischer Wunden sollte deshalb ein Basalzellkarzinom (oder spinozelluläres Karzinom) differenzialdiagnostisch in Erwägung gezogen werden, und es sollten Probebiopsien aus dem Randbereich entnommen werden.

Aufgrund der unterschiedlichen Morphologie und Histologie werden verschiedene Basalzellkarzinomtypen unterschieden (◻ Abb. 14.29, ◻ Abb. 14.30, ◻ Abb. 14.31, ◻ Abb. 14.32, ◻ Abb. 14.33, ◻ Abb. 14.34, ◻ Abb. 14.35, ◻ Abb. 14.36, ◻ Abb. 14.37).

> **Häufige klinische Varianten des Basalzellkarzinoms**
> – Solides (noduläres) Basalzellkarzinom
> – Oberflächliches (superfizielles multifokales) Basalzellkarzinom, Rumpfhautbasalzellkarzinom
> – Sklerodermiformes Basalzellkarzinom
> – Pigmentiertes Basalzellkarzinom
> – Ulcus rodens, Ulcus terebrans
> – Fibroepitheliales Basalzellkarzinom (Pinkus-Tumor)
> – Zystisches Basalzellkarzinom
> – Metatypisches Basalzellkarzinom

Das solide Basalzellkarzinom (noduläres Basalzellkarzinom, knotiges Basalzellkarzinom) zeigt sich als hautfarbene oder etwas hellere, halb durchscheinende, teils gelblich-rötliche, flach erhabene Papel mit darüber vom Rand ins Zentrum ziehenden, kleinen Teleangiektasien und randwärts perlartig aufgeworfenem Randsaum (◻ Abb. 14.36, ◻ Abb. 14.37, ◻ Abb. 14.38, ◻ Abb. 14.39, ◻ Abb. 14.40). Der Durchmesser liegt in den meisten Fällen zwischen 0,5 und 5 cm. Mit einem Anteil von 60–80 % an allen Basalzellkarzinomen stellt die noduläre Form die häufigste dar. Mehr als 85 % sind im Kopfbereich zu finden (◻ Abb. 14.41, ◻ Abb. 14.42, ◻ Abb. 14.43, ◻ Abb. 14.44, ◻ Abb. 14.45, ◻ Abb. 14.46, ◻ Abb. 14.47).

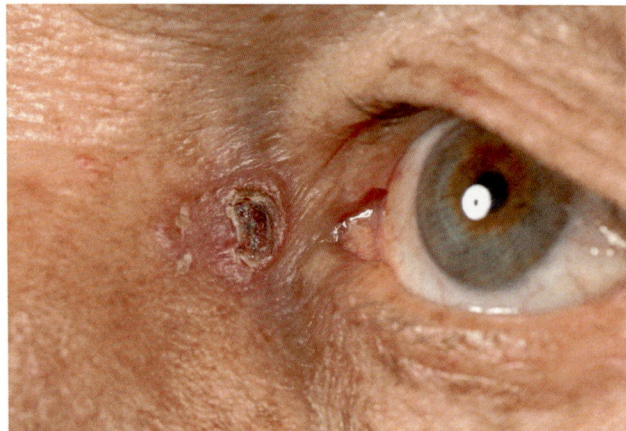

Abb. 14.31   Basalzellkarzinom im Augeninnenwinkel links

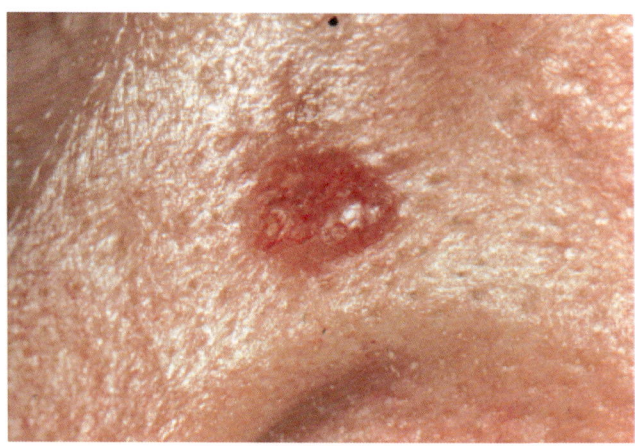

Abb. 14.32   Solides (knotiges) Basalzellkarzinom an der Wange. Erythematöser halbkugeliger Tumor mit Teleangiektasie

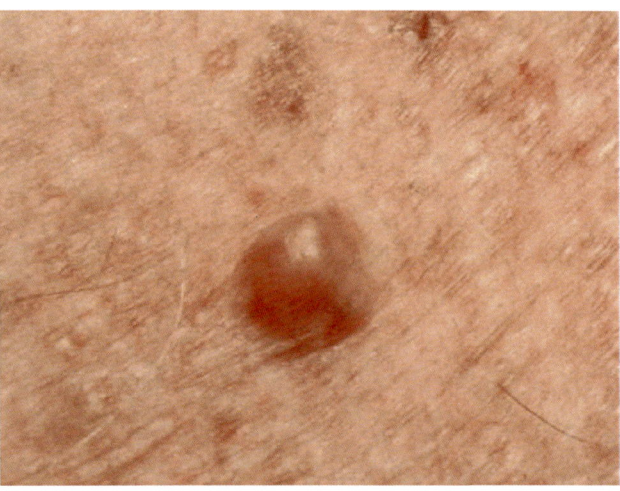

Abb. 14.33   Zystisches Basalzellkarzinom: hier rötlich-hautfarbener, glasiger Tumor

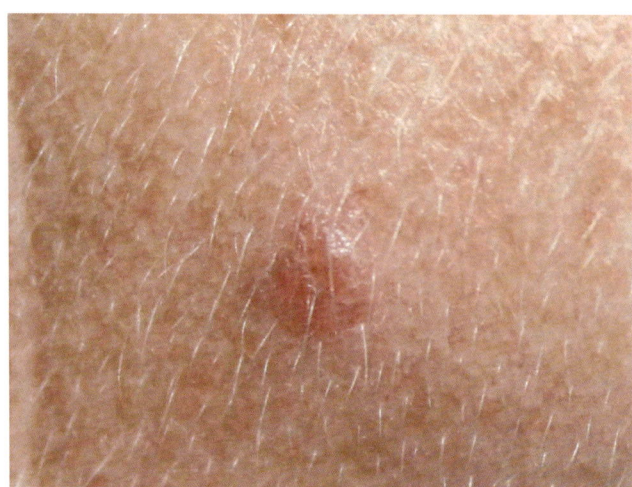

Abb. 14.34   Solides (knotiges) Basalzellkarzinom: halbkugeliger erythematöser Tumor

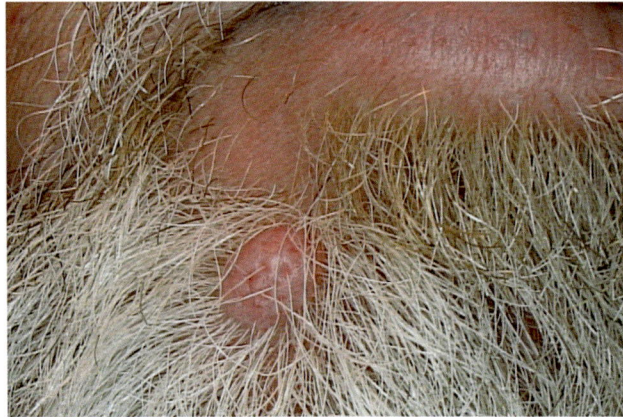

Abb. 14.35   Dermaler Nävus im Bartbereich; Achtung: Differenzialdiagnose Basalzellkarzinom. Hautfarbenes kugeliges Knötchen mit multiplen ektatischen Gefäßen

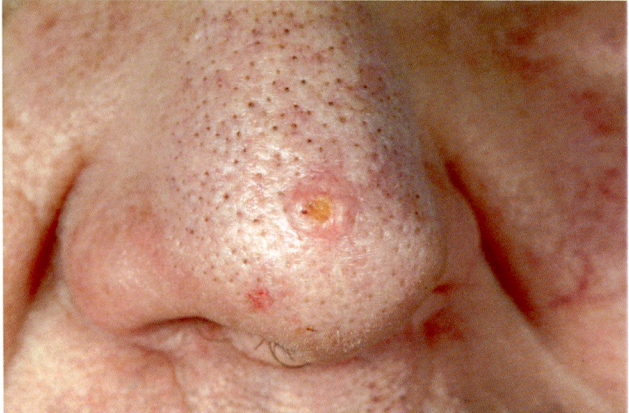

Abb. 14.36   Basalzellkarzinom an der Nasenspitze: typischer perlschnurartiger Randsaum

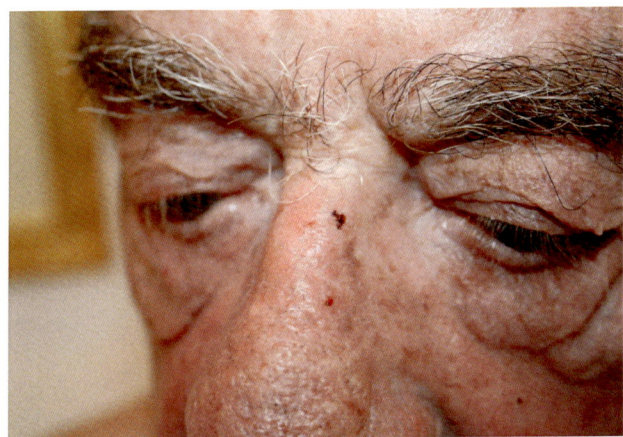

◧ **Abb. 14.37** Basalzellkarzinom an der Nase: Der Tumor ist weitaus größer als die sichtbare hämorrhagische Kruste mit umgebendem weißlichem Randsaum

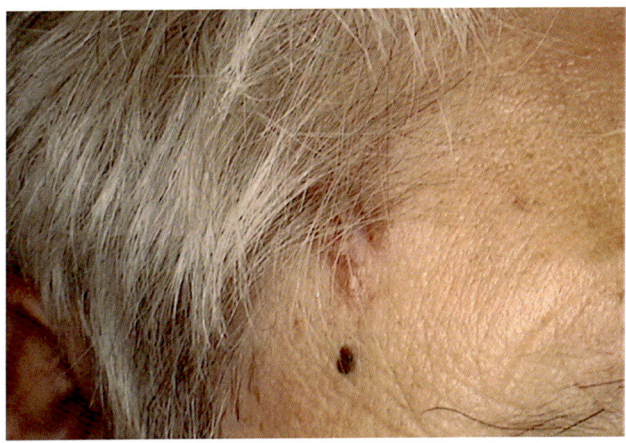

◧ **Abb. 14.38** Basalzellkarzinom an der Schläfe: leicht erhabenes, plaqueförmiges, zentral arodiertes Basalzellkarzinom mit Randsaum

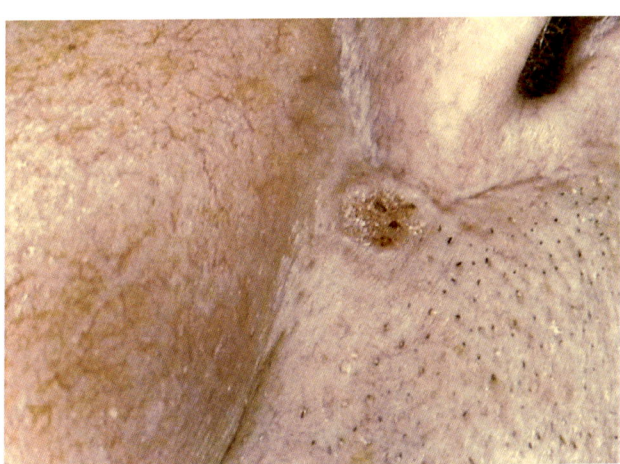

◧ **Abb. 14.39** Basalzellkarzinom in der Nasolabialfalte: symptomloser, zentral erodierter Nodus mit perlschnurartigem Randsaum

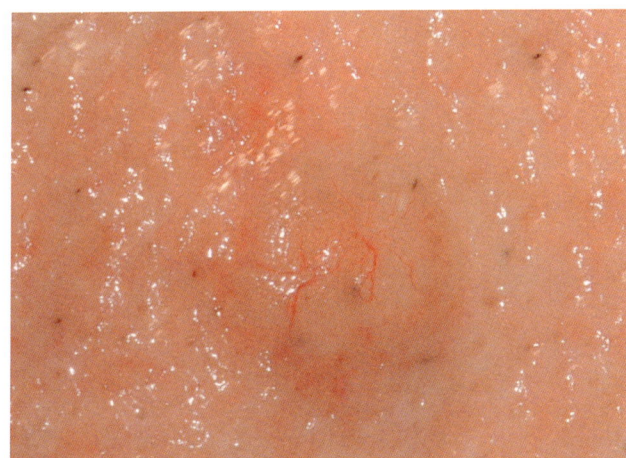

◧ **Abb. 14.40** Basalzellkarzinom mit typischen Teleangiektasien

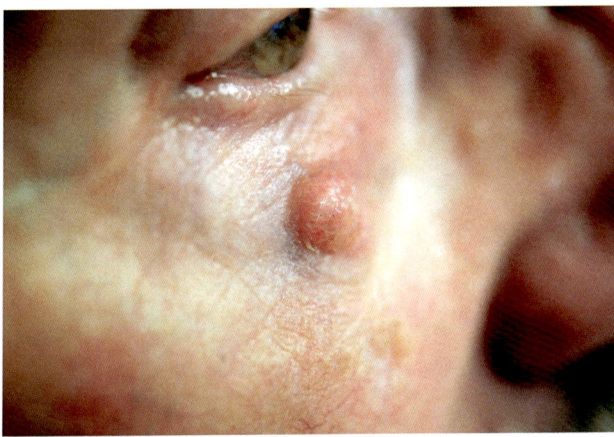

◧ **Abb. 14.41** Noduläres Basaliom infraorbital. Knotiges Basalzellkarzinom mit glänzender, glatter Oberfläche, die von Teleangiektasien durchsetzt wird

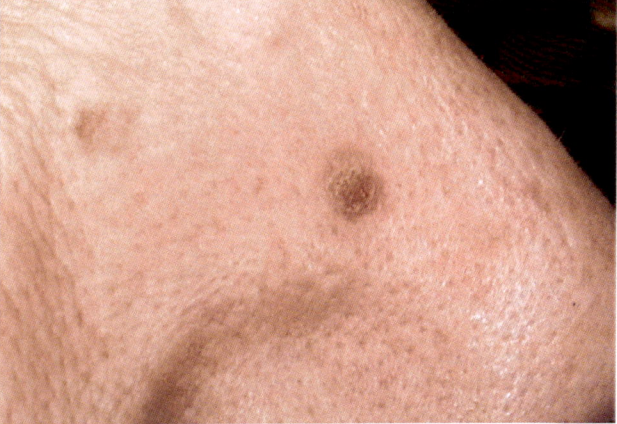

◧ **Abb. 14.42** Basalzellkarzinom an der Nase, das sich als hämorrhagische Kruste darstellt

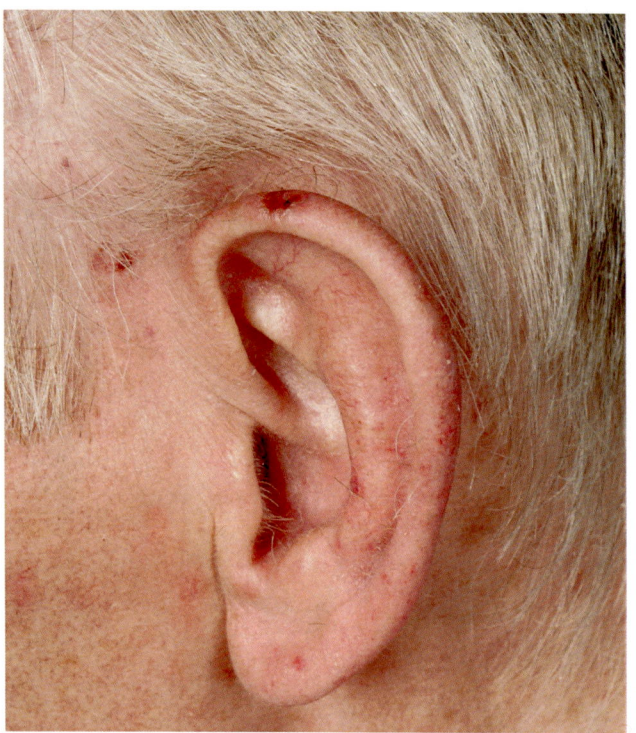

Abb. 14.43 Basalzellkarzinom an der Ohrhelix

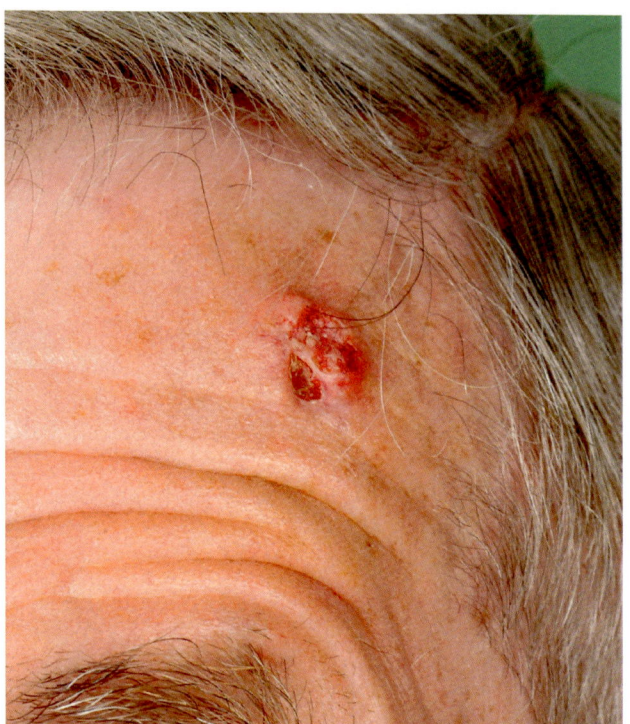

Abb. 14.45 Ulzerierendes Basalzellkarzinom an der linken Stirn

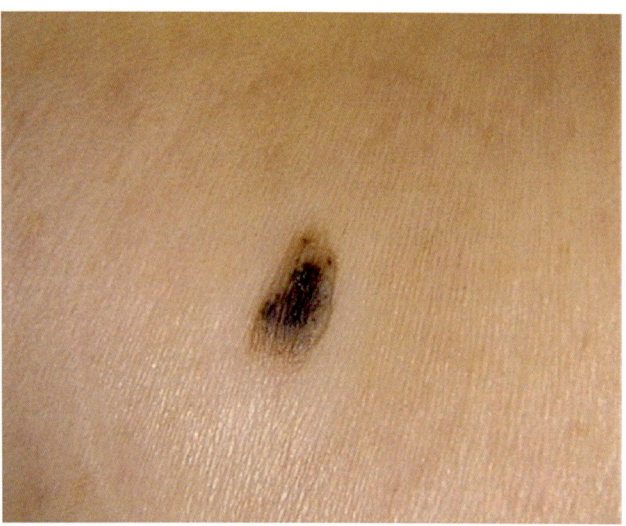

Abb. 14.44 Pigmentiertes Basalzellkarzinom

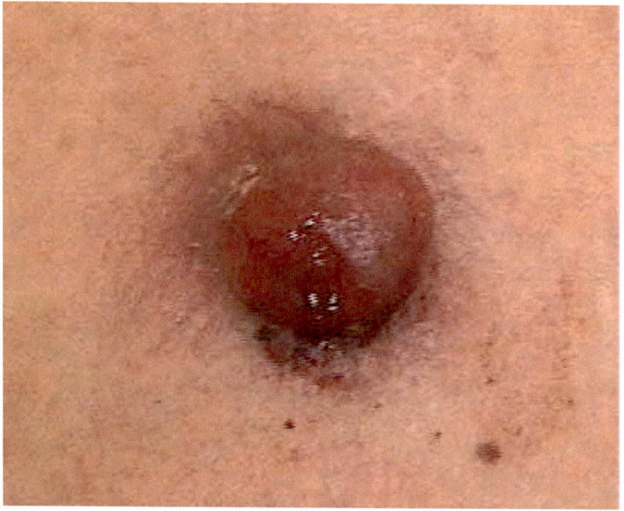

Abb. 14.46 Explosives Wachstum eines irrtümlicherweise (Arbeitsdiagnose: seborrhoische Keratose) mit dem CO_2-Laser behandelten Basalzellkarzinoms. Eine wichtige Differenzialdiagnose stellt bei dieser Läsion das amelanotische maligne Melanom dar

Von nodulären Basalzellkarzinomen klinisch nicht zu unterscheiden sind histologische Subtypen, z. B. das basosquamöse Basalzellkarzinom.

- **Exulzerierend wachsendes Basalzellkarzinom (Ulcus rodens; rodere = lat. nagen)**

Typisch für initiale, ulzerierend wachsende Basalzellkarzinome ist eine oberflächlich gelegene Hautläsion, die mit einer Kruste bedeckt ist (Abb. 14.48). Das Bild erinnert an eine nicht heilende Wunde. Nach Monaten der Größenzunahme wird ein charakteristischer, perlschnurartiger Randsaum sichtbar. Ulzerierende Basalzellkarzinome wachsen häufig tiefer als klinisch erwartet. Sehr häufig sind sie im Bereich der Nasolabialfalte zu finden.

Gelegentlich werden ulzerierende Basalzellkarzinome, v. a. am Unterschenkel, als arteriell oder venös bedingtes Ulcus

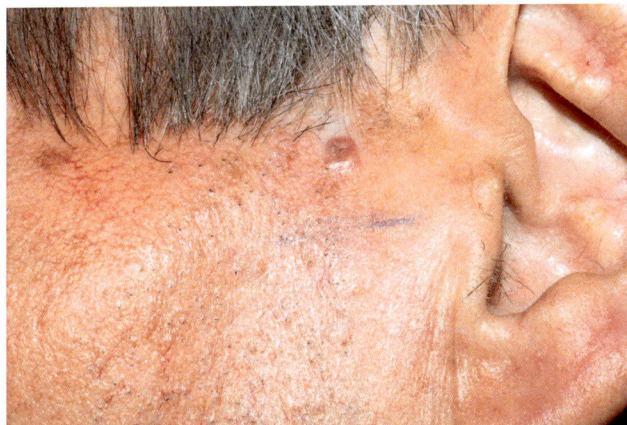

Abb. 14.47 Basalzellkarzinom präaurikulär. Relativ unscheinbares, nichtsymptomatisches, erythematöses Knötchen mit glänzender, glatter Oberfläche

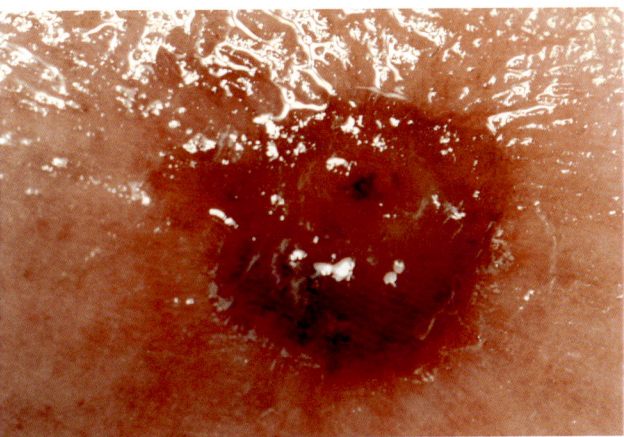

Abb. 14.48 Ulzeriertes Basalzellkarzinom

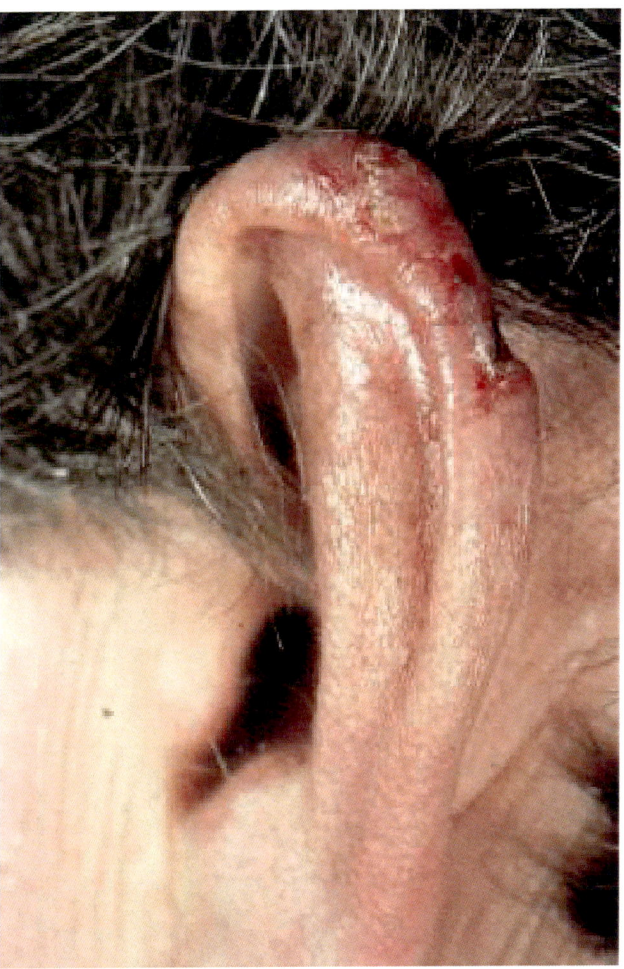

Abb. 14.49 Ulzeriertes Basalzellkarzinom an der Helix. Auch dort treten Basalzellkarzinome häufig auf

cruris verkannt. Bei schlechter Heilungstendenz chronischer Wunden sollte deshalb ein Basalzellkarzinom (oder ein spinozelluläres Karzinom) differenzialdiagnostisch in Erwägung gezogen werden und eine oder mehrere Probebiopsien aus dem Randbereich entnommen werden (**Abb. 14.49**).

■ **Destruierend wachsendes Basalzellkarzinom (auch: Ulcus terebrans; terebrare = lat. brennen)**

In die Tiefe wachsende Basalzellkarzinome, die durch ihr aggressives Wachstum zu einer Zerstörung von umgebenden Strukturen führen, werden als Ulcus terebrans bezeichnet. Sie zeichnen sich durch besonders aggressives Wachstum aus und können v. a. im Gesicht zu erheblichen Zerstörungen führen, z. B. zum Verlust der Nase oder durch Einwachsen in die Orbita zum Verlust des Augenlichts. Lebensbedrohliche Komplikationen ergeben sich durch die Infiltration und Destruktion lebenswichtiger Strukturen, z. B. bei Zerstörung des Schädelknochens, bei Arrosionsblutungen wichtiger Gefäße oder durch die Entstehung einer Meningitis.

■ **Oberflächliches Basalzellkarzinom (auch: Rumpfhautbasalzellkarzinom, psoriasiformes Basalzellkarzinom)**

Ebenso häufig tritt das oberflächliche Basalzellkarzinom auf, mit je zu 40 % im Kopf-/Halsbereich und am Rumpf, zu etwa 20 % an den Extremitäten. Die Herde ähneln Psoriasisläsionen und präsentieren sich als rötliche, scharf begrenzte, ekzemähnliche, teils psoriasiforme Herde (**Abb. 14.50, Abb. 14.51**).

■ **Pigmentiertes Basalzellkarzinom**

Dieser Subtyp unterscheidet sich von anderen Basalzellkarzinomen bei gleichem biologischem Verhalten lediglich durch die ausgeprägte Melaninpigmentierung (**Abb. 14.52, Abb. 14.53**), die unter Umständen zur Verwechslung mit einem malignen Melanom führen kann. Im Zweifelsfall ist die Dermatoskopie zur Unterscheidung hilfreich.

■ **Sklerodermiformes Basalzellkarzinom**

Diese Variante des Basalzellkarzinoms (auch vernarbendes, sklerosierendes, infiltrierendes Basalzellkarzinom genannt) ist häufig im Gesicht anzutreffen und besteht aus sternartig wachsenden Tumorzellsträngen, die sich über den Randbe-

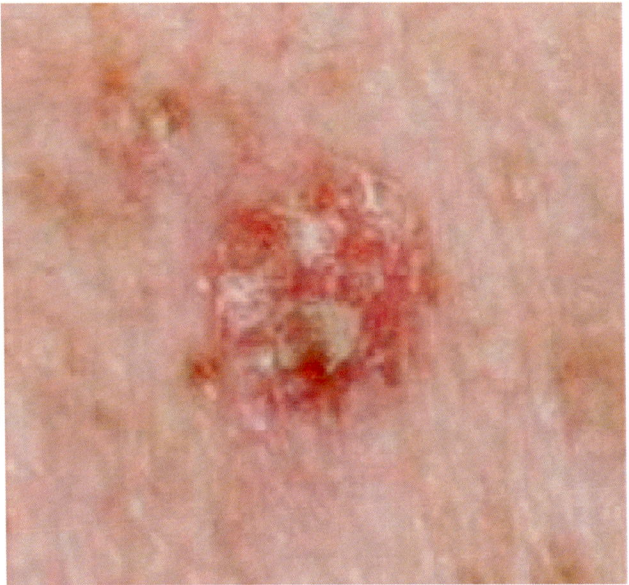

■ **Abb. 14.50** Oberflächliches Basalzellkarzinom (Rumpfhautbasalzellkarzinom). Der Herd präsentiert sich als rötliche, scharf begrenzte,
ekzemähnliche Läsion

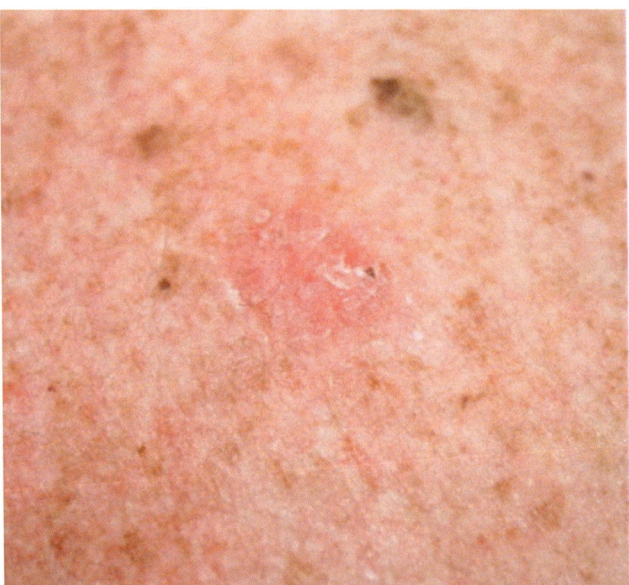

■ **Abb. 14.51** Oberflächliches Basalzellkarzinom (Rumpfhautbasalzellkarzinom): scharf begrenztes Erythem mit Schuppung

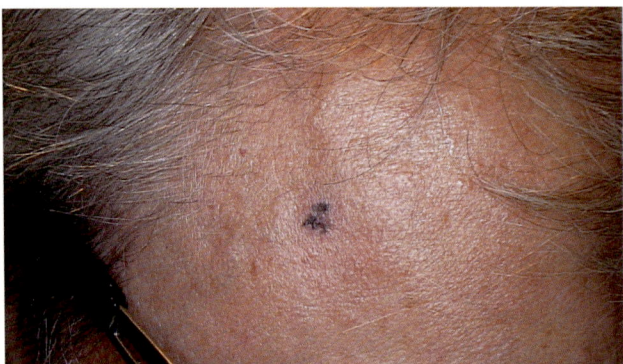

■ **Abb. 14.52** Klinisches Bild eines pigmentierten, oberflächlich-
multizentrischen Basalzellkarzinoms. Es zeigt sich eine unregelmäßig
begrenzte, unterschiedlich braun bis schwarz pigmentierte Macula

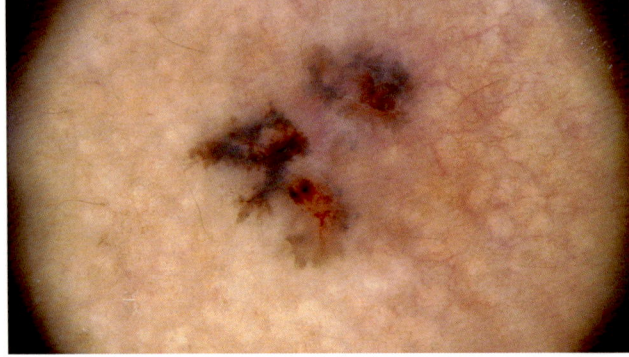

■ **Abb. 14.53** Dermatoskopisches Bild eines unregelmäßig begrenzten, unterschiedlich braun bis schwarz pigmentierten, oberflächlich-
multizentrischen Basalzellkarzinoms mit ahornblattartigem Pigmentmuster. Es sind zahlreiche graubraune bis grauschwarze Tumorzapfen
zu erkennen, die wie Finger einer Hand oder wie ein Ahornblatt angeordnet sind. In der Peripherie finden sich feine, baumartig verzweigte
Gefäße

reich der klinisch sichtbaren Läsion hinaus ausdehnen. Klinisch präsentieren sich umschriebene, wachsartig-atro-
phische Herde, die einer flachen Narbe ähneln. Für den ungeübten Beobachter ist das sklerodermiforme Basalzellkarzinom makroskopisch sehr oft nicht von normaler Haut
abzugrenzen. Da diese Basalzellkarzinome oftmals viele Jahre
als Narben verkannt oder nicht erkannt werden, können
sie beträchtliche Größe erreichen und dann therapeutische
Probleme aufweisen, zumal die wahren Tumorgrenzen weit
über die sichtbaren Hautveränderungen hinausgehen können
(■ Abb. 14.54).

❯ Sklerodermiforme Basalzellkarzinome präsentieren
   sich klinisch oft unauffällig und sind gelegentlich
   schwer von normaler Haut abzugrenzen. Bei dieser
   Variante des Basalzellkarzinoms ist die vollständige
   Exzision mit histologischer Schnittrandkontrolle unbedingt angezeigt.

■■ Therapie

Die Behandlungsform richtet sich nach der Tumorgröße
im horizontalen Durchmesser, dem histologischen Typ des
Basalzellkarzinoms, dem vertikalen Tumordurchmesser
(Invasionstiefe), dem therapeutischen Sicherheitsabstand,
der Lokalisation unter Berücksichtigung benachbarter anatomischer Strukturen, dem Alter und Allgemeinzustand des
Patienten und der Art der Vortherapie. Die derzeit zur Verfügung stehenden Verfahren sind operative Verfahren mit histologischer Kontrolle und nichtoperative Verfahren ohne
histologische Kontrolle einer kompletten Tumorentfernung.

Die Therapie der Wahl ist die radikale operative Exzision
mit lückenloser histologischer (mikroskopisch kontrollierter)

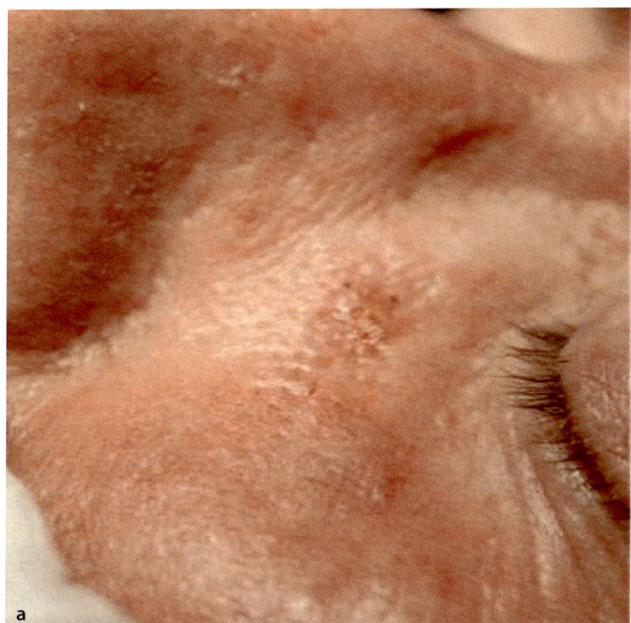

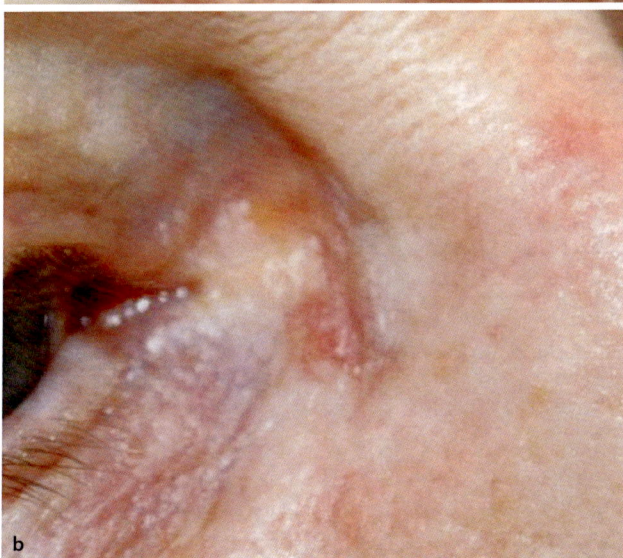

◘ **Abb. 14.54a,b** Sklerodermiforme Basalzellkarzinome, die als flache atrophische Herde imponieren. Sklerodermiforme Basalzellkarzinome können einer Narbe ähneln und werden oft nicht erkannt. Gelegentlich können sie beträchtliche Größe erreichen, zumal die wahre Tumorgrenze weit über die sichtbaren Hautveränderungen hinausgehen kann

Schnittrandkontrolle (3D-Histologie). Wegen des langfristig zerstörerischen (destruierenden) Wachstums müssen Basalzellkarzinome frühzeitig in toto entfernt werden, um eine Schädigung tieferliegender Gewebebereiche zu vermeiden; Rezidive (Wiederauftreten des Tumors) sind – auch bei Exzision in toto – möglich, wobei sich gezeigt hat, dass bei Anwendung der 3D-Histologie im Vergleich zu Serienschnitten (Brotlaibtechnik) sich häufiger subklinische Ausläufer detektieren lassen und die Rezidivquote, wie in mehreren Studien gezeigt, deutlich geringer ist.

Ein Basalzellkarzinom wird in der Regel unter örtlicher Betäubung exzidiert. In diagnostischen Zweifelsfällen und zur Festlegung der Vorgehensweise (bei oberflächlichen Basalzellkarzinomen stehen weitere therapeutische Möglichkeiten zur Verfügung) empfiehlt sich eine Probebiopsie mit feingeweblicher Sicherung zur Festlegung des Basalzellkarzinomtyps.

Je nach Größe und Lokalisation des Basalzellkarzinoms können Exzision und Defektdeckung einzeitig oder zweizeitig erfolgen. Die Exzision des Basalzellkarzinoms sollte auf jeden Fall mit einem Sicherheitsabstand über das klinisch fassbare Substrat hinaus erfolgen. Unter Verwendung der 3D-Histologie (2–4 mm Sicherheitsabstand) kann dieser geringer als unter Verwendung konventioneller Histologie (3–10 mm Sicherheitsabstand) erfolgen. Dies ist insbesondere im Gesichtsbereich, in dem die überwiegende Mehrzahl der Basalzellkarzinome auftritt, von entscheidender Bedeutung, da dadurch die Defektgröße das weitere Vorgehen bei der Defektdeckung beeinflusst. Kleinere Defekte können oftmals primär mittels Dehnungsplastik verschlossen werden. Sollten histologisch noch Tumorausläufer fassbar sein, können diese durch topographische Korrelation von Histologie und klinischem Befund lokalisiert und entsprechend nachexzidiert werden:

Bei größeren Tumoren oder Defekten, die sich nicht primär durch eine Dehnungsplastik verschließen lassen, muss zweizeitig vorgegangen werden. In der ersten Operation wird der Tumor mit einem Sicherheitsabstand von einigen Millimetern entfernt. Die Schnittränder werden histologisch untersucht, bei einer R1-Resektion erfolgt eine Nachexzision. Erst bei Vorliegen einer R0-Resektion kann dann der Defektverschluss mittels Nahlappenplastik oder ggf. per Hauttransplantation erfolgen, da Lappengröße und -geometrie bzw. Transplantatgröße auf die Defektgröße adaptiert werden müssen und bei nahezu allen Nahlappenplastiken eine topographische Zuordnung im Nachhinein nicht mehr möglich ist.

Andere Behandlungsformen kommen nur dann als alleinige Therapie zum Einsatz, wenn die Exzision in toto nicht möglich ist. Die Wahl der Therapie hängt vom histologischen Typ, der Lokalisation und Ausdehnung des Basalzellkarzinoms sowie vom Alter und Allgemeinzustand des Patienten ab.

Die Therapieoptionen beim oberflächlichen Basalzellkarzinom beinhalten u. a. Kryotherapie, lokale Behandlungen mit z. B. Imiquimod oder 5-Fluorouracil (5-FUO) oder die photodynamische Therapie (PDT). Die operative Entfernung stellt jedoch nach wie vor die sicherste Methode dar und zeigt auch die wenigsten Rezidive.

Falls die besondere Lage oder das hohe Alter des Erkrankten eine (komplette) chirurgische Entfernung des Basalzellkarzinoms nicht zulassen, kann eine Bestrahlung (Radiatio) durchgeführt werden. Das Basalzellkarzinom gehört zu den strahlensensiblen kutanen Tumoren. Die therapeutische Radiatio wird heute meist fraktioniert mit Röntgenweichstrahlen und/oder schnellen Elektronen durchgeführt.

Durch die Radiatio sind ähnlich gute Heilungsraten zu erzielen wie durch eine Operation. Dieses Verfahren wird hauptsächlich bei alten Patienten mit ausgedehnten Tumoren bei erhöhtem Operationsrisiko durchgeführt.

Die Strahlendosis wird nach Tumorgröße, Lokalisation und den umgebenden Strukturen festgelegt. Erforderlich sind 10–20 Bestrahlungen (Einzeldosen zwischen 2,0 und 5,0 Gy, Gesamtdosis 70 Gy), anschließend tritt eine wochenlange Entzündungsreaktion auf. Ein Nachteil ist der große Zeitaufwand für Patient und Personal, da viele Behandlungssitzungen erforderlich sind. Bei Patienten mit Basalzellnävussyndrom ist die Radiatio absolut kontraindiziert. Eine relative Kontraindikation sind knorpel- oder knocheninfiltrierende Tumoren.

Bei inoperablen Tumoren und metastasiertem Basalzellkarzinom steht mit dem Sonic-Hedgehog-Inhibitor Vismodegib mittlerweile ebenfalls eine zugelassene systemische medikamentöse Therapie zur Verfügung. Die Ansprechraten dieser Therapieform betrugen zwischen 30 und 38 % bei metastasiertem Basallzellkarzinom und zwischen 43 und 67 % bei fortgeschrittenem Befund. Unter der Therapie kam es allerdings zu schwerwiegenden Nebenwirkungen, die Muskelkrämpfe, Alopezie, irreversible Geschmacksstörungen, Gewichtsverlust und Fatigue umfassten und z. T. eine Unterbrechung der Therapie notwendig machten. Die Anwendung von Vismodegib sollte deshalb den inoperablen und/oder metastasierten Tumoren vorbehalten bleiben.

Bei oberflächlichen epithelialen Neoplasien, wie dem superfiziellen Basalzellkarzinom, ist die Kryotherapie eine weltverbreitete und einfache Methode. Im häufig angewendeten offenen Sprayverfahren wird flüssiger Stickstoff mit einer Temperatur von –196°C direkt auf die Läsion aufgesprüht. Ein Nachteil ist die fehlende Möglichkeit der histologischen Kontrolle. Die Kryotherapie kann insbesondere aufgrund eines entsprechenden Allgemeinzustandes des Patienten versucht werden. Die Resultate scheinen von der Erfahrung des Therapeuten abhängig zu sein, jedoch kann die Kryotherapie bei Patienten in höherem Lebensalter und bei kleinen, oberflächlichen Basalzellkarzinomen eine Alternative sein (▶ Abschn. 14.3.1). Die Rezidivrate wird je nach Literatur mit 4–17 % angegeben.

Eine weitere Methode zur Behandlung bestimmter knotiger oder oberflächlicher Basalzellkarzinomformen ist die photodynamische Therapie (PDT) mit einem lichtsensibilisierenden Externum (z. B. Delta-Aminolävulinsäure und dessen Ester, Methyl-(5-amino-4-oxopentanoat)-Creme).

In der Praxis werden die soliden Anteile oder die oberflächlichen Anteile des Basalzellkarzinoms kürettiert, um den Therapieeffekt zu verstärken. Der geeignete Photosensibilisator wird auf die Läsion aufgetragen und luftdicht sowie lichtgeschützt verbunden (z. B. unter Verwendung einer Aluminiumfolie). Nach einer Einwirkzeit von 4–6 h wird mit einer geeigneten Lichtquelle bestrahlt.

Nachteile sind Schmerzen bei der Belichtung und die konsekutiv auftretenden entzündlichen Veränderungen. Über Tage, vielleicht auch Wochen, treten erythematöse, nässende, erosive Veränderungen auf. Ein Vorteil sind die guten kosmetischen Langzeitergebnisse.

Diese Behandlungsoption zeichnet sich durch eine Kombination von guten medizinischen und kosmetischen Ergebnissen aus; jedoch ist die photodynamische Therapie in Deutschland nur zur Behandlung oberflächlicher Basalzellkarzinome und flacher, solider Basalzellkarzinome zugelassen. Ein Nachteil des Verfahrens ist die fehlende histologische Kontrollmöglichkeit. Die Gefahr der Pigmentverschiebung oder Narbenbildung ist gering. Allerdings wird die Rezidivfreiheit nach PDT mit nur ca. 60 % (3-Jahres-Daten) angegeben.

Bei der medikamentös-örtlichen Immuntherapie kommen 5-Fluorouracil oder Imiquimod zum Einsatz.

5-Fluorouracil-Creme (Efudix®) wirkt als Antimetabolit weitgehend selektiv auf die hyperproliferativen Anteile der epidermalen neoplastischen Tumorzellen. Die Behandlung ist über einen Zeitraum von 4–6 Wochen durchzuführen und kann zu ausgeprägten Irritationen mit Superinfektion, selten zu Pigmentverschiebung und Narbenbildung führen. Entscheidend ist die konsequente und korrekte Anwendung unter ärztlicher Kontrolle.

Die Anwendung kann als Behandlungsversuch bei oberflächlichen oder multiplen Basalzellkarzinomen verwendet werden; v. a. dann, wenn chirurgische oder radiologische Verfahren erfolglos waren oder nicht anwendbar sind. Der behandelnde Arzt ist hierbei auf die Compliance des Patienten angewiesen.

Bei oberflächlichen Basalzellkarzinomen ist seit 2004 der Wirkstoff Imiquimod (Aldara®) zugelassen. Die derzeit in Deutschland erhältliche Präparation mit 5 % Imiquimod in einer Creme ist für die Therapie oberflächlicher Basalzellkarzinom zugelassen. Sie wird 5-mal wöchentlich über einen Zeitraum von 6 Wochen vom Patienten selbst aufgetragen. Entscheidend ist auch hier die konsequente und korrekte Anwendung unter ärztlicher Kontrolle. Die Behandlung kann zu ausgeprägten Irritationen mit Superinfektion, selten zu Pigmentverschiebung und auch Narbenbildung führen.

Unter den medikamentös-topischen Verfahren (PDT, 5-FUO und Imiquimod) zeigten sich die besten Ansprechraten unter Imiquimod: ca. 80 % Rezidivfreiheit nach 3 Jahren; diese Raten lagen indes deutlich unter den Ergebnissen einer operativen Therapie.

> Bei der externen Therapie mit Imiquimod und 5-FUO muss der Patient auf die eintretenden entzündlicherosiven Veränderungen und die im Vergleich zur Operation höheren Rezidivraten hingewiesen werden.
> Ein Vorteil ist das kosmetische Ergebnis, nachteilig sind Therapiedauer und Nebenwirkungen.

14.4   Tumornachsorge

Auch bei epithelialen Hauttumoren ist eine Nachsorge zur Erkennung neuer Tumoren bzw. Rezidivtumoren notwendig. Zum einen ist das Risiko, weiter epitheliale Malignome de novo zu entwickeln, bei diesen Patienten aufgrund der UV-Schädigung der Haut deutlich erhöht. Zum anderen sind auch nach Komplettexzision des Tumors Rezidive möglich. Das Rezidivrisiko ist bei Verwendung konventioneller Histologie im Vergleich zur 3D-Histologie erhöht und bei Verwendung nicht histologisch kontrollierter bzw. medikamentöstopischer Verfahren noch ausgeprägter.

Grundbestandteil jeder Nachsorge ist die Anleitung des Patienten zur Selbstinspektion der Haut.

Bei Basalzellkarzinomen wird eine mindestens dreijährige Nachsorge mit jährlichen klinischen Untersuchungen durch einen Dermatologen empfohlen. Bei Patienten mit lokal rezidivierenden oder non-in-sano resezierten Basalzellkarzinomen oder bei Vorliegen eines weiteren Risikofaktors (genetische Disposition, Immunsuppression) sind die Untersuchungsintervalle entsprechend engmaschiger und länger durchzuführen.

Bei spinozellulären Karzinomen wird empfohlen, die Nachsorge an das Risiko der Metastasierungspotenz anzupassen. Patienten mit Niedrigrisikotumoren (TD <6 mm) sollen über 5 Jahre halbjährlich klinisch untersucht werden. Dazu gehört die Palpation der Exzisionsstelle, der Intransit-Strecke und der lokalen Lymphknotenregionen. Eine Lymphknotensonographie sollte bei unklarem Palpationsbefund oder bei Vorliegen einer Tumordicke >2 mm durchgeführt werden. Patienten mit Hochrisikotumoren (TD >6 mm, Vorliegen eines desmoplastischen Subtyps, Immunsuppression, Organtransplantation) bedürfen einer engmaschigeren Nachsorge mit 3-monatigen Nachkontrollen in den ersten 5 Jahren inklive Lymphknotensonographie. In den folgenden 5 Jahren können die Intervalle auf halbjährlich verlängert werden. Der Einsatz einer Schnittbildgebung (CT, MRT) sollte abhängig vom klinischen und sonographischen Befund individuell erfolgen.

Weiterführende Literatur

Boehringer A, Adam P, Schnabl S, Hafner HM, Breuninger H (2015) Analysis of incomplete excisions of basal-cell carcinomas after breadloaf microscopy compared with 3D-microscopy: a prospective randomized and blinded study. J Cutan Pathol 42: 542–553. doi:10.1111/cup.12535

Breuninger H, Eigentler T, Bootz F, Hauschild A, Kortmann RD, Wolff K, Stockfleth E, Szeimies RM, Rompel R, Garbe C, Grabbe S (2013) S2k Kurzleitlinie – Plattenepithelkarzinom der Haut. J Dtsch Dermatol Ges 11 (Suppl 3): 37–45, 39–47. doi:10.1111/ddg.12015_7

De Berker D, Mc Gregor JM, Hughes BR, British Association of Dermatologists Therapy Guidelines and Audit Subcommittee (2007) Guidelines for the management of actinic keratoses. Br J Dermatol 156: 222–230. Erratum in: Br J Dermatol 2008, 158: 873

Eberle FC, Schippert W, Trilling B, Röcken M, Breuninger H (2005) Ästhetische Ergebnisse nach histographisch kontrollierter Exzision maligner Tumor im Kopf-und Halsbereich. J Dtsch Dermatol Ges 3: 109–112

Eberle FC, Kanyildiz M, Schnabl SM, Schulz C, Häfner HM, Adam P, Breuninger H (2014) Dreidimensionale (3D) Histologie im Routineverfahren: praktische Durchführung und deren Evaluation. J Dtsch Dermatol Ges 12: 1028–1035. doi:10.1111/ddg.12466

Eberlein B (2017) Aktuelle Bedeutung der dermatologischen Röntgentherapie. Akt Dermatol 43: 305–311. doi:10.1055/s-0043-111508

Ganten D, Ruckpaul K (2001) Molekularmedizinische Grundlagen von hereditären Tumorerkrankungen (Molekulare Medizin). Springer, Berlin Heidelberg New York

Glogau RG (2000) The risk of progression to invasive disease. J Am Acad Dermatol 42: 23–24

Hauschild A, Breuninger H, Kaufmann R, Kortmann RD, Klein M, Werner J, Reifenberger J, Dirschka T, Garbe C (2013) S2k Kurzleitlinie – Basalzellkarzinom der Haut. J Dtsch Dermatol Ges 11 (Suppl 3): 10–15, 11–16. doi:10.1111/ddg.12015_3

Hommel T, Szeimies RM (2016) Aktinische Keratosen. Hautarzt 67: 867–875. doi:10.1007/s00105-016-3873-4

Leiter U, Gutzmer R, Alter M, Ulrich C, Lonsdorf AS, Sachse MM, Hillen U (2016) Kutanes Plattenepithelkarzinom. Hautarzt 67: 857–866. doi:10.1007/s00105-016-3875-2

Löser CR, Rompel R, Möhrle M, Häfner HM, Kunte C, Hassel J, Hohenleutner U, Podda M, Sebastian G, Hafner J, Kaufmann R, Breuninger H (2015) S1-Leitlinie: Mikroskopisch kontrollierte Chirurgie (MKC). J Dtsch Dermatol Ges 13: 942–951. doi:10.1111/ddg.12665

Miller SJ, et al. (2007) Basal cell and squamous cell skin cancers. J Natl Compr Canc Netw 5: 506–529

Roozeboom MH, Arits AH, Mosterd K, Sommer A, Essers BA, de Rooij MJ, Quaedvlieg PJ, Steijlen PM, Nelemans PJ, Kelleners-Smeets NW (2016) Three-Year Follow-Up Results of Photodynamic Therapy vs. Imiquimod vs. Fluorouracil for Treatment of Superficial Basal Cell Carcinoma: A Single-Blind, Noninferiority, Randomized Controlled Trial. J Invest Dermatol 136: 1568–1574. doi:10.1016/j.jid.2016.03.043

Sekulic A, Migden MR, Oro AE, Dirix L, Lewis KD, Hainsworth JD, Solomon JA, Yoo S, Arron ST, Friedlander PA, Marmur E, Rudin CM, Chang AL, Low JA, Mackey HM, Yauch RL, Graham RA, Reddy JC, Hauschild A (2012) Efficacy and safety of vismodegib in advanced basal-cell carcinoma. N Engl J Med 366: 2171–2179. doi:10.1056/NEJMoa1113713

Szeimes RM, Karrer S, Sauerwald A, Landthaler M (1996) Photodynamic therapy with topical application of 5-aminolaevulinic acid in the treatment of actinic keratoses: an initial clinical study. Dermatology 192: 246–251

Werner RN, Stockfleth E, Connolly SM, Correia O, Erdmann R, Foley P, Gupta AK, Jacobs A, Kerl H, Lim HW, Martin G, Paquet M, Pariser DM, Rosumeck S, Rowert-Huber HJ, Sahota A, Sangueza OP, Shumack S, Sporbeck B, Swanson NA, Torezan L, Nast A, International League of Dermatological S, European Dermatology F (2015) Evidence- and consensus-based (S3) Guidelines for the Treatment of Actinic Keratosis – International League of Dermatological Societies in cooperation with the European Dermatology Forum – Short version. J Eur Acad Dermatol Venereol 29: 2069–2079. doi:10.1111/jdv.13180

Kutane Lymphome

Sophie Roenneberg, Sabine G. Plötz, Rüdiger Hein, Johannes Ring

© Springer-Verlag GmbH Deutschland, ein Teil von Springer Nature 2019
S. G. Plötz et al. (Hrsg.), *Häufige Hauttumoren in der Praxis*
https://doi.org/10.1007/978-3-662-57371-6_15

15.1   Einleitung

Kutane Lymphome („cutaneous lymphomas", CL) zählen zu den extranodalen Non-Hodgkin-Lymphomen und sind eine heterogene Gruppe lymphoproliferativer Erkrankungen der Haut mit sehr unterschiedlicher klinischer Symptomatik und Prognose. Die Inzidenz beträgt etwa eine Neuerkrankung pro Jahr und 100.000 Einwohner, wobei etwa 73 % der CL zu den kutanen T-Zell-Lymphomen („cutaneous T-cell lymphomas", CTCL), 22 % zu den kutanen B-Zell-Lymphomen („cutaneous B-cell lymphomas", CBCL) und weniger als 10 % zu weiteren, seltenen Formen von CL zählen.

Die aktuelle WHO/EORTC-Klassifikation der CL basiert auf einer klinisch-pathologischen (bzw. immunhistologischen und molekularbiologischen) Korrelation. Hieraus resultiert die folgende vereinfachte Einteilung der CL.

> **Vereinfachte Einteilung der CL nach der aktuellen WHO/EORTC-Klassifikation. (Nach Stadler et al. 2012, Swerdlow et al. 2016)**
>
> **Kutane T-Zell- und NK-Zell-Lymphome**
> - Mycosis fungoides (MF)
> - Mycosis-fungoides-Varianten und Subtypen
>   - Follikulotrope MF
>   - Pagetoide Retikulose
>   - Granulomatous Slack Skin
> - Sézary-Syndrom (SS)
> - Adulte T-Zell-Leukämie/Lymphom (HTLV+)
> - Primär kutane CD30+-lymphoproliferative Erkrankungen
>   - Primär kutanes anaplastisches großzelliges Lymphom (PCALCL)
>   - Lymphomatoide Papulose (LyP)
> - Subkutanes Pannikulitis-artiges T-Zell-Lymphom (SPTCL)
> - Extranodales NK/T-Zell-Lymphom, nasaler Typ
> - Primär kutanes peripheres T-Zell-Lymphom, nicht weiter spezifiziert (NOS) und seltene Subtypen:
>   - Primär kutanes γ/δ-T-Zell-Lymphom
>   - Aggressives zytotoxisches epidermotropes CD8+-T-Zell-Lymphom (provisorisch)
>   - Primär kutane klein- bis mittelgroßzellige T-Zell-Lymphoproliferation (provisorisch)
> - Primär kutanes akrales CD8+-T-Zell-Lymphom (provisorisch)
>
> **Kutane B-Zell-Lymphome**
> - Primär kutanes follikuläres B-Zell-Lymphom (PCFCL)
> - Primär kutanes Marginalzonen B-Zell-Lymphom (PCMZL)
>   - Primär kutanes diffus-großzelliges B-Zell-Lymphom – „leg type" (PCBLT)
>   - Primär kutanes diffus-großzelliges B-Zell-Lymphom, andere Typen
> - Primär kutanes intravaskuläres großzelliges B-Zell-Lymphom
> - EBV-positives mukokutanes Ulkus (provisorisch)
> - EBV-positives diffus-großzelliges B-Zell-Lymphom, nicht weiter spezifiziert

Die Mycosis fungoides (MF) und das Sézary-Syndrom (SS) sind die häufigsten Vertreter des CTCL und machen ca. 65–70 % des Gesamtkollektivs aus. Maligne Lymphome können sich primär oder sekundär (metastatisch) an der Haut manifestieren, wobei bei primärem Hautbefall die Erkrankung jahrelang auf die Haut beschränkt sein kann. Dies ist v. a. bei der Mycosis fungoides der Fall, seltener bei anderen Lymphomen. Pathogenetisch besteht das Konzept einer heterogen entstehenden, chronisch verlaufenden entzündlichen Reaktion, die in eine monoklonale Proliferation von einzelnen Lymphozytenpopulationen einmündet.

Kutane Lymphome stellen generell eine Erkrankung des höheren Lebensalters dar. Die lymphomatoide Papulose kann sich sowohl im jüngeren als auch im älteren Lebensalter manifestieren.

In der Praxis des niedergelassenen Arztes ist v. a. die Kenntnis der Frühsymptome bedeutsam. Die ersten Krankheitszeichen können in Hautveränderungen, aber auch in Allgemeinsymptomen wie Abgeschlagenheit, Krankheitsgefühl, zunehmendem Gewichtsverlust bis zur Kachexie bestehen. Zudem können Symptome auftreten, die durch das lokal verdrängende Wachstum intestinaler maligner Lymphome in Lymphknoten, Leber, Milz oder Knochenmark bedingt sind. Auf palpatorisch wahrnehmbare Lymphknotenvergrößerungen ist zu achten. Je nach Malignitätsgrad erstrecken sich die Krankheitsverläufe über Monate oder Jahre. Durch frühzeitige Diagnostik und Therapie können Remissionen oft für lange Zeit erzielt werden.

In der Praxis des niedergelassenen Arztes bedeutsame kutane Lymphome sind:
- Mycosis fungoides (MF),
- Sézary-Syndrom (SS),
- lymphomatoide Papulose.

15.2   Primär kutane T-Zell-Lymphome

15.2.1   Mycosis fungoides

Die Hälfte aller primären kutanen Lymphome manifestiert sich als Mycosis fungoides (MF), ein T-Zell-Lymphom niedrigen Malignitätsgrades (Inzidenz ca. 6/100.000/Jahr, was rund 4 % aller Fälle von Non-Hodgkin-Lymphomen entspricht). Betroffen sind v. a. ältere Patienten, im Mittel zwischen 55 und 60 Jahren, dabei Männer etwa doppelt so häufig wie Frauen (Scarisbrick et al. 2015, Mangold et al. 2018). Selten sind auch jüngere Patienten und sogar Kinder von einer MF betroffen.

Im Initialstadium („patch-stage") zeigt sich die MF häufig nur diskret in Form von wenigen, relativ scharf begrenzten, rotbraunen Flecken mit teils Zigarettenpapier-artiger Oberfläche. In diesem Stadium ist die Unterscheidung von einem Ekzem oft nicht möglich. Im Plaquestadium („plaque stage") kommt es zur Progredienz. Jetzt kommt es zusätzlich zu flächiger Konsistenzvermehrung der kräftig roten und häufig stark schuppenden sowie zunehmend juckenden Plaques (■ Abb. 15.1). Im Tumorstadium („tumor stage") entwickeln sich zunehmend auch Knoten (■ Abb. 15.2), die im Verlauf oft ulzerieren. Gelegentlich kann sich eine MF auch in Form einer Erythrodermie, also einer generalisierten Rötung der Haut, präsentieren, wobei diese Erscheinungsform noch häufiger bei Patienten mit einem SS ist. Begleitet wird die Hautrötung oft von massivem Juckreiz und einer generalisierten, feinen Schuppung der Haut sowie einer Lymphadenopathie aufgrund der massiven Entzündungsreaktion der Haut.

❗ **Hinter schlecht heilenden „Ekzemen" kann sich ein T-Zell-Lymphom der Haut verbergen!**

■ ■ Differenzialdiagnose
Die Diagnose der frühen Stadien der Mycosis fungoides und des Sézary-Syndroms und besonders die Abgrenzung gegen-

über Ekzemen und Arzneimittelreaktionen ist oft sehr schwierig.

15.2.2 Sézary-Syndrom

Beim Sézary-Syndrom (SS) handelt es sich um ein kutanes T-Zell-Lymphom der Haut mit leukämischer Ausschwemmung atypischer T-Zellen (Sézary-Zelle mit zerebriformem Kern). Die Abgrenzung zur Mycosis fungoides ist v. a. in Anfangsstadien schwierig.

■ ■ Klinisches Bild
Klinische Leitsymptome stellen Erythrodermie und Lymphknotenschwellungen dar. Der Juckreiz wird als besonders quälend empfunden und ist therapeutisch kaum zu beeinflussen. Ekzematöse und psoriasiforme, lange bestehende Hautveränderungen münden in eine Erythrodermie mit stark infiltrierter und schuppender Haut (■ Abb. 15.3, ■ Abb. 15.4, ■ Abb. 15.5). Durch entzündliche Veränderung der Gesichtshaut kann es bei langandauernder Erkrankung zur Facies leontia (Löwengesicht) kommen.

■ ■ Differenzialdiagnose
Primäre und sekundäre Erythrodermieformen, Hypereosinophilie-Syndrom.

15.2.3 Diagnostik

Neben der Inspektion der Haut, einer Palpation aller Lymphknotenstationen sowie einer körperlichen Untersuchung sind zur Diagnosesicherung oft mehrere Biopsien von repräsentativen Hautveränderungen mit anschließend histologischer Untersuchung erforderlich. Darüber hinaus sind in den meisten Fällen immunhistologische Zusatzuntersuchungen sowie bei weiterhin unklarer Differenzialdiagnose eine zusätzliche molekularbiologische Klonalitätsanalyse (zur Detektion eines

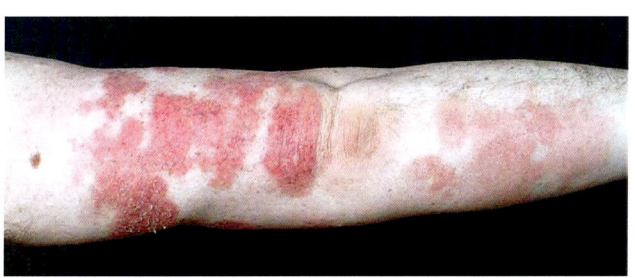

■ **Abb. 15.1** Am Unterarm findet sich das ekzematöse Stadium, am Oberarm das infiltrative Stadium der Mycosis fungoides

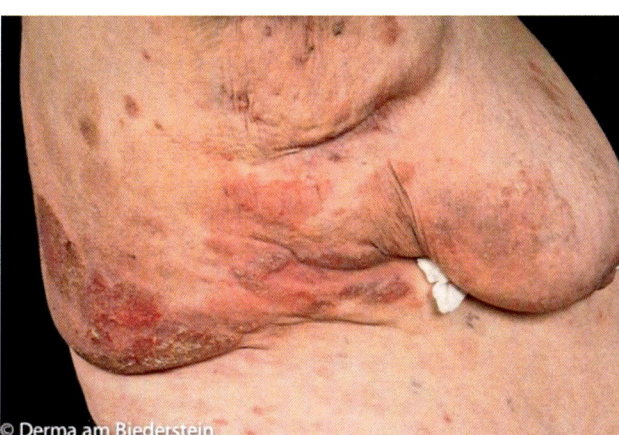

■ **Abb. 15.2** Am Abdomen zeigen sich die unterschiedlichen Stadien der Mycosis fungoides: Nebeneinander von Patch-, Plaque- und Tumorstadium

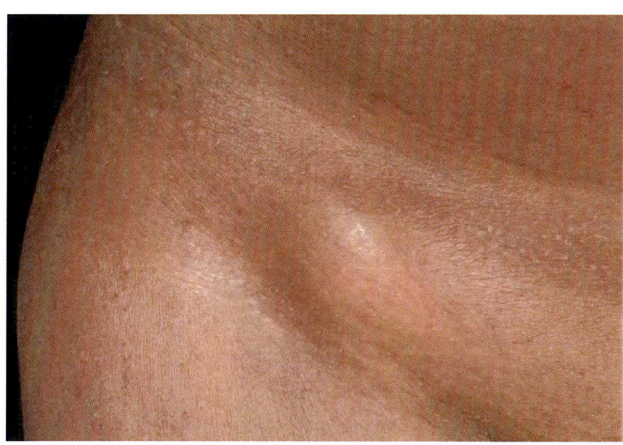

■ **Abb. 15.3** Inguinale Lymphadenopathie bei Sézary-Syndrom: typische Lymphknotenpakete in der Leiste

Abb. 15.4a,b Erythrodermie bei Sézary-Syndrom

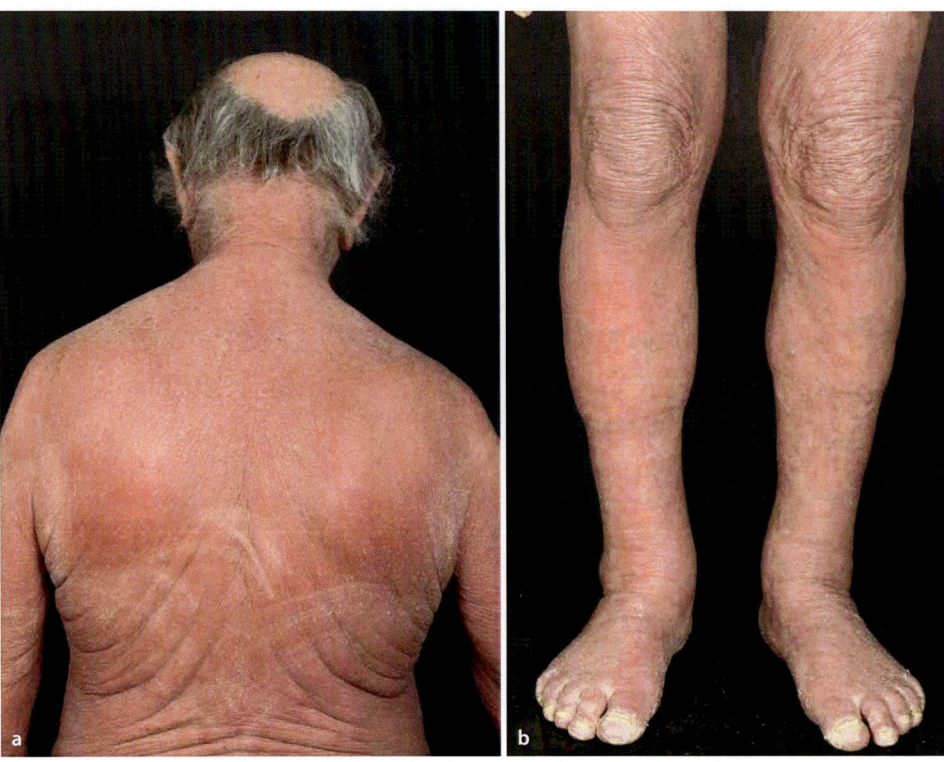

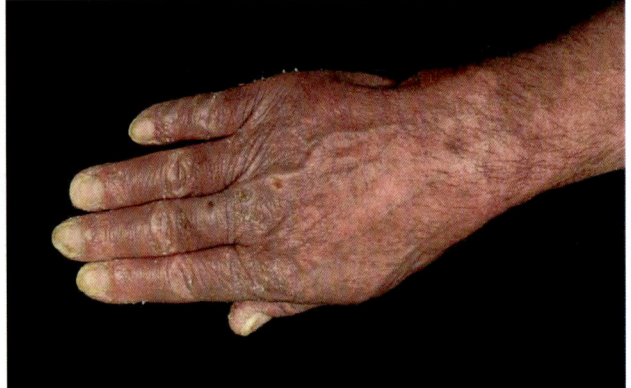

Abb. 15.5 Hyperpigmentierung der Haut bei Sézary-Syndrom

T-Zell-Rezeptor (TCR)-Gen-Rearrangements mittels PCR) sinnvoll.

Bei erythrodermatischen CTCL und insbesondere bei Verdacht auf SS ist die Analyse des peripheren Blutes mittels Durchflusszytometrie von besonderer Bedeutung.

15.2.4 Staging

Zum Staging sollten eine Röntgenthoraxaufnahme sowie eine Lymphknotensonographie und eine Oberbauchsonographie veranlasst werden. Bei einer MF ab Stadium IIB und im Fall eines SS gehören eine Ganzkörper-CT sowie eine Lymphknotensonographie und ggf. eine PET-CT-Untersuchung zum Basis-Staging.

15.2.5 Therapie

Die Therapie der CL ist abhängig von der genauen Diagnose sowie von Vorbehandlungen und dem jeweiligen Tumorstadium (Tab. 15.1). Grundsätzlich gilt für alle CTCL die Empfehlung zu einer möglichst langfristigen, zurückhaltenden

Tab. 15.1 Therapieempfehlung der MF und des SS in Abhängigkeit vom Krankheitsstadium

Stadium	Therapieempfehlung
<IIB	Steroide Klasse III–IV PUVA/UVB-311 nm
≥IIB	PUVA, ggf. kombiniert mit IFN-α, oralem Bexaroten und Radiotherapie für Tumoren
III	Wie Stadium IIB Photopherese, ggf. kombiniert mit IFN-α, MTX, Bexaroten oder PUVA
IVA	Wie Stadium IIB RT für Tumoren
IVB	Wie Stadium IVA Chlorambucil/Steroid CHOP Polychemotherapie Alemtuzumab Cladribin, Fludarabin, Cyclophosphamid
Sézary-Syndrom	Extrakorporale Photopherese (ECP), ggf. in Kombination mit PUVA, IFN-α und/oder Bexaroten

IFN-α Interferon, *MTX* Methotrexat, *PUVA* Psoralen + UVA-Lichttherapie, *RT* Radiotherapie, *UVB* UVB-Lichttherapie.

Therapie. In frühen Tumorstadien sind dabei lokale Therapieverfahren wie topische Glukokortikoide und UV-Therapie oft ausreichend. Einzelne solide Tumoren können meist mittels Radiotherapie (Röntgenweichstrahl oder schnelle Elektronen) mit einer Gesamtdosis von 12–24 Gy in Einzeldosen zu 2–4 Gy dauerhaft kontrolliert werden.

Dauerheilungen beim malignen Lymphom mit Hautmanifestation sind selten. Durch die verschiedenen therapeutischen Maßnahmen sind aber oft langanhaltende Remissionen zu erzielen.

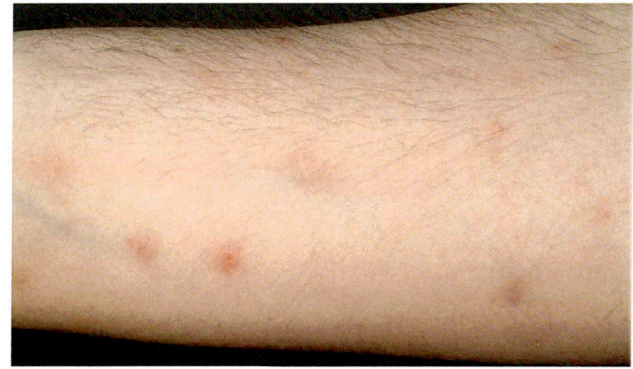

■ **Abb. 15.6**   Am rechten Unterarm multiple, disseminierte, erythematöse Papeln

15.2.6   Lymphomatoide Papulose

Die lymphomatoide Papulose ist ein seltenes, kutanes, niedrig-malignes T-Zell-Lymphom, das alle Altersklassen betreffen kann. Die Differenzierung zu anderen kutanen Lymphomen erfolgt durch die Expression des CD30-Oberflächenmerkmals (CD30$^+$). Die Erkrankung weist klinisch benigne, aber histologisch maligne Eigenschaften auf. Es ist eine chronisch rezidivierende Erkrankung mit Schüben akuter Exazerbationen.

■ ■ **Klinisches Bild**

Vor allem am Stamm und an den Extremitäten finden sich rötlich-bräunliche, gruppierte Papeln und Nodi, die im Verlauf teils pityriasiforme Schuppung oder hämorrhagisch nekrotische Ulzera aufweisen (■ Abb. 15.6, ■ Abb. 15.7, ■ Abb. 15.8). Die Hautläsionen zeigen eine Selbstheilungstendenz, heilen aber unter varioliformer Narbenbildung ab.

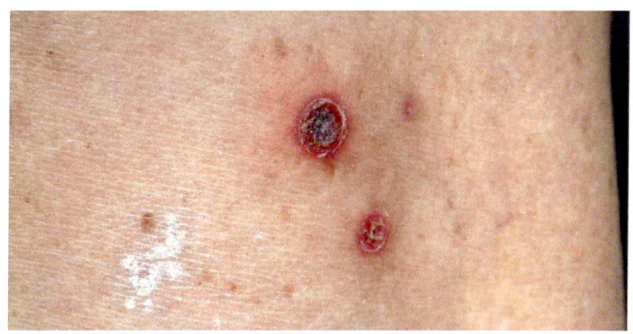

■ **Abb. 15.7**   Exulzerierte, pruriginöse Papeln mit hämorrhagischer Kruste und entzündlichem Randsaum: lymphomatoide Papulose

■ ■ **Differenzialdiagnose**

Mycosis fungoides, PLEVA (Pityriasis lichenoides et varioliformis acuta), Skabies, Lues, Varizellen, Prurigoerkrankungen.

■ ■ **Therapie**

Phototherapeutische Ansätze, z. B. PUVA, führen gelegentlich zu einer Rückbildung der Hautläsionen. Verschiedene topische Behandlungen mit Kortikosteroiden, Imiquimod und Tacrolimus können die Hautveränderungen günstig beeinflussen. In schweren, rezidivierenden Fällen kommt der Einsatz von systemischer Immunsuppression mit Kortikosteroiden oder niedrig dosiertem Methotrexat infrage.

15.3   Kutane B-Zell-Lymphome

Kutane B-Zell Lymphome werden in primär und sekundär kutane Lymphome unterteilt.

Sekundär kutane B-Zell-Lymphome stellen in der Regel Metastasen eines extrakutanen Non-Hodgkin-Lymphoms (NHL) dar. Spezifische Hauterscheinungen bei einem extrakutanen B-Zell-Lymphom sind hierbei ein prognostisch ungünstiges Zeichen.

Primär kutane B-Zell-Lymphome (CBCL) sind seltener als CTCL und machen nur etwa 20–25 % aller CL aus. Hier muss zwischen indolenten CBCL wie dem follikulären Keimzentrumslymphom („primary cutaneous follicle center lym-

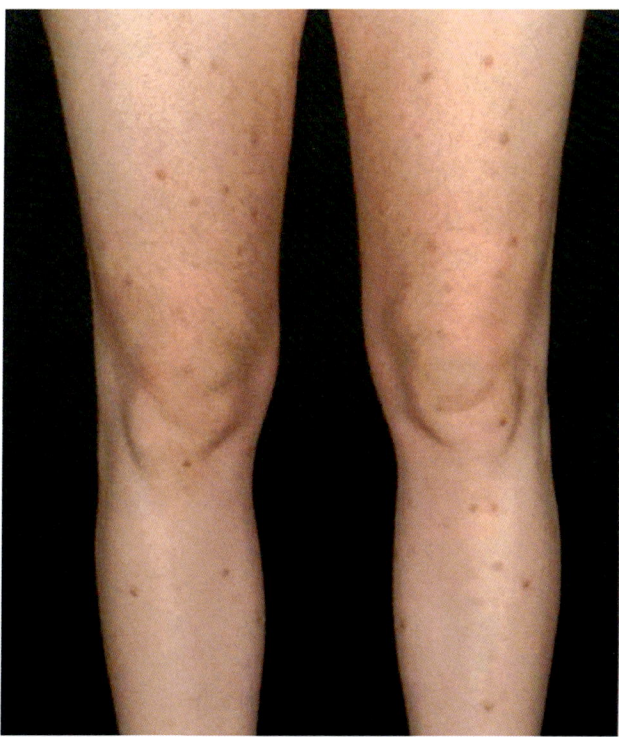

■ **Abb. 15.8**   Disseminierte, bräunlich-rötliche Papeln bei lymphomatoider Papulose

phoma", PCFCL) und dem Marginalzonenlymphom („primary cutaneous marginal zone B-cell-lymphoma", PCMZL) auf der einen Seite und aggressiven CBCL wie dem primär kutanen diffus großzelligen B-Zell-Lymphom vom Beintyp („diffuse large B-cell lymphoma, leg type", PCBLT) auf der anderen Seite unterschieden werden.

15.3.1 Klinische Manifestation

Das PCMZL wie auch das PCFCL (❏ Abb. 15.9) treten häufig durch infiltrierte rote Plaques und Knoten (2–3 cm) an Stamm und an den Extremitäten mit langsamem Wachstum und teils spontan regressivem Verhalten in Erscheinung. Da-

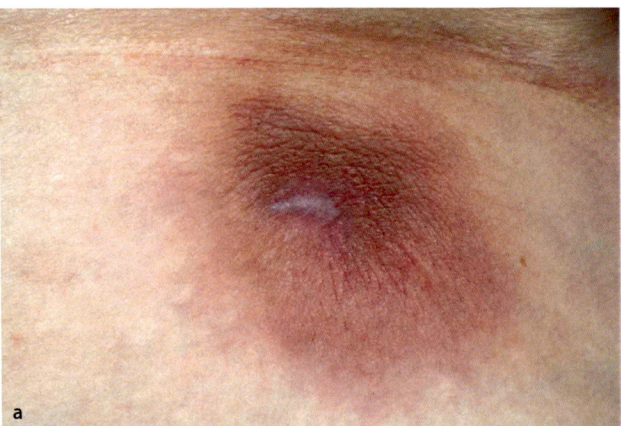

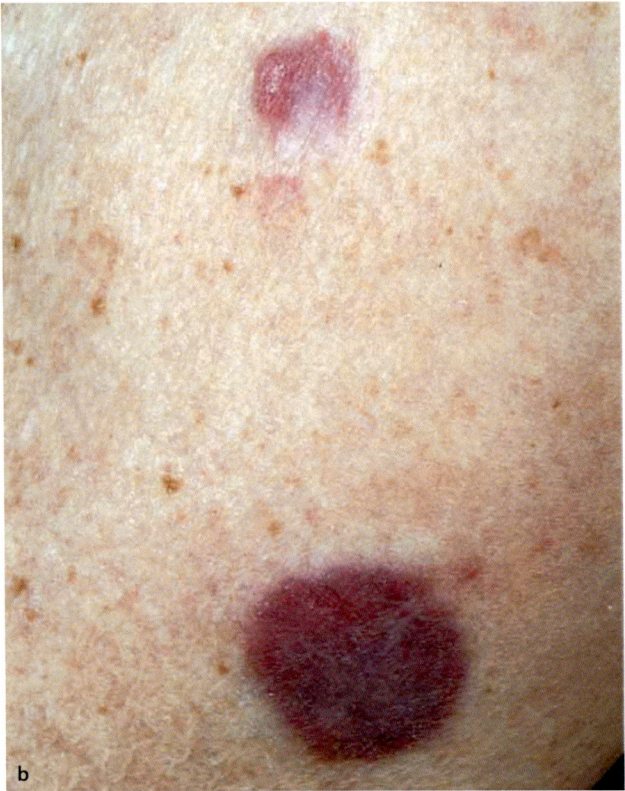

❏ **Abb. 15.9a,b** Primär kutane B-Zell-Lymphome am Stamm, histologisch Keimzentrumszell-Lymphome

hingegen finden sich beim PCBLT eher dunkelrote bis livide Tumoren an einem oder beiden Beinen.

15.3.2 Diagnostik und Staging

Zur Diagnostik bei CBCL gehören neben der Inspektion der Haut, körperlicher Untersuchung, Palpation und Sonographie aller Lymphknotenstationen, histologischer sowie immunhistologischer Diagnostik auch ein Ganzkörper-CT sowie eine Knochenmarksbiopsie. Diese ist beim PCBLT obligat, bei PCMZL und PCFCL optional. Zudem sollten eine Borrelienserologie und eine Immunelektrophorese aus Serum und Urin veranlasst werden. Bei PCBLT wird außerdem eine MRT Schädel Untersuchung empfohlen.

▪▪ Differenzialdiagnose
Pseudolymphom, Dermatofibrom, sonstige kutane Metastasen, Angiosarkom, Melanom (amelanotisch), Basaliom.

15.3.3 Therapie

Grundsätzlich sollten Patienten mit der Diagnose eines B-Zell-Lymphoms an spezialisierten Zentren behandelt werden. Die Therapie richtet sich nach dem histologischen Befund, der klinischen Manifestation und der Ausbreitung (unilokulär, multipel) (❏ Tab. 15.2).

Oft ist eine lokale Therapieform zur Behandlung der CBCL ausreichend. Möglich ist eine operative Entfernung oder eine Radiotherapie (Röntgenweichstrahltherapie 6–10×2 Gy; 30–50 kV, 2-mal/Woche, schnelle Elektronen 40 Gy) der einzelnen Herde. Bei extrakutaner Manifestation ist eine Polychemotherapie nötig.

First-Line-Therapie beim PCBLT sollte eine Therapie mit R-CHOP sein. Alternativ kommen andere Chemotherapeutika – ggf. in Kombination mit Rituximab – in Betracht.

❏ **Tab. 15.2** Therapieempfehlungen bei niedrigmalignen primär kutanen B-Zell-Lymphomen (follikuläres Lymphom, Marginalzonenlymphom) nach der aktualisierten AWMF-Leitlinie kutane Lymphome

Ausdehnung	Therapieempfehlung
Solitäre Läsionen	Antibiotika (falls Borrelien-assoziiert) Exzision und/oder Radiotherapie Intraläsionale Anwendung von Rituximab, IFN-α oder Steroid
Multiple Läsionen	Antibiotika (falls Borrelien-assoziiert) Radiotherapie Intraläsional IFN-α Intraläsional Rituximab i. v. Rituximab Bendamustin in Kombination mit i. v. Rituximab Doxorubicin oder Gemcitabin, ggf. in Kombination mit Rituximab

Tab. 15.3 Therapieempfehlungen bei großzelligem diffusen PCBLT nach der aktualisierten AWMF-Leitlinie kutane Lymphome

Ausdehnung	Therapieempfehlung
Isolierte Herde oder gruppierte Herde	Radiotherapie und/oder R-CHOP Exzision
Multiple Herde	R-CHOP Doxorubicin oder Gemcitabin, ggf. in Kombination mit Rituximab

Weiterführende Literatur

Dippel E, Assaf C, Becker JC, et al. (Hrsg) S2k – Kurzleitlinie – Kutane Lymphome (ICD10 C82–C86) Update 2016. http://www.awmf.org/uploads/tx_szleitlinien/032–027l_S2k_Kutane_Lymphome_2017–10.pdf

Golling P, Cozzio A, Dummer R, French L, Kempf W (2008) Primary cutaneous B-cell lymphomas – clinicopathological, prognostic and therapeutic characterisation of 54 cases according to the WHO-EORTC classification and the ISCL/EORTC TNM classification system for primary cutaneous lymphomas other than mycosis fungoides and Sezzary-Syndrome. Leuk Lymphoma 49: 1094–1103

Mangold AR, Thompson A, Davis MD, et al. (2018) Early clinical manifestations of Sézary-Syndrome: A Multicenter Retrospective Cohort Study. J Am Acad Dermatol 77: 719–727. doi: 10.1016/j.jaad.2017.05.036

National Comprehensive Cancer Network (NCCN) (Hrsg) Guidelines n-HsLV. https://www.nccn.org/professionals/physician_gls/pdf. (Zugegriffen: 08.05.2018)

Nicolay JP, Wobser M. Cutaneous B (2016) -cell lymphomas – pathogenesis, diagnostic workup, and therapy. J Dtsch Dermatol Ges 14: 1207–1224

Olsen E, Vonderheid E, Pimpinelli N, et al. (2007) Revisions to the staging and classification of mycosis fungoides and Sezzary-Syndrome: a proposal of the International Society for Cutaneous Lymphomas (ISCL) and the cutaneous lymphoma task force of the European Organization of Research and Treatment of Cancer (EORTC). Blood 110: 1713–1722

Scarisbrick JJ, Prince HM, Vermeer MH, et al. (2015) Cutaneous Lymphoma International Consortium Study of Outcome in Advanced Stages of Mycosis Fungoides and Sezzary-Syndrome: Effect of Specific Prognostic Markers on Survival and Development of a Prognostic Model. J Clin Oncol 33: 3766–3773

Senff NJ, Noordijk EM, Kim YH, et al. (2008) European Organization for Research and Treatment of Cancer and International Society for Cutaneous Lymphoma consensus recommendations for the management of cutaneous B-cell lymphomas. Blood 112: 1600–1609

Suarez AL, Pulitzer M, Horwitz S, Moskowitz A, Querfeld C, Myskowski PL (2013) Primary cutaneous B-cell lymphomas: part I. Clinical features, diagnosis, and classification. J Am Acad Dermatol 69: 329 e321–313; quiz 341–322

Swerdlow SH, Campo E, Pileri SA, et al. (2016) The 2016 revision of the World Health Organization classification of lymphoid neoplasms. Blood 127: 2375–2390

Trautinger F, Knobler R, Willemze R, et al. (2006) EORTC consensus recommendations for the treatment of mycosis fungoides/Sezzary-Syndrome. Eur J Cancer 42: 1014–1030

Trautinger F, Eder J, Assaf C, et al. (2017) European Organisation for Research and Treatment of Cancer consensus recommendations for the treatment of mycosis fungoides/Sezzary-Syndrome – Update 2017. Eur J Cancer 77: 57–74

Vonderheid EC, Bernengo MG, Burg G, et al. (2002) Update on erythrodermic cutaneous T-cell lymphoma: report of the International Society for Cutaneous Lymphomas. J Am Acad Dermatol 46: 95–106

Kutane Sarkome

Susanne Annette Steimle-Grauer, Tilo Biedermann

Trotz sorgfältiger Erstellung unserer Bücher lassen sich Fehler nicht vermeiden. Bei diesem Kapitel wurden die Autorenkorrekturen nicht vollständig übernommen, daher musste die Originalversion des Kapitels revidiert werden.
Zu diesem Kapitel ist ein Erratum unter https://doi.org/10.1007/978-3-662-57371-6_18 verfügbar.

16.1   Einleitung

Maligne Neoplasien mesenchymalen Ursprungs bilden die ausgesprochen heterogene Gruppe an Sarkomen und unterscheiden sich klinisch, ätiologisch, histopathologisch sowie prognostisch erheblich voneinander.

Lässt sich die Ursprungszelle eines Sarkoms auf ein in der Dermis oder Subkutis liegendes Grundgewebe zurückführen, spricht man von einem kutanen Sarkom.

Die Zellen mit Entartungspotenzial können demzufolge im dermalen und subkutanen Bindegewebe einschließlich seiner Derivate, im subkutanen Fettgewebe, in glattmuskulären Strukturen sowie in sämtlichen die Dermis und Subkutis durchziehenden Gefäßen entstehen.

Im Vergleich zu anderen malignen Tumoren der Haut handelt es sich bei allen kutanen Sarkomen um erheblich seltenere Tumorentitäten. Ihre Nomenklatur ergibt sich in Anlehnung an die allgemeine WHO-Klassifikation der Weichgewebstumoren (◘ Tab. 16.1).

Einige Entitäten scheinen pathogenetisch mit einer erhöhten Sonnenexposition sowie mit einem höheren Lebensalter vergesellschaftet zu sein, sodass prospektiv auch deren Diagnose zunehmen wird.

Da sich kutane Sarkome im klinischen und praktischen Alltag nicht eindeutig diagnostizieren lassen und sich insbesondere bei initial subkutan liegenden Tumoren kein klinisches Korrelat an der Haut abbildet, ist eine enge Zusammenarbeit mit Radiologen, Chirurgen und Histopathologen auf dem Weg zur Diagnosefindung notwendig.

Zu den häufigsten dermatologisch relevanten Entitäten zählen das Dermatofibrosarcoma protuberans (DFSP), das atypische Fibroxanthom (AFX), das dermale undifferenzierte pleomorphe Sarkom (DUPS), das kutane Leiomyosarkom und Liposarkom, das Angiosarkom sowie das Kaposi-Sarkom.

Die Therapie der Wahl besteht meist in einer vollständigen, wenn möglich großzügigen, schnittrandkontrollierten Exzision. Dieses Vorgehen erschließt sich aus einem anfangs überwiegend lokal invasiven Wachstumsmuster bei ver-

gleichsweise niedrigem Metastasierungspotenzial der sich aus Binde-, Muskel- und Fettgewebe ableitenden kutanen Sarkome. Daher bedarf es im klinischen Alltag gegenüber dem Patienten einer eindeutigen Hervorhebung der meist günstigeren Prognose dieser Sarkomentitäten im Vergleich zum tieferliegenden Pendant gleicher Namensgebung.

16.2   Primär kutane maligne Tumoren des Bindegewebes und seiner Derivate

Maligne kutane Bindegewebstumoren umfassen eine heterogene Gruppe aus fibroblastisch/myofibroblastisch und fibrohistiozytär differenzierten Tumoren. Sie entstehen aus spindeligen Zellen, welche in der Lage sind, Fasern und Grundsubstanz zu bilden. Zu den dermatologisch relevanten Formen gehören das Dermatofibrosarcoma protuberans, das atypische Fibroxanthom sowie das dermale undifferenzierte pleomorphe Sarkom.

16.2.1   Dermatofibrosarcoma protuberans

Das Dermatofibrosarcoma protuberans (DFSP) ist eines der häufigsten kutanen Sarkome, gleichwohl stellt es mit einem Anteil unter 0,1 % an allen malignen Tumoren einen seltenen Tumor dar. Beim originären oder auch klassischen DFSP (O-DFSP) handelt es sich um einen niedrigmalignen, fibroblastisch/myofibroblastisch differenzierten Tumor mit einem lokal destruierenden Wachstum bei einer überwiegend lokoregionär beschränkten „Metastasierungs-" bzw. Rezidivrate von 22–80 %. Metastasen werden in weniger als 0,5 % der Fälle diskutiert.

Bei älteren Patienten imponieren aggressivere Varianten mit einer höheren Tendenz zur Metastasierung (8–33 %) bei gleichbleibender Rezidivneigung. Diese Tumoren weisen eine fibrosarkomatöse Transformation auf und stellen somit eine Progressionsform eines ursprünglich niedrigmalignen Tumors

◘ **Tab. 16.1**   Herkunft, Potenz und Nomenklatur relevanter mesenchymaler Neoplasien

Ursprungsgewebe	Benigne	Intermediär	Maligne
Bindegewebe und Derivate	Fibrome	Atypisches Fibroxanthom	**Fibrosarkome:** Dermatofibrosarcoma protuberans Dermales undifferenziertes pleomorphes Sarkom
Glatte Muskulatur	Leiomyome	Atypischer glattmuskulärer Tumor der Haut	**Leiomyosarkome:** Piläres Leiomyosarkom Subkutanes Leiomyosarkom
Fettgewebe	Lipome		**Liposarkome:** Dermales Liposarkom Subkutanes Liposarkom
Gefäße	Angiome	Hämangioendotheliome	**Angiosarkome:** Kutanes Angiosarkom Epitheloides Hämangioendotheliom Kaposi-Sarkom

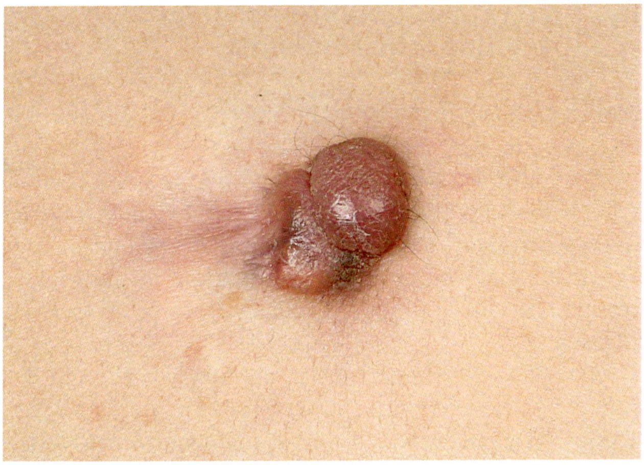

Abb. 16.1 Dermatofibrosarcoma protuberans im Bereich des Rückens

in einen höhermalignen dar (FS-DFSP). Im Falle einer Fernmetastasierung ist hier hauptsächlich die Lunge betroffen.

Klinisches Bild

Das DFSP zeigt ein bevorzugtes Auftreten an Rumpf und proximalen Extremitäten insbesondere bei weiblichen Patienten im frühen und mittleren Erwachsenenalter. Selten sind Kopf und Hals sowie die Genitalregion betroffen. In bis zu einem Fünftel der Fälle wird ein Zusammenhang mit vorausgegangenen Traumata, Verbrennungen oder Narben beschrieben.

Die klinische Präsentationsform ist, je nach Größenausdehnung bei Diagnosestellung, äußerst unterschiedlich. „Klassischerweise" handelt es sich um solitäre bis multiple, bräunlich-rötliche Tumorknoten innerhalb einer morphea-artigen, indurierten Plaque (Abb. 16.1). Bei fehlender Therapie zeigt sich ein langsames, lokal invasives und destruierendes Wachstum.

Differenzialdiagnose

Dermatofibrom, sonstige Sarkome, Keloid, vortherapiertes Basalzellkarzinom.

Therapie

Gemäß der deutschen S1-Leitlinie zum DFSP sollte eine vollständige Exzision mit 1–3 cm Sicherheitsabstand erfolgen. Schnittrandkontrollen werden angeraten, insbesondere wenn aufgrund der Lokalisation keine weite Exzision möglich ist. Als Primärstaging können eine Röntgenthoraxaufnahme und eine lokalisationsbezogene Lymphknotensonographie bei entsprechender Größe des Tumors vor Operation sinnvoll sein. Bei unvollständig resezierbaren oder rezidivierten DFSP kann eine Strahlentherapie durchgeführt werden. Ferner besteht eine Zulassung für Imatinib zur Behandlung Erwachsener mit nichtresezierbarem DFSP und/oder rezidivierendem/metastasiertem DFSP, welche einer chirurgischen Therapie nicht zuführbar sind.

Nachsorge

Trotz im Allgemeinen guter Prognose von 10-Jahres-Überlebensraten in bis zu 99 % der Fälle sind Lokalrezidive in Abhängigkeit von der ursprünglich gewählten Behandlung relativ häufig (22–80 %). Daher werden klinische Nachsorgeuntersuchungen zur frühzeitigen Erkennung von Rezidiven oder von Lymphknotenmetastasen in halbjährlichen Abständen über die ersten 5 Jahre angeraten. Standardmäßig werden keine bildgebenden Verfahren eingesetzt. Apparative Untersuchungen wie Lymphknotensonographie oder eine Schnittbildgebung werden gemäß aktueller Leitlinie nur bei vorbekannter Metastasierung, fibrosarkomatös transformiertem DFSP (FS-DFSP) oder ausgedehntem Primärbefund angeraten. Für diese Patienten empfiehlt sich eine weitergehende Nachsorge gemäß den Empfehlungen für High-Grade-Weichgewebssarkome.

16.2.2 Atypisches Fibroxanthom

Das atypische Fibroxanthom (AFX) ist ein Tumor des höheren Lebensalters mit Bevorzugung des männlichen Geschlechts und einem Häufigkeitsgipfel in der 7. und 8. Lebensdekade. Trotz einer widersprüchlichen Datenlage in der Vergangenheit wird gegenwärtig das AFX bei korrekter histomorphologischer Klassifikation (keine nachgewiesene Infiltration der Subkutis) als überwiegend benigne angesehen. Aktuell wird beim AFX von einer Transformation gering differenzierter mesenchymaler Zellen ausgegangen, nächstliegend fibroblastären oder fibrohistiozytären Ursprungs, welche UV-induzierte Mutationen aufweisen und somit die These einer UV-Licht-induzierten Pathogenese unterstützen.

Klinisches Bild

Das AFX präsentiert sich als ein innerhalb weniger Wochen schnell gewachsener, oft ulzerierter, meist unter 2 cm messender, exophytischer Tumor auf sonnengeschädigter Haut. Bevorzugte Lokalisation ist der Gesichtsbereich (Abb. 16.2), seltener tritt das AFX an den oberen Extremitäten, insbesondere auf den Handrücken, auf.

Wird die Diagnose bei jüngeren Patienten gestellt, sollte an genetisch prädisponierende Erkrankungen wie das Li-Fraumeni-Syndrom oder ein Xeroderma pigmentosum gedacht werden.

Differenzialdiagnose

Plattenepithelkarzinome, Basalzellkarzinome, amelanotische Melanome, Metastasen.

Die histologische Unterscheidung eines AFX von einem dermalen undifferenzierten pleomorphen Sarkom sowie einem atypischen (pseudosarkomatösen) Dermatofibrom ist anhand einer Probebiopsie NICHT möglich. Lokalisationsangaben, klinisches Erscheinungsbild und eine vollständige Exzision sind für eine genaue Diagnosestellung unerlässlich!

Therapie

Die Therapie der Wahl stellt eine vollständige, nach Möglichkeit schnittrandkontrollierte Exzision mit 1–2 cm Sicher-

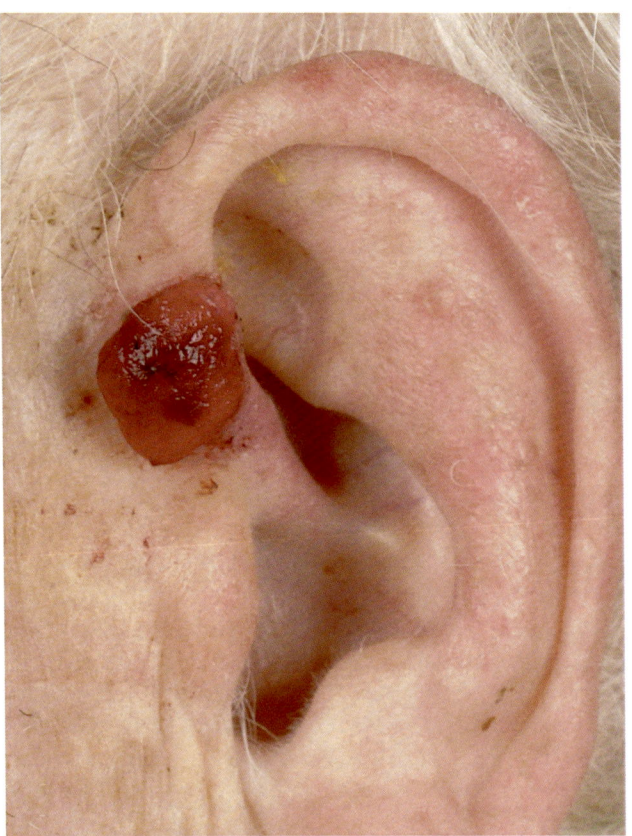

Abb. 16.2   Atypisches Fibroxanthom am Ohr

heitsabstand dar. Da gegenwärtig bei korrekter Diagnose von einem benignen Verlauf und einer fehlenden Metastasierungspotenz des AFX ausgegangen wird, ist bei Diagnosestellung primär eine genaue körperliche Untersuchung indiziert.

Bei Rezidiven ist erneut eine vollständige chirurgische Exzision unter o. g. Vorgehensweise anzustreben. Sollte eine komplette Resektion nicht (mehr) durchführbar sein, ist eine Strahlentherapie zu diskutieren.

▪▪ Nachsorge
Gegenwärtig liegt kein evidenzbasiertes Nachsorgeregime vor. Zur frühzeitigen Erkennung von Rezidiven empfiehlt sich jedoch eine regelmäßige Nachsorge in Abhängigkeit von der Tumordicke sowie vom gewählten Exzisionsverfahren, welches möglichst schnittrandkontrolliert eine Aussage zur Eindringtiefe sowie zum R-Status erlauben sollte.

In Anlehnung an die Leitlinie zum Plattenepithelkarzinom der Haut scheint bei Tumoren bis 2 cm und einer Eindringtiefe <6 mm und fehlender Infiltration der Subkutis eine halbjährliche Nachkontrolle über mindestens 5 Jahre auszureichen.

Patienten mit lokal rezidivierenden oder nicht in toto exzidierten Tumoren oder Patienten mit höherem Risiko für weitere Tumoren (z. B. AFX in feldkanzerisierten Arealen) sollten für die Dauer von 5 Jahren in dreimonatigen Abständen und anschließend in 6- bis 12-monatigen Intervallen ggf. dauerhaft nachkontrolliert werden.

16.2.3 Dermales undifferenziertes pleomorphes Sarkom

Das dermale undifferenzierte pleomorphe Sarkom (DUPS) stellt eine neu abgegrenzte Entität dar.

Zum einen wird ein AFX, wenn histologisch Kontakt zur Subkutis besteht, nunmehr als DUPS geführt, zum anderen wird nach neuer Klassifikation der Begriff des malignen fibrösen Histiozytoms nicht mehr verwandt und bei dermosubkutaner Lage dieser Tumoren ebenfalls durch den Begriff des DUPS ersetzt.

Aktuelle Diskussionen ziehen die Möglichkeiten in Betracht, dass es sich bei einem DUPS sowohl um eine tieferliegende Variante eines AFX als auch um eine gänzlich dedifferenzierte Variante eines spinozellulären Karzinoms handeln könnte, was das Auftreten häufigerer Rezidive und die deutlich höhere Metastasierungsrate im Vergleich zu einem AFX erklären könnte. UV-induzierte Mutationen wie beim AFX sowie aktivierende, die Tumorproliferation fördernde Mutationen konnten diesbezüglich nachgewiesen werden.

▪▪ Klinisches Erscheinungsbild
Das DUPS tritt ebenso wie das AFX bevorzugt auf aktinisch geschädigter Haut älterer Männer um die 8. Lebensdekade im Bereich des Capillitiums auf. Es handelt sich im Vergleich zum AFX um meist solitäre, langsamer wachsende, größere, nicht exophytische Tumoren von derber Konsistenz und bräunlich-roter Farbe mit einer unscharf tastbaren Ausdehnung zur Tiefe.

▪▪ Differenzialdiagnose
Plattenepithelkarzinome, Basalzellkarzinome, amelanotische Melanome.

▪▪ Therapie
Eine vollständige, schnittrandkontrollierte Exzision mit 1–2 cm Sicherheitsabstand ist anzustreben. Nach Diagnosestellung sind eine eingehende körperliche Untersuchung sowie eine lokalisationsbezogene Lymphknotensonographie sinnvoll.

Bei Rezidiven oder Metastasierung ist erneut eine vollständige chirurgische Exzision anzustreben. Sollte diese nicht durchführbar sein, ist eine Strahlentherapie zu diskutieren.

▪▪ Nachsorge
Obwohl in bis zu 28 % der Fälle Lokalrezidive und in bis zu 10 % Metastasen beschrieben werden, ist die Prognose eines DUPS deutlich besser als die der histomorphologisch vergleichbaren Variante eines undifferenzierten pleomorphen Sarkoms (UPS) im tieferliegenden Weichgewebe, bei dem die Metastasierungsrate mit 50 % angegeben wird.

Da ein evidenzbasiertes Nachsorgeschema aktuell nicht vorliegt, werden in Anlehnung an die Leitlinie zum Plattenepithelkarzinom der Haut bei Tumoren von >2 cm Tumorgröße oder >6 mm maximaler Eindringtiefe für die Dauer von 5 Jahren Nachkontrollen in dreimonatigen Abständen, ergänzt um halbjährliche lokalisationsbezogene Lymphknotensonographien, und anschließend klinische Nachkontrollen über mindestens weitere 5 Jahre in 6- bis 12-monatigen Abständen vorgeschlagen.

16.3 Primär kutane maligne Tumoren glattmuskulären Ursprungs

Bei glattmuskulär differenzierten malignen Tumoren in dermaler oder dermosubkutaner Lage wird die Ursprungszelle in den glatten Muskelzellen der Musculi arrectores pilorum gesehen, bei rein subkutanen Tumoren in den Myoepithelien der Gefäße. Subtypen in der Namensgebung resultieren weniger aus einem veränderten histologischen Bild als aus der Eindringtiefe, von der die Prognose dieser Tumoren abhängig ist.

16.3.1 Kutanes Leiomyosarkom

Leiomyosarkome der Haut sind mit 0,2 pro 100.000 Einwohner pro Jahr eher seltenere Tumoren. Bei einer rein oberflächlich dermalen Lage eines Leiomyosarkoms ist von einer geringen Rezidivneigung bei praktisch nicht vorhandener Metastasierungsfähigkeit auszugehen. Daher wird für diese Tumoren auch der Begriff atypischer glattmuskulärer Tumor der Haut verwendet.

Bei einer Ausdehnung in die Subkutis spricht man von einem pilären Leiomyosarkom. Bei dortiger Entstehung von einem subkutanen Leiomyosarkom. Mit Erreichen der Subkutis oder bei dortigem Ursprung weisen die Tumoren ein gewisses metastatisches Potenzial auf, welches die Prognose verschlechtert. Bevorzugt betroffen ist hierbei die Lunge.

■■ Klinisches Erscheinungsbild
Insbesondere an der unteren Extremität (◘ Abb. 16.3) sowie in der Kopf-Hals-Region und am Rumpf finden sich kutane Leiomyosarkome. Deren Häufigkeitsgipfel liegt zwischen dem 60. und 70. Lebensjahr. Es lassen sich derbe, subkutane, hautfarbene oder auch rötliche, manchmal druckschmerzhafte Knoten tasten, welche oft schneller wachsen als eine Zyste oder ein Lipom.

■■ Differenzialdiagnose
Epidermalzysten, Metastasen, bei tiefer Lage Lipome.

■■ Therapie
Bei rein oberflächlicher, dermaler Lage ist eine Exzision mit 1 cm Sicherheitsabstand ausreichend. Bei größerer Eindringtiefe empfiehlt sich eine weite, schnittrandkontrollierte Exzision, da bei subkutaner Lage von einer über 30%igen Rezidivhäufigkeit und einer bis zu 43 % betragenden Metastasierungsfrequenz berichtet wird. Leiomyosarkome gelten als wenig strahlensensibel. Ebenso kontrovers diskutiert wird eine adjuvante Chemotherapie. Für irresektable, metastasierte kutane Leiomyosarkome werden die klassischen Therapieschemata für Sarkome des tiefen Weichgewebes verwandt.

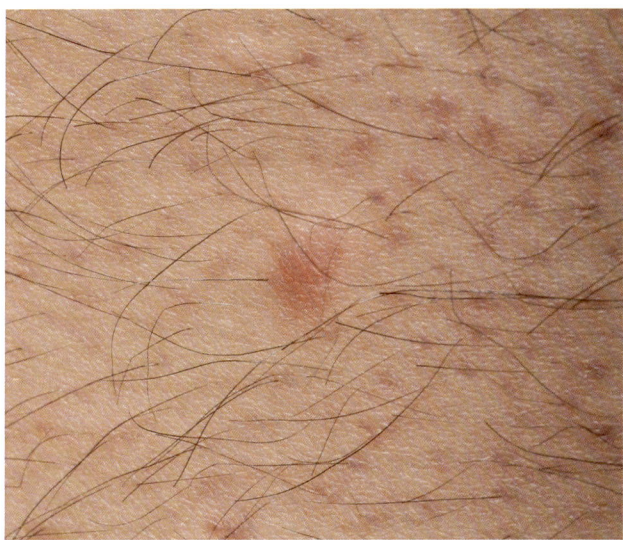

◘ **Abb. 16.3** Kutanes Leiomyosarkom im Bereich einer Extremität

■■ Nachsorge
Evidenzbasierte Schemata zur Nachsorge liegen nicht vor. Bei kleinen, rein oberflächlich dermal gelegenen Leiomyosarkomen scheint eine einmalige Nachkontrolle nach 3 Monaten, gefolgt von halbjährlichen Kontrollen in Jahr 1–3 gerechtfertigt. Bei die Subkutis erreichenden Tumoren sollte im ersten Jahr in 3-monatigen Abständen engmaschig kontrolliert werden, ergänzt um eine halbjährliche, lokalisationsbezogene Lymphknotensonographie. Im zweiten und dritten Jahr empfehlen sich halbjährliche Kontrollen, danach jährliche.

Zusätzlich sollte bei dermosubkutaner bzw. subkutaner Lage als Ausgangs-Staging eine Röntgenthoraxaufnahme sowie eine Sonographie des Abdomens einschließlich einer Lymphknotensonographie erfolgen.

16.4 Primär kutane maligne Tumoren der Fettgewebszellen

Im direkten Vergleich zu malignen, lipogen differenzierten Tumoren des tiefen Weichgewebes stellen oberflächlich kutane Liposarkome eine seltene Entität dar. Nach aktueller WHO-Klassifikation unterscheidet man histologisch derzeit mehrere Subtypen wie gut differenzierte, dedifferenzierte (pleomorphe), myxoide und rundzellige Liposarkome. Allen gemeinsam ist das Vorkommen von Lipoblasten. Je nach Subtyp verändert sich jedoch die Prognose für den Patienten.

16.4.1 Kutanes Liposarkom

Beim kutanen Liposarkom handelt es sich um einen von dermal oder subkutan gelegenen, transformierten Adipozyten ausgehenden Tumor. Bei rein dermaler Beschränkung des Tumors zeigt sich ein prognostisch äußerst günstiger Verlauf. Je nach Größe des Ausgangstumors und dessen Eindringtiefe bei Diagnosestellung nimmt die Rezidivneigung sowie die

Fähigkeit des Tumors zur Metastasierung zu. Bevorzugte Lokalisationen sind hierbei Lunge und Leber.

■■ Klinisches Erscheinungsbild

Kutane Liposarkome imponieren als schwer verschiebliche, dermale Knötchen oder subkutane, umschriebene, grob gelappte, derbe Knoten. Eine epidermale Beteiligung fehlt zumeist anfänglich. Sie treten vornehmlich im Bereich der Extremitäten auf, finden sich aber auch am Capillitium. Die häufigsten Lokalisationen sind jedoch jenseits des dermatologischen Diagnostikgebietes angesiedelt (z. B. Retroperitonealraum, Mediastinum). Sie treten bevorzugt zwischen dem 4. und 6. Dezennium auf. Das myxoide Liposarkom als häufigstes aller Liposarkome (etwa 40–50 %) tritt eher bei jüngeren Männern auf.

■■ Differenzialdiagnose

Lipome, Epidermalzysten, Fibroepitheliome.

■■ Therapie

Bei rein oberflächlich gelegenen Tumoren empfiehlt sich die vollständige Exzision mit Sicherheitsabstand und Schnittrandkontrolle. Zeigt sich histologisch eine Infiltration der Subkutis, kann eine adjuvante Radiatio erwogen werden, da Liposarkome als strahlensensibel gelten. Bei initial ausgedehntem Tastbefund empfiehlt sich ein Eingangs-Staging in enger Zusammenarbeit mit den Radioonkologen. Ein individuelles Vorgehen ist daraus abzuleiten. Bei metastasierten Liposarkomen ist eine chemotherapeutische Behandlung entsprechend der gängigen Therapieschemata für Sarkome des tiefen Weichgewebes möglich.

■■ Nachsorge

Evidenzbasierte Schemata zur Nachsorge liegen nicht vor. Bei kleinen, rein oberflächlich dermal gelegenen Liposarkomen scheint eine einmalige Nachkontrolle nach 3 Monaten, gefolgt von halbjährlichen Kontrollen in Jahr 1–3 gerechtfertigt. Bei die Subkutis erreichenden Tumoren sollte im ersten Jahr in 3-monatigen Abständen engmaschig kontrolliert werden, ergänzt um eine halbjährliche, lokalisationsbezogene Lymphknotensonographie. Im zweiten und dritten Jahr empfehlen sich halbjährliche Kontrollen, danach jährliche. Zusätzlich sollte bei dermosubkutaner bzw. subkutaner Lage eine Röntgenthoraxaufnahme sowie eine Sonographie des Abdomens einschließlich einer Lymphknotensonographie erfolgen.

16.5   Primär kutane maligne Gefäßtumoren

Maligne Gefäßtumoren der Haut können sowohl von Endothelien der Blut- als auch der Lymphgefäße in Dermis und Subkutis ihren Ursprung nehmen. Im Gegensatz zu anderen kutanen Sarkomen ist die Haut jedoch deren häufigster Manifestationsort. Dermatologisch relevante Entitäten sind das Angiosarkom sowie das Kaposi-Sarkom. Eine über 3 cm messende, tief invasive Variante des epitheloiden Hämangioendothelioms wird nach neuester WHO-Klassifikation dem Angiosarkom gleichgesetzt.

16.5.1   Angiosarkom

Angiosarkome stellen einen Anteil von 1–2 % an allen Weichteilsarkomen sowie von 5 % der kutanen Sarkome dar. Mit über einem Drittel der Fälle ist die Haut häufigster Manifestationsort. Von dermatologischer Relevanz sind das klassische Angiosarkom der Haut ohne Lymphödem (oft auch idiopathisches/aktinisches Angiosarkom genannt), ein Lymphödem-assoziiertes Angiosarkom sowie ein Angiosarkom nach Radiatio.

Insgesamt handelt es sich um einen eher seltenen, hochmalignen Hauttumor mit Ausgang von den Endothelien der Blut- oder Lymphgefäße.

Die Prognose ist aufgrund eines oft diffus infiltrierenden oder diskontinuierlich bis multifokal vorliegenden Wachstums und daraus resultierender, schlechter Resezierbarkeit infaust. Auch als G1 eingestufte Angiosarkome zeigen eine schlechte Prognose. Insgesamt liegen die 5-Jahres-Überlebensraten bei 12–24 %.

Solitäre, oberflächliche Varianten mit einem Durchmesser von weniger als 5 cm haben eine wesentlich günstigere Prognose als tiefer gelegene, dickere, großflächige oder multizentrische Tumoren. Des Weiteren besteht eine Abhängigkeit vom histologischen Subtyp. Die Metastasierung erfolgt lymphogen und hämatogen (Lunge, Pleura, Thoraxwand, Leber, Milz, Skelettsystem).

■■ Klinisches Erscheinungsbild

– Klassische (primäre) Angiosarkome bevorzugen den Kopf-Hals-Bereich und präsentieren sich oft unter dem Bild einer chronischen Entzündung (◩ Abb. 16.4). Zunächst treten rötlich-livide Maculae und Plaques auf, welche später in Knoten übergehen. Relativ häufig kommt es zur Ulzeration. Das Durchschnittsalter der bevorzugt männlichen Patienten liegt bei 65 bis 70 Jahren.
– Angiosarkome, denen eine Radiatio vorausging, finden sich insbesondere bei weiblichen Patientinnen nach brusterhaltender Mammakarzinomtherapie mit nachfolgender adjuvanter Radiatio. Im Mittel entstehen diese Art der Angiosarkome 6 Jahre nach Tumorradiatio. Vielfältige Erscheinungsbilder von petechial anmutenden Maculae bis hin zu knotigen, nässenden Ulzerationen sind möglich (◩ Abb. 16.5).

Cave: In jedem vorbestrahlten Hautareal, in welchem schlecht einzuordnende Hautveränderungen auftreten, sollten Probebiopsien zum Ausschluss eines Angiosarkoms erfolgen.

– Außerdem besteht eine Assoziation zu chronischen Lymphödemen, insbesondere der Extremitäten. Diese Form kommt z. B. nach Mastektomien oder ausgedehnten axillären oder inguinalen Lymphadenektomien in Betracht. Zunächst treten rote, später livid-rote Maculae auf, die Hämatomen ähneln. Später entwickeln sich Knoten, die ulzerieren können.

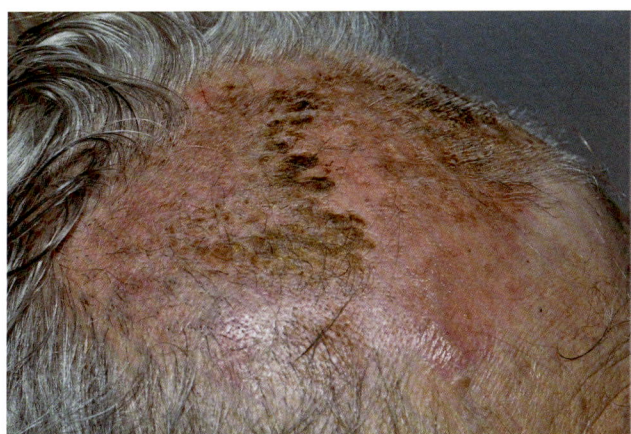

Abb. 16.4   Angiosarkom am Capillitium, klinisch als großflächiges Erythem unter seborrhoischen Keratosen imponierend. Die Konsultation erfolgte wegen frontaler Alopezie. Lediglich die Größe des Erythems nach Rasur und ein positives Head-tilt-Manöver gaben einen klinischen Hinweis. Nach rasterartiger Mehrfach-PE konnte abschließend histologisch die Größenausdehnung bestimmt werden.

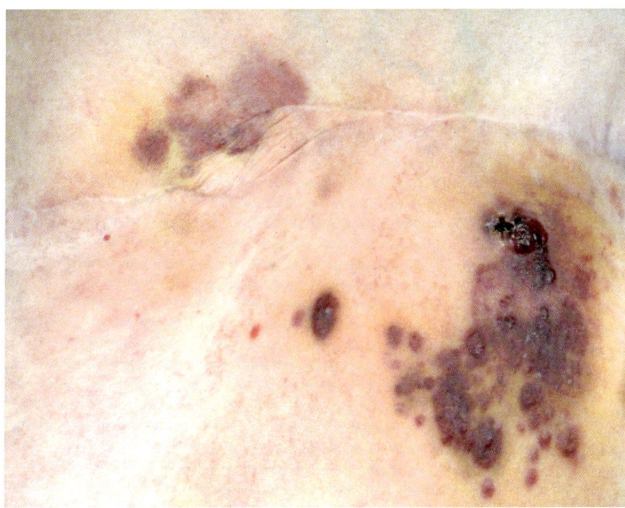

◘ **Abb. 16.5**   Angiosarkom im Bestrahlungsgebiet nach Mammaablatio

■■ **Differenzialdiagnose**

Erythematöse Rosazea, Naevus flammeus, initiales Hämatom, systemischer Lupus erythematodes, Pellagroid, Kaposi-Sarkom, Sarkoidose, Lupus pernio.

❯ **Ein wichtiges diagnostisches Zeichen ist das Head-tilt-Manöver: Füllung und Sichtbarwerden der malignen Gefäßstrukturen nach 20 s Kopftieflage.**

■■ **Therapie**

Ziel ist eine weite, schnittrandkontrollierte R0-Resektion nach vorheriger Bestimmung der Größenausdehnung, gefolgt von einer Spalthautdeckung. Rasterartige PE-Entnahmen können sinnvoll sein. Der Wert einer postoperativ adjuvanten Strahlentherapie ist belegt, wohingegen keine verlässlichen Empfehlungen für adjuvante Chemotherapien, Biomodulatoren, lokale gentherapeutische Applikation von

Interferon α 2c-cDNA etc. existieren. Bei nicht oder nur unvollständig resektablen Angiosarkomen liegen gute Erfahrungen mit pegyliertem liposomalem Doxorubicin und Taxanen sowie erste Erfahrungen mit Multikinaseinhibitoren und Anti-VEGF-Antikörpern vor.

■■ **Nachsorge**

Bei rein oberflächlich gelegenen Angiosarkomen unter 5 cm Größenausdehnung empfehlen sich engmaschig individualisierte, klinische Kontrollen im 6- bis 12-wöchigen Abstand, ergänzt um eine Lymphknotensonographie.

Bei ausgedehnten Befunden oder irresektabler Ausgangssituation ist ein patientenangepasstes, interdisziplinäres Vorgehen mit Einsatz o. g. Therapeutika unter Einbeziehung der Radiologen, Onkologen und Strahlentherapeuten wünschenswert.

16.5.2   Epitheloides Hämangioendotheliom

Das über 3 cm messende, epitheloide Hämangioendotheliom zeigt im Gegensatz zu Hämangioendotheliomen anderer Subtypisierung einen Angiosarkom-ähnlichen Verlauf. Während üblicherweise Hämangioendotheliome als intermediär-maligne, rezidivfreudige Gefäßtumoren mit einem lokal aggressiven Wachstumsmuster und geringer Metastasierungstendenz gelten, stellt das epitheloide Hämangioendotheliom nach neuer WHO-Klassifikation einen dem Angiosarkom gleichgesetzten Tumor dar.

■■ **Klinisches Erscheinungsbild**

Epitheloide Hämangioendotheliome imponieren als rötliche, derbe, histiozytomartige Tumoren mit Bevorzugung der Extremitäten und der Kopf-Hals-Region. Betroffen sind überwiegend Patienten im mittleren Erwachsenenalter. Charakteristisch ist ein sogenanntes synchron multizentrisch-multifokales Wachstum mit gleichzeitigem Vorliegen von Tumoren im Weichgewebe, in Knochen und viszeralen Organen. Von einer genuinen Metastasierung wird hierbei ausgegangen. Ein angiozentrisches und angiookklusives Wachstum führt bei den Patienten oft zu heftigsten, unbeherrschbaren Schmerzen.

Die Metastasierungsfrequenz liegt mit 20–30 % hoch.

■■ **Therapie**

Die seltenen, rein oberflächlich dermalen Tumoren unter 3 cm im größten Durchmesser sind mit einer weiten, schnittrandkontrollierten Exzision suffizient therapiert. Zusätzlich empfiehlt sich ein ausführliches Staging, um im Falle eines multizentrisch-multifokalen Wachstums ein patientenangepasstes, interdisziplinäres Vorgehen unter Einbeziehung der Radiologen, Onkologen und Strahlentherapeuten einleiten zu können.

■■ **Nachsorge**

Bei nach Primärstaging rein oberflächlichen Tumoren unter 3 cm, welche jedoch meist die Subkutis erreichen, wird ein

Vorgehen analog zu Sarkomen in dermosubkutaner oder subkutaner Lage empfohlen. Hierbei sollte im ersten Jahr in 3-monatigen Abständen engmaschig kontrolliert werden, ergänzt um eine halbjährliche, lokalisationsbezogene Lymphknotensonographie. Im zweiten und dritten Jahr empfehlen sich halbjährliche Kontrollen, danach jährliche. Bei der über 3 cm messenden, tief invasiven Variante empfehlen sich engmaschige klinische Kontrollen analog zum Angiosarkom in 6- bis 12-wöchigen Abständen, ergänzt um eine Abdomen- und Lymphknotensonographie sowie eine Röntgenthoraxaufnahme. Sehr große oder bereits metastasierte Tumoren erfordern ein interdisziplinäres Vorgehen analog den Angiosarkomen.

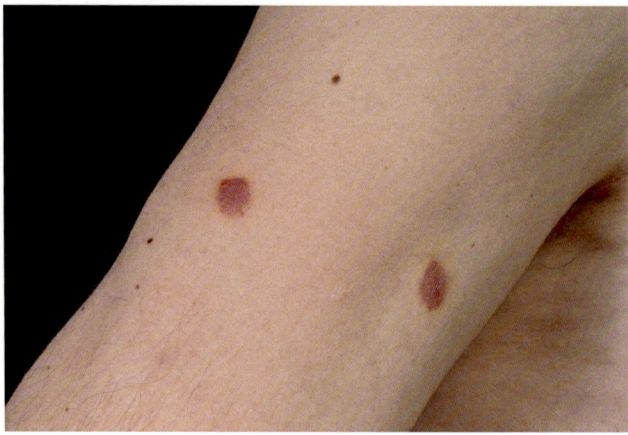

◘ **Abb. 16.6**   Kaposi-Sarkom im Bereich einer Extremität

16.5.3 Kaposi-Sarkom

Das Kaposi-Sarkom gilt ebenfalls als ein maligner Gefäßtumor, wird jedoch im Gegensatz zum Angiosarkom als eine primär multilokuläre Gefäßerkrankung – bedingt durch eine HHV-8-Infektion der Gefäßendothelien – aufgefasst.
Vier Formen werden unterschieden:

- sporadischer Typ (klassisches oder mediterranes Kaposi-Sarkom),
- endemischer Typ (noduläre, floride, infiltrative und rein lymphadenopathische Formen werden gesehen),
- epidemischer Typ (HIV-assoziiertes Kaposi-Sarkom),
- iatrogener Typ (Kaposi-Sarkome in Assoziation zu einer Immunsuppression).

❯ Trotz ähnlicher Histologie unterscheiden sich die klinischen Bilder und Verlaufsformen der verschiedenen Kaposi-Sarkome erheblich. Nicht alle werden als „dermatologische" Erkrankung manifest!

■■ **Klinisches Erscheinungsbild**
Initial treten asymptomatische, lividrote Maculae oder Knoten auf mit Anordnung in den Hautspaltlinien („patch stage"). Später kommt es zu konfluierenden Plaques („plaque stage") und nachfolgend zu infiltrierend wachsenden Knoten („nodular stage"), welche oft von massiven Ödemen und massiven Schwellungen begleitet sind. Typisch sind kontusiforme Einblutungen, gefolgt von zentralen Nekrosen und Ulzerationen der Herde.
Zusätzlich tritt oft ein enoraler Befall der Schleimhaut des harten Gaumens hinzu. Auch hier zeigen sich livide Erytheme, Plaques und Knoten mit einer Neigung zur Ulzeration.

❯ Unterschiede im klinischen Erscheinungsbild bezüglich der verschiedenen Formen können jedoch erheblich sein!

Sporadischer/klassischer Typ   Man sieht unilateral oder bilateral auftretende, violette Maculae insbesondere an den unteren Extremitäten (◘ Abb. 16.6), welche sich zu Plaques oder Tumoren weiterentwickeln. Hauptsächlich ältere Männer des Mittelmeerraumes sowie Juden mitteleuropäischer Herkunft

sind betroffen (Ashkenazim). Der Verlauf ist indolent, jedoch sind hämatologische Zweitneoplasien charakteristisch.

Endemischer Typ   Beim nodulären Typ tasten sich am Patienten indolente, subkutan imponierende Tumorknoten, ein ähnlicher Befund zeigt sich auch bei der rein Lymphknoten-assoziierten Form. Ausgedehnt extremitätenbezogene Läsionen finden sich bei der floriden und infiltrativen Form sowie zusätzlich exophytische Knoten bei der floriden Form.

Epidemischer Typ   Die Patienten präsentieren sich mit einzeln stehenden Läsionen in oft ungewöhnlichen Lokalisationen: z. B. himbeerrote, kleinmünzgroße Maculae an Nasenspitze (◘ Abb. 16.7), Ohr, Glans penis oder entlang der Hautspaltlinien.

Iatrogener Typ   Bei langdauernder, niedrigdosierter Immunsuppression kommt es zu einem Erscheinungsbild ähnlich dem sporadischen Typ mit jedoch aggressiverem Verlauf. Eine Rückbildung bei Reduktion der Immunsuppressiva ist allerdings möglich.

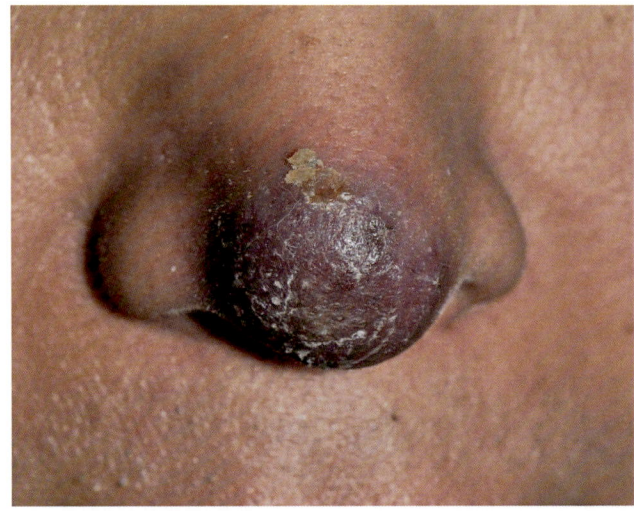

◘ **Abb. 16.7**   Kaposi-Sarkom im Bereich der Nasenspitze bei HIV

Therapie

Aktuell existiert kein anerkanntes Standardtherapieschema. Gemäß der deutschsprachigen S1-Leitlinie für Kaposi-Sarkome und Angiosarkome werden kleine Tumoren bei primär multilokulärem Auftreten palliativ an störenden Lokalisationen reseziert.

Das klassische Kaposi-Sarkom spricht gut auf Röntgenweichteilbestrahlung an, ebenso können lokale Therapien (Kryochirurgie, Vinkaalkaloide, Bleomycin, Interferone oder Retinoide) zum Einsatz kommen.

Bei Schmerzhaftigkeit, rascher Befundprogredienz oder systemischer Beteiligung ist in erster Linie eine systemische Chemotherapie mit Einsatz von liposomalem Doxorubicin zu erwägen.

Beim iatrogenen Typ muss über eine Verringerung der Immunsuppression oder ein Absetzen derselben nachgedacht werden. Ist dies nicht möglich, kann eine Radiatio versucht werden. Über einen Rückgang der Sarkome nach Umsetzen von Cyclosporin A auf Sirolimus wird ebenfalls berichtet.

Bei HIV-Patienten sollte zunächst eine Einstellung auf eine effiziente antiretrovirale Therapie erfolgen, gegebenenfalls ergänzt um ein lokaltherapeutisches Vorgehen. Bei Progredienz greift je nach Immunitätslage eine systemische Interferontherapie oder eine Chemotherapie mit liposomalen Anthrazyklinen. Im Spätstadium kann eine antiretrovirale Therapie mit liposomalen Anthrazyklinen, Paclitaxel oder einer Polychemotherapie kombiniert werden.

Nachsorge

Bei rein kutanen Formen mit langsamer Tumorprogression erscheinen patientenbezogene Kontrollen in 3- bis 6-monatigen Intervallen sinnvoll. Bei HIV-Patienten bestimmen die Grunderkrankung und die eingeleitete medikamentöse Therapie die Kontrollintervalle. Alle 3 Monate sollte zusätzlich ein dermatologisches Ausbreitungs-Staging durchgeführt werden (Haut, angrenzende Schleimhäute, Lymphknoten). Internistische Kontrollen von Lunge und GI-Trakt werden alle 6–12 Monate empfohlen.

Weiterführende Literatur

Aneiros-Fernandez J, Antonio Retamero J, Hussein-Elahmed H, et al. (2016) Primary cutaneous and subcutaneous leiomyosarcomas: evolution and prognostic factors. Eur J Dermatol 26: 9–12

Breuninger H, Eigentler T, Bootz F, et al. (Hrsg) (2013) S2k-Leitlinie – Plattenepithelkarzinom der Haut (Update 2013). AWMF-Register Nr. 032/22. http://www.awmf.org/uploads/tx_szleitlinien/032-022l_S2k_Plattenepithelkarzinom_2013-verlaengert.pdf (Zugegriffen: 26.04.2018)

Criscito MC, Martires KJ, Stein JA (2016) Prognostic factors, treatment, and survival in dermatofibrosarcoma protuberans. JAMA Dermatol 152: 1365–1371

Fletcher CDM, Bridge JA, Hogendoorn PCW, Mertens F (2013) WHO classification of tumours of soft tissue and bone. IARC, Lyon, S 39–264

Helbig D, Ihle MA, Putz K, et al. (2016) Oncogene and therapeutic target analyses in atypical fibroxanthoms and pleomorphic dermal sarcomas. Oncotarget 7: 21763–21774

Jo VY, Fletcher CD (2014) WHO classification of soft tissue tumours: an update based on the 2013 (4th ed). Pathology 46: 95–104

Kreicher KL, Kurlander DE, Gittleman HR, Barnholtz-Sloan JS, Bordeaux JS (2016) Incidence and survival of primary dermatofibrosarcoma protuberans in the United States. Dermatologic Surgery 42: 24–31

Lee SM, Zhang W, Fernandez MP (2014) Atypical fibroxanthoma arising in a young patient with Li-Fraumeni syndrome. J Cutan Pathol 41: 303–307

Lowe GC, Onajin O, Baum CL, Otley CC, Arpey CJ, Roenigk RK, Brewer JD (2017) A Comparison of Mohs micrographic surgery and wide local excision for treatment of dermatofibrosarcoma protuberans with long-term follow-up: The Mayo Clinic experience. Dermatologic Surgery 43: 98–106

Luke JJ, Keohan ML (2012) Advances in the systemic treatment of cutaneous sarcomas. Semin Oncol 39: 173–183

Mentzel T (2011) Sarcomas of the skin in the elderly. Clin Dermatol 29: 80–90

Mesri EA, Cesarman E, Boshoff C (2010) Kaposi´s sarcoma and its associated herpesvirus. Nat Rev Cancer 10: 707–719

Shin JY, Roh SG, Lee NH, et al. (2017) Predisposing factors for poor prognosis of angiosarcoma of the scalp and face: Systematic review and meta-analysis. Head neck 39: 380–386

Tazzari M, Indio V, Vergani B, De Cecco L, et al. (2017) Adaptive immunity in fibrosarcomatous dermatofibrosarcoma protuberans and response to Imatinib treatment. J Invest Dermatol 137: 484–493

Thway K, Noujaim J, Jones RL, Fisher C (2016) Dermatofibrosarcoma protuberans: pathology, genetics, and potential therapeutic strategies. Ann Diagn Pathol 25: 64–71

Ugurel S, Kortmann RD, Mohr P, Mentzel T, Garbe C, Breuninger H, Bauer S, Grabbe S (Hrsg) (2016) S1-Kurzleitlinie – Dermatofibrosarcoma protuberans (Update 2016). AWMF-Register Nr. 032/026. http://www.awmf.org/uploads/tx_szleitlinien/032-026l_S1_Dermatofibrosarcoma-protuberans_DFSP_2017-09.pdf (Zugegriffen: 26.04.2018)

Vogt T, Brockmeyer N, Kutzner H, Schöfer H (Hrsg) (2012) S1-Kurzleitlinie – Angiosarkom der Haut und Kaposi-Sarkom (Update 2012). AWMF-Register Nr. 032/025. Leitlinie wird zur Zeit überarbeitet. http://www.awmf.org/uploads/tx_szleitlinien/032-025l_S1_Angiosarkom-Kaposi_2012-abgelaufen.pdf (Zugegriffen: 26.04.2018)

Wang WL, Torres-Cabala C, Curry JL, Ivan D, McLemore M, Tetzlaff M, Zembowicz A, Prieto VG, Lazar AJ (2015) Metastatic atypical fibroxanthoma: a series of 11 cases including with minimal and no subcutaneous involvement. Am J Dermatopathol 37: 455–61

Ziemer M (2012) Atypical fibroxanthoma. J Dtsch Dermatol Ges 10: 537–550

Sonnenschutz

Bernadette Eberlein, Sabine G. Plötz, Rüdiger Hein, Johannes Ring

© Springer-Verlag GmbH Deutschland, ein Teil von Springer Nature 2019
S. G. Plötz et al. (Hrsg.), *Häufige Hauttumoren in der Praxis*
https://doi.org/10.1007/978-3-662-57371-6_17

Unzweifelhaft haben verändertes Freizeitverhalten, die verstärkte Nutzung von Solarien und das vermehrte Reisen in sonnige Regionen zu einem Anstieg von Hautkrebsformen geführt. Sonnenexposition gilt als der wichtigste Risikofaktor für die Entstehung von malignen Hauttumoren: Epitheliale maligne Tumoren entstehen meist auf chronisch sonnenexponierter Haut (Gesicht, Kopfhaut, Handrücken) als Folge kumulativer UV-Schädigung. Frühe Sonnenbrände in der Kindheit werden als Risikofaktor für die Entstehung eines malignen Melanoms angeführt.

Aus präventiven Gründen ist es deshalb wichtig, auf die Notwendigkeit eines Sonnenschutzes v. a. bei Urlauben in sonnigen Regionen, aber auch an sonnenreichen Tagen hierzulande hinzuweisen. Der Aufenthalt in der Sonne soll hierbei nicht verteufelt, sondern es sollte vielmehr ein verantwortungsvoller Umgang propagiert werden. Schäden durch UV-Strahlung sind einfach zu vermeiden, wenn die wichtigsten Regeln beim Umgang mit der Sonne beachtet werden.

17.1   Regeln für einen verantwortungsvollen Umgang mit der Sonne

Mittagssonne sollte gemieden werden, besonders zwischen 11 und 15 Uhr. Zudem sollte – v. a. bei Kindern – textiler Lichtschutz angewendet werden, hierbei sind dicht gewebte Stoffe besser wirksam als leicht gewebte Materialien. Auf das Gütesiegel UV Standard 801 für UV-schützende Kleidung sollte geachtet werden. Die sogenannten „Sonnenterrassen", wie Scheitel, unbehaarte Kopfhaut, Nasenrücken, Augenpartien, Ohren, Wangen, Lippen, Schultern, Rücken und Fußrücken, brauchen besonderen Schutz durch bedeckende Kleidung oder Sonnencremes mit hohem Lichtschutzfaktor. Sonnenschutzmittel sollten neben dem textilen Lichtschutz als zusätzlicher Schutz verwendet werden.

Wichtige Regeln zum Umgang mit der Sonne
- Eingewöhnungszeit, Sonnenbrand vermeiden
- Zwischen 11 Uhr und 15 Uhr („between eleven and three stay under a tree") im Schatten bleiben (in tropischen Ländern zwischen 10 Uhr und 16 Uhr)
- Geeignete Kleidung: T-Shirt/Hemd, Hut, Sonnenbrille (CE-Zeichen)
- Anwendung von Sonnenschutzmitteln (UVA/UVB, wasserfest) an unbedeckten Körperarealen, regelmäßig nachcremen, Sonnenterrassen (Nase, Lippe, Ohren, Schulter) extra stark eincremen
- Kinder unter 1 Jahr nie direkt der Sonne aussetzen
- Meidung von Kosmetika, Deodorants und Parfüms von Sonnenbestrahlung
- Solariumbesuche meiden

17.2   Sonnenschutzmittel – Zusammensetzung und Lichtschutzfaktoren

Der auf dem Sonnenschutzmittel angegebene Sonnenschutzfaktor (SPF = Sun Protecting Factor) bezieht sich auf den Schutz gegenüber den sonnenbrandauslösenden Strahlen (UVB). Schützt das Sonnenschutzmittel auch adäquat gegen das tiefer eindringende UVA, so ist ein Logo mit dem Hinweis auf UVA-Schutz (Kreis mit UVA in der Mitte) angegeben. Sonnencremes sollten etwa 30 min vor dem Sonnenbad aufgetragen werden. Im Verlauf des Tages sollte das Auftragen mehrfach wiederholt werden.

Chemische Filter nehmen die Energie der Sonnenstrahlung auf und werden häufig kombiniert, um hohen Sonnenschutz im UVB- und UVA-Bereich zu erreichen. Es handelt sich um chemische Faktoren, die allergene Potenz besitzen können.

Physikalische Filter reflektieren die UV-Strahlen. Sie sind gegen UVA-Strahlung und UVB-Strahlung gleichermaßen wirksam, haben keinerlei allergene Potenz, sind aber durch einen feinen weißlichen Film auf der Haut nach dem Auftragen gekennzeichnet.

Empfehlenswert ist, ein sogenanntes **Breitbandsonnenschutzmittel** zu benutzen, das gegen UVA und UVB gleichermaßen wirksam ist. Meist reicht – in Abhängigkeit von der Sonnenintensität – ein Lichtschutzfaktor von 15 aus, lichtempfindliche Hautkranke sollten Sonnenschutzfaktor 25 oder mehr verwenden und auf guten UVA-Schutz achten. Orientierend für den Tageshöchstwert an sonnenbrandwirksamer UV-Strahlung kann der UV-Index herangezogen werden.

In ◘ Tab. 17.1 sind die Produktkategorien und Lichtschutzfaktoren von Sonnenschutzmitteln angegeben.

Dabei gilt:

$$\text{UVB-Lichtschutzfaktor} = \frac{\text{Sonnenbrand-Schwellenzeit mit Sonnenschutzmittel}}{\text{Sonnenbrand-Schwellenzeit ohne Sonnenschutzmittel}}$$

◘ **Tab. 17.1**   Produktkategorien und Lichtschutzfaktoren von Sonnenschutzmitteln

Produktkategorie	Lichtschutzfaktoren
Basis	6, 10
Mittel	15, 20, 25
Hoch	30, 50
Sehr hoch	50+

7

17.3   Kinder

Kinderhaut ist um ein Vielfaches schutzbedürftiger als die Haut von Erwachsenen – auch im Hinblick auf UV-Exposition. Der UV-Eigenschutz der Haut ist in den ersten Lebensjahren noch nicht vollständig entwickelt. Kinder sollten unter keinen Umständen Sonnenbrand erleiden, und Kinder unter 1 Jahr sollten nie direkt der Sonne ausgesetzt werden. Da das Hautkrebsrisiko steigt, je früher ein Mensch UV-Strahlung ausgesetzt ist, sollten besonders Kinder und Jugendliche geschützt sein.

> Bezüglich des malignen Melanoms ist eine Reduktion der UV-Belastung bereits im Kindesalter von herausragender Bedeutung.

Erratum

Die aktualisierte Online-Version des Kapitels kann hier abgerufen werden:
https://doi.org/10.1007/978-3-662-57371-6_16

Erratum zu:

Sabine G. Plötz, Rüdiger Hein, Johannes Ring, Tilo Biedermann (Hrsg.): Häufige Hauttumoren in der Praxis

Trotz sorgfältiger Erstellung unserer Bücher lassen sich Fehler nicht vermeiden. Bei Kapitel 16 waren die Autorenkorrekturen nicht vollständig übernommen worden, daher musste die Originalversion des Kapitels revidiert werden.

Die korrigierten Passagen sind <u>unterstrichen</u> dargestellt.

◼ **Tab. 16.1**   Herkunft, Potenz und Nomenklatur relevanter mesenchymaler Neoplasien

Ursprungsgewebe	Benigne	Intermediär	Maligne
Bindegewebe und Derivate	Fibrome	Atypisches Fibroxanthom	**Fibrosarkome:** Dermatofibrosarcoma protuberans Dermales undifferenziertes pleomorphes Sarkom
Glatte Muskulatur	Leiomyome	Atypischer glattmuskulärer Tumor der Haut	**Leiomyosarkome:** Piläres Leiomyosarkom Subkutanes Leiomyosarkom
Fettgewebe	Lipome		**Liposarkome:** Dermales <u>Liposarkom</u> Subkutanes <u>Liposarkom</u>
Gefäße	Angiome	Hämangioendotheliome	**Angiosarkome:** Kutanes Angiosarkom Epitheloides <u>Hämangioendotheliom</u> Kaposi-Sarkom

Bei rein oberflächlich gelegenen Angiosarkomen unter 5 cm <u>Größenausdehnung</u> empfehlen sich engmaschig individualisierte, klinische Kontrollen im 6- bis 12-wöchigen Abstand, ergänzt um eine Lymphknotensonographie.

▪▪ Klinisches Erscheinungsbild

Initial treten asymptomatische, lividrote Maculae oder Knoten auf mit Anordnung in den Hautspaltlinien („patch stage"). Später kommt es zu konfluierenden Plaques („plaque stage") und nachfolgend zu infiltrierend wachsenden Knoten („nodular stage"), welche oft von massiven Ödemen und massiven Schwellungen begleitet sind. Typisch sind kontusiforme Einblutungen, gefolgt von zentralen Nekrosen und <u>Ulzerationen</u> der Herde.

Serviceteil

© Springer-Verlag GmbH Deutschland, ein Teil von Springer Nature 2019
S. G. Plötz et al. (Hrsg.), *Häufige Hauttumoren in der Praxis*
https://doi.org/10.1007/978-3-662-57371-6

Sachverzeichnis